腎生検病理診断取扱い規約

General Rule for Renal Biopsy Diagnosis

第1版
2019年6月

日本腎病理協会
日本腎臓学会 腎病理標準化委員会●編

June 2019（The 1st Edition）
Japanese Renal Pathology Society
Japanese Society of Nephrology

金原出版株式会社

序

　腎臓病は，新しい国民病ともいわれるほど有病率が高く，しばしば進行性で腎機能低下に至る。同時に脳心血管病のリスクともなりうることから，国民の健康寿命延伸の重大な阻害要因と認識されるに至っている。原因は実に多様であり，とくに全身病に併発することが多い。

　腎臓病は尿異常や腎機能低下によって慢性腎炎症候群，急性腎障害（AKI），慢性腎臓病（CKD）などと臨床診断はされるが，それだけでは治療の根拠となる原因や病態はほとんどわからないため腎生検を行う。すなわち，腎生検は腎臓病診断のゴールドスタンダードである。

　腎生検病理診断の目的は，既存の疾患分類のどれに相当するかを判断することに加えて，臓器障害としての病因的背景と形態学的所見から組織障害を読み取り，臨床病態を説明することである。したがって，診断医は病理学ならびに臨床腎臓病学に対する幅広い知識を要する。一方で，これらの判断にはバイアスがかかりやすく，診断の向上には診断過程の標準化が必要とされてきた。

　本書は，疾患別の病理解説書にはない腎生検病理診断の体系と実践を初学者でも理解できる「規約」として2つの特色を持つ。まず，腎臓病の分類を病因論から理解するために，日本腎生検レジストリーの新分類に沿って編集した。次に診断標準化のために診断アルゴリズムなどを用いて診断過程をできるだけ明瞭化し，国際腎病理協会による最新の病変の定義と診断フォーマット，国際分類を掲載した。これによって病理組織標本から抽出した多くの所見を病理診断として統合し，病態を解釈することで腎臓病を全身病としてとらえ，臨床の現場に生きた情報として還元できるようになるであろう。腎生検病理診断には臨床医からの細かな情報が非常に重要であるが，本書の利点はその前提に基づいていることを強調しておきたい。

　本書の執筆は，日々腎生検診断に携る日本腎病理協会の多くの腎病理医が担当した。したがって，記載内容は実践的であり，診断のコツなども随所に書かれている。一方で個々が用いる異なった用語や表記法を，「規約」として統一するために膨大な編集作業を要した。各執筆者に加えて，日本腎臓学会腎病理標準化委員会の作成委員と，この編集作業に多大な貢献をされた益澤尚子先生，佐賀信之先生に深謝したい。

　本書は初版である。これまで腎臓病の概念や分類は時代とともに変わってきた。腎臓病の診断に質量分析や遺伝子検査が大きな意味を持ってきているが，病態を推定するための病理形態学の重要性は，それらを補完する意味で益々重要になってくるであろう。本書が今後改訂を重ね，それぞれの時代の要請に応える規約に進化し，腎生検病理診断にかかわる多くの方に利用され，実臨床に還元できる腎疾患の診断規約となることを望む。

平成31年3月

日本腎病理協会代表世話人	日本腎臓学会理事長
筑波大学医学医療系　腎・血管病理学　教授	川崎医科大学　腎臓・高血圧内科　教授
長田　道夫	柏原　直樹

作成委員会

小池　淳樹	聖マリアンナ医科大学病理学（診断病理）
佐賀　信之	筑波大学医学医療系腎・血管病理学
冨田　茂樹	順天堂大学医学部附属浦安病院病理診断科
長田　道夫	筑波大学医学医療系腎・血管病理学
本田　一穂	昭和大学医学部解剖学講座顕微解剖学部門
益澤　尚子	市立大津市民病院病理診断科

日本腎臓学会レジストリー委員会

佐藤　博	JR仙台病院内科
清水　章	日本医科大学解析人体病理学
杉山　斉	岡山大学大学院医歯薬総合研究科血液浄化療法人材育成システム開発学
丸山　彰一	名古屋大学大学院医学系研究科病態内科学講座腎臓内科学
横山　仁	金沢医科大学医学部腎臓内科学

執筆者

上田　善彦	獨協医科大学越谷病院病理部
江原　孝史	松本大学人間健康学部スポーツ健康学科
大橋　健一	横浜市立大学医学部・大学院医学研究科病態病理学
大橋　隆治	日本医科大学武蔵小杉病院病理診断科
小川　弥生	NPO法人北海道腎病理センター
北村　博司	国立病院機構千葉東病院臨床病理診断部
串田　吉生	香川大学医学部附属病院病理部
小池　淳樹	聖マリアンナ医科大学病理学（診断病理）
佐賀　信之	筑波大学医学医療系腎・血管病理学
清水　章	日本医科大学解析人体病理学
城　謙輔	東京慈恵会医科大学病院病理学講座
杉山　斉	岡山大学大学院医歯薬総合研究科血液浄化療法人材育成システム開発学
種田　積子	東京女子医科大学病理学（実験病理学分野）
冨田　茂樹	順天堂大学医学部附属浦安病院病理診断科
長田　道夫	筑波大学医学医療系腎・血管病理学
橋口　明典	慶應義塾大学医学部病理学
濱口　欣一	株式会社エスアールエル病理・細胞診部
原　重雄	神戸市立医療センター中央市民病院病理診断科
久野　敏	産業医科大学第2病理学
深澤雄一郎	市立札幌病院病理診断科
本田　一穂	昭和大学医学部解剖学講座顕微解剖学部門
益澤　尚子	市立大津市民病院病理診断科
松岡健太郎	獨協医科大学埼玉医療センター病理診断科

※五十音順

目　次

総　論

1. 検体の取り扱い 2
2. 腎生検病理診断の構築と報告書の記載項目 9
3. 病変の定義と糸球体の傷害パターン 20
4. 蛍光抗体法診断の実際 30
5. 電子顕微鏡診断の実際 41

各　論

1. IgA腎症／IgA糸球体腎炎 48
2. 微小変化型ネフローゼ症候群 50
3. 巣状分節性糸球体硬化症 52
4. 膜性腎症 56
5. 膜性増殖性糸球体腎炎 60
6. C3腎症 66
7. 血管炎症候群（ANCA関連血管炎／抗糸球体基底膜病／IgA血管炎） ... 70
8. 膠原病関連腎症 76
9. 感染関連腎炎 82
10. 高血圧性腎硬化症／動脈硬化性腎硬化症 90
11. 糖尿病性腎症 94
12. 血栓性微小血管症 98
13. 脂質関連腎症 102
14. 単クローン性免疫グロブリン（M蛋白）関連腎症／類縁疾患 104
15. クリオグロブリン血症性糸球体腎炎／血管炎 108
16. Organoid構造を伴う沈着物による糸球体症 112
17. アミロイドーシス 116
18. 遺伝性腎疾患 118
19. 尿細管間質疾患 126
20. 移植腎病変（抗体関連型拒絶反応／細胞性拒絶反応） 134
21. その他の腎炎疾患 140

組織分類

1. IgA 腎症──Oxford 分類，日本腎臓学会組織学的重症度分類 …… 144
2. 紫斑病性腎炎（IgA 血管炎）──ISKDC 分類 …… 147
3. ループス腎炎──ISN/RPS 分類 …… 149
4. 巣状分節性糸球体硬化症──コロンビア分類 …… 153
5. 糖尿病性腎症──RPS 分類 …… 158
6. ANCA 関連血管炎──EUVAS 国際分類 …… 162
7. 移植腎 Banff 分類（Banff 2017） …… 166

巻末資料

1. 日本腎生検レジストリー（J-RBR） …… 174
2. 診断アルゴリズム …… 189

参考文献一覧 …… 192
略語表 …… 202

総　論

1 検体の取り扱い

1 検体の分配

　十分な検体（2～3本）が採取されている際には，実体顕微鏡にて皮質と髄質を確認し，皮質から電顕用に1 mm，蛍光抗体（IF）用に1.5 mm程度の検体をそれぞれ糸球体が入るように切り分け，残りを光顕用とする。切り分けから固定または凍結までの処理は速やかに行う。

* 実体顕微鏡がない場合には，組織の両端から1 mmを電顕用に，次に両端から1.5 mm程度をIF用に切り分け，残りを光顕用とする。
* 切り分けに際しては組織を乾燥させないことが重要である。検体は生理食塩水で湿らせたガーゼ（生食ガーゼ）の上に置いて乾燥を防ぐようにするが，水分が多すぎるとアーチファクトの原因となるため，湿らせたガーゼはよく絞ってから使用する。
* 切り分けた電顕用検体を生食ガーゼに置いて処理することは避けるべきで，4.1）「電顕標本の作製の手順」に従って細切し，速やかにグルタールアルデヒド液に浸す。
* 検体が少ない際には，光顕用を優先する（必要に応じてパラフィン標本による免疫染色や戻し電顕を行う）。

2 光顕標本の作製

1）光顕検体の固定　10％中性緩衝ホルマリン液を使用する。固定は室温で行い，一昼夜静置ないし振盪器で3時間以上とする。温度が低いと固定不良となり，染色の不良を招く。

* デュボスク・ブラジル，ブアン，カルノア液は酢酸を含むため，赤血球が溶血し観察しにくくなることや，抗原性が消失するため，腎生検の固定には不適当である。

2）包埋　包埋皿に平らになるように包埋する。

3）薄切　全面が出るように2～3 μmで薄切し，PAM染色用はより薄く薄切する。

* 連続切片を作製するために30枚程度の薄切が望ましい。

4）染色　Hematoxylin-Eosin（HE），Periodic Acid Schiff（PAS），Masson-trichrome（Masson），Periodic acid methenamine silver（PAM，PAM-HE）染色を基本として行う。弾性線維を染色するためにElastica Masson（E-Masson）ないしElastica van Gieson（EVG）を加えることが望ましい。

* HE，PAS，Masson，PAM-HE，未染，HE，PAS，E-Masson，PAM-HE，未染……のように，連続切片が同じ染色にならないように標本を作製することが望ましい（図1）。

5）脱水・透徹・封入　純アルコールで脱水後，キシロール3槽を各5分で透徹し，封入を行う。

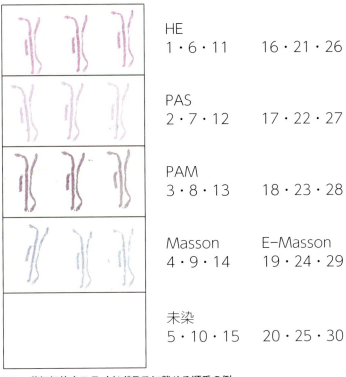

図1　薄切切片をスライドガラスに載せる順番の例
1つの染色には，切片が連続にならないようにする。

6) 染色の種類と染色性

a) HE染色（図2）　核は青紫色，細胞質と細胞外基質は淡紅色，赤血球は鮮紅色を示す。

b) PAS反応（図3）　グリコーゲンやムコ多糖類と反応し，Schiff試薬により赤紫色に呈色される。メサンギウム基質と糸球体基底膜（GBM），尿細管基底膜（TBM）や血管基底膜，近位尿細管刷子縁や硝子滴顆粒も陽性を示す。

c) PAM染色（PAM-HE染色）（図4）　メセナミン銀反応の後に，後染色としてHE染色を加える。GBM，血管平滑筋間の細胞外基質，レニン顆粒は黒色を示し，膠原線維は黒褐色を示す。細胞質は淡紅色ないし濃桃色，核は青紫ないし暗紫色を示す。

d) Masson染色（図5）　膠原線維をアニリン青ないしライト緑にて染色する。免疫複合体や線維素は赤色を示す。

e) E-Masson染色（図6）　膠原線維を青または緑色に，弾性線維を黒色に染色する。

f) EVG染色　膠原線維を赤色，平滑筋を黄色，弾性線維を黒色に染色する。

g) その他の染色　アミロイド染色としてコンゴレッド染色（図7）やdirect fast scarlet（DFS）染色，血栓など線維素を染めるためにはPhosphotungstic acid hematoxylin（PTAH）染色，カルシウムを染める場合にはvon Kossa（Kossa）染色などを実施する。

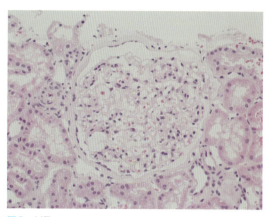

図2　HE

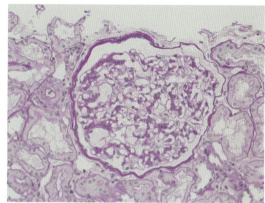

図3　PAS

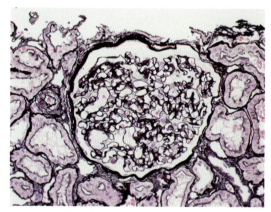

図4　PAM(PAM-HE)

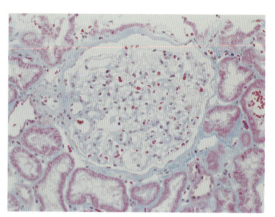

図5　Masson

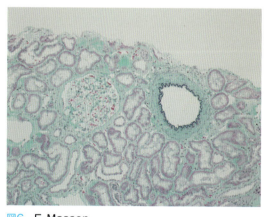

図6　E-Masson

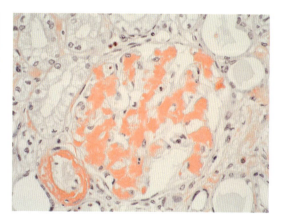

図7　コンゴレッド

3　蛍光抗体法の手順

　1）包埋　金属製包埋皿またはプラスチック製包埋皿に蛍光抗体用のOCTコンパウンドを満たし，ピンセットで組織を底に平らに沈め，急速に凍結する。凍結には，アセトン・ドライアイス（－86℃）が用いられてきたが，より急速に凍結が可能で，組織損傷の少な

表1 FITC標識蛍光抗体法の手順

①直接法
1. クリオスタットで2~3μm厚で薄切し，スライドガラスにのせる
2. 風乾（20分）
3. アセトンで固定する（5分）
4. PBSで洗浄する（5分×2回）
5. 標識一次抗体を反応させる。室温で1時間（湿潤箱内）
6. PBSで洗浄する（5分×3回）
7. 封入

②間接法
1. クリオスタットで2~3μm厚で薄切し，スライドガラスにのせる
2. 風乾（20分）
3. アセトンで固定する（5分）
4. PBSで洗浄する（5分×2回）
5. 一次抗体を反応させる。室温で1時間（湿潤箱内）
6. PBSで洗浄する（5分×3回）
7. 標識二次抗体を反応させる。室温で1時間（湿潤箱内）
8. PBSで洗浄する（5分×3回）
9. 封入

注1：使用試薬
　PBS：株式会社LSIメディエンス　インスタント燐酸緩衝液5（20濃縮液）50 mL　pH7.4を蒸留水で1Lにメスアップ
　アセトン：和光純薬　和光一級　アセトン　013-00356，500 mL
　水溶性封入材：Fluoromount Diagnostic BioSystems 25 mL，K024
注2：上記方法はあくまでも参考であり，染色要点の参考として呈示した。

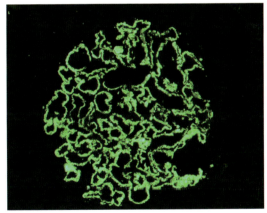

図8　蛍光抗体直接法（抗IgG抗体）
糸球体基底膜に沿って顆粒状に陽性を示す。

い液体窒素（-196℃）のほうが適している。
　＊凍結のコツ：液体窒素を使用する際には，浸漬が長いとブロックが割れるため70%程度凍結したら液体窒素から取り出して予冷で最終凍結をする。

2）薄切　クリオスタット内は-18~-20℃に調整しておく。薄切の厚さは3μm程度がよく，厚いと染色性が不明瞭となるので注意が必要である。

3) 染色（直接法・間接法）（表1）
a) **直接法** FITC標識抗体を反応させる（図8）。
b) **間接法** 非標識一次抗体反応後，FITC標識二次抗体を反応させる。

4) 封入
蛍光色素の退色防止剤（DABCO，PPDAなど）を水溶性封入剤に入れて使用する。市販の退色防止用封入剤（Slow Fadeなど）や退色防止剤入りの水溶性封入剤（Fluoromountなど）を使用すると，安定した結果が得られ便利である。

5) 染色の種類
日常の腎生検では，免疫グロブリン（IgG，IgA，IgM），補体（C1q，C3c，C3d，C4），fibrinogenの染色を行う。必要に応じて軽鎖（κ，λ）やIgGサブクラスの染色を追加する。移植腎ではC4d，アルポート症候群ではⅣ型コラーゲンα2鎖，α5鎖などの染色を適宜行う。

6) ブロックと切片の保存
薄切後のブロックは，OCTコンパウンドを載せてクリオスタット内にて急速凍結し，カバーをかける。使用しないブロックは密閉容器に入れ，−80℃の冷凍庫に保存する。薄切後の使用しない切片は，容器に入れてテープなどで密封し，−80℃で保存する。

7) ホルマリン固定パラフィン切片を用いた免疫染色法（表2）
以前はPAP法やABC法が行われていたが，近年はLSAB法となり，現在はポリマー法がよく利用されている。腎生検診断に役に立つ抗体としては，逆流性腎症での抗Tamm-Horsfall蛋白抗体，管内病変や泡沫細胞を認める際にはCD68，PTLD（posttransplant lymphoproliferative disorder）などの際にはCD3（T-cell）やCD20（B-cell）などが有用である。PTLDの時にはEBER-1（EBV感染）を用いて*in situ* hybridization（ISH法）を行うこともある。また，ポリオーマウイルス感染ではSV40の染色が有用であり，AAアミロイドーシスでは抗アミロイドA抗体などが診断に有用である。近年では，ホルマリン固定パラフィン切片を用いて蛍光

表2 ホルマリン固定パラフィン切片の腎生検免疫染色手順

2〜3μmに薄切→脱パラフィン→精製水に浸漬

Step 1 抗原賦活化処理
Proteinase K（Dako S3020）を滴下する：常温，5分間
TBSで洗浄する：5分間×3回

Step 2 内因性パーオキシダーゼのブロッキング
3%過酸化水素メタノールにスライドを浸漬する：10分間
TBSで洗浄する：5分間×3回

Step 3 1次抗体の反応
至適倍率に希釈した1次抗体を滴下する：常温，1時間
TBSで洗浄する：5分間×3回

Step 4 酵素・2次抗体標識ポリマー試薬の反応
ポリマー試薬を滴下する（Dako EnVision FLEX）：常温，30分間
TBSで洗浄する：5分間×3回

Step 5 発色
調整したDAB基質溶液を滴下する：1〜10分間（抗体により異なる）
精製水でスライド上の試薬を洗い流し，精製水に浸漬する

Step 6 対比染色
ヘマトキシリンに浸漬する：2分間
水洗し，色だしをする

Step 7 脱水，透徹，封入

抗体法を施行することがある。

＊免疫染色のコツ：抗体の適正な希釈倍率を確立することと，抗体と反応後は洗浄を充分にすることが重要である。非特異反応が出やすい場合には抗体を低温でゆっくり（4℃で24時間）反応させるとよい。

4 電顕標本の作製の手順

1）固定から包埋・重合までの手順

a）細切　冷却枕を下に敷いたラバー板に下記①の固定液を滴下し，検体を固定液に浸したまま2枚の剃刀を交差させ，左右に軽く引き合わせながら小さく切り分ける。

＊グルタールアルデヒド液は浸透性が低いため，検体を1 mm^3 程度に細切する。

b）固定

①2.5％グルタールアルデヒド・リン酸緩衝液（25％グルタールアルデヒド液とリン酸緩衝液を1：9混合で作製する）を使用し，4℃で2時間以上行う。

②リン酸緩衝液に入れて4℃で一晩十分に洗浄する。

＊カコジル酸緩衝液は砒素を含有しているため，現在は使用していない施設が多い。

③後固定として1％四酸化オスミウムを用いて4℃で2時間固定する。

c）脱水　50％，70％，90％，100％エタノールⅠ，Ⅱの順に充分脱水を行う。

d）置換　エタノールとエポキシ樹脂はなじみにくいので，仲介剤（QY-1）に置換する。

e）浸透　置換剤・エポキシ樹脂混合液の浸透を室温で3時間から一晩行う。さらにエポキシ樹脂のみの浸透を3時間2回行う。

f）包埋　立てたビームカプセルに樹脂を満たし，組織をスポイトで吸い，紙ウエス（キムワイプなど）の上で転がして余分な樹脂を除き，カプセル中央に組織を埋め込むと数分で先端に沈む（図9）。

g）重合　35℃，45℃，60℃と温度を上げて，2日ないし3日間かけて重合させる。

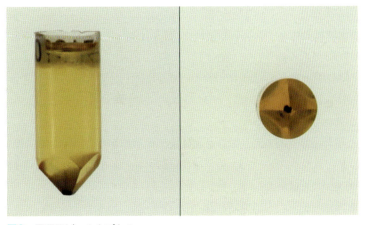

図9　電顕用ビームカプセル

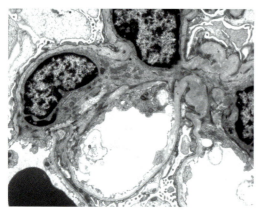

図10 グルタールアルデヒド・オスミウム後固定による透過電顕像
糸球体基底膜の足突起やメサンギウム領域の構築が明瞭に保たれている。

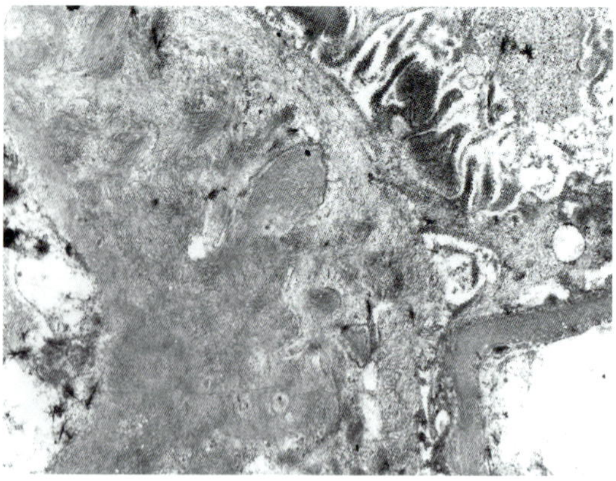

図11 ホルマリン固定パラフィンブロックからの戻し電顕標本（アミロイド腎症）

2）準超薄切片の作製 厚さ 0.5〜1.5 μm の準超薄切片を作製し，スライドグラスに貼り付ける。

3）トルイジン青染色 0.5〜1%トルイジン青染色液 1〜2 滴を切片上に滴下し，ホットプレートで加温（40〜60℃）した後に室温に戻し，蒸留水で水洗する。水滴が生じた場合には，エアスプレーで吹き飛ばして乾燥させる。この染色切片を鏡検して，電顕で実際に観察する部位を選定する。

4）トリミング 実体顕微鏡にブロックをセットし，0.5〜0.7 mm 角の大きさになるように余分な樹脂を削ぎ落とす。

5）超薄切法 切片の厚さは，60〜80 nm 程度にする。

6）電子染色法 グリッドスティックにメッシュを貼り付け，スピッツ管の中で反応させる。3%酢酸ウラン水溶液を加えて5分間室温で放置する。水洗後，鉛液に入れ替えて3分間室温にて放置した後に水洗し，乾燥させる。

7）その他の染色

　a）膠原線維染色　タンニン酸染色や OTE（ウーロン茶抽出物）染色を行うことで，線維が明瞭となる。

　b）PAM（Periodic acid thiosemicarbazide gelatin methenamine silver）染色
光顕同様，膠原線維，GBM，TBM の観察に有効であり，膜貫通型の MPGN には特に有用な染色である。

8）観察と写真撮影（図10）　電顕を調節後，低倍率から高倍率の順に撮影する。

＊ 1,000 倍で数枚，2,000〜3,000 倍で数枚撮影する。沈着物の構造などを観察する場合には 10,000 倍以上で観察する。

9）戻し電顕法（図11）　電顕用検体がない際には，パラフィンブロックからの標本作製が可能である。組織塊を切り出し，脱パラフィン後に型通りの電顕用固定，包埋を経て，超薄切片を作製する。ただし，通常の電顕標本に比して微細構造は不明瞭になる。

2 腎生検病理診断の構築と報告書の記載項目

1 腎生検病理診断の構築

腎生検病理診断は，1）臨床情報，2）光顕の組織パターンによる病型診断，3）蛍光抗体法と電顕および臨床情報から病因を推定する病因診断の3つに基づく総合診断であり，病名を決定すると同時に臨床病態を説明するものである[1]。従来，腎生検病理診断は組織学的なパターンに基づいた病型診断が重視されてきたが，近年腎疾患の病因が次々と明らかになるに伴い，臨床医が必要とする腎疾患分類は病型分類から病因分類にシフトしている。

腎生検病理診断が病態の理解や治療方針の決定などにおいて臨床に還元されるためには，病理診断も病因に基づく必要がある。表1にJapan renal biopsy registryの腎疾患分類（J-RBR 2018分類）を示す。この分類は日本腎臓学会・日本腎病理協会による病因に基づいた最新の分類であり，これまで病型による分類と病因による分類が混在し，わかりにくい印象を与えていた腎臓病を理解するのに大変役に立つ。

2 臨床情報

腎病理所見には疾患や病態による特異性が少ないため，病理所見から病態を解釈するには十分な臨床情報が必要である。腎生検時の検査データの記載も診断の参考になるが，腎症の発症様式と腎生検に至るまでの臨床経過の詳細な記載はより重要であり，病態を理解するために必須である。陰性所見の記載も重要であり，たとえば，発症時に蛋白尿のみの場合には「血尿なし」と記載し，糖尿病や喫煙歴がない場合には「ない」と明記することが望ましい。これらの情報があることで，病変解釈の精度が向上する。

以下に，腎生検病理診断に必要な臨床情報の記載要領を示す。記載用紙の例は表2を参照のこと[2]。

1）年齢，性別，身長，体重（BMI）
2）既往歴／併存症
  ・罹病期間，治療内容およびコントロール状況（糖尿病では，神経症／網膜症の有無）
  ・低出生体重の既往の有無
  ・女性では妊娠・出産歴および妊娠高血圧症候群の有無
3）職業・嗜好歴
  喫煙／飲酒歴や特殊な化学物質などへの日常的な曝露歴
4）家族歴
  腎疾患（末期腎不全への移行の有無），高血圧，心血管障害，糖尿病，遺伝性疾患など
5）常用薬（サプリメント含む）
6）現病歴
  a）経過の要約

- 検査異常（検尿異常±腎機能低下），臨床症状（浮腫，高血圧，肉眼的血尿，尿の泡立ちなど）が発見された場合，具体的な検査値や症状などの経時変化
- 発見以前の検診異常や臨床症状の有無（発症時期の推定）
- 先行する感染症や薬剤の追加・変更など，発症への関わりを示唆する情報
- 腎病変を合併しうる全身疾患（膠原病・血管炎や心不全，肝硬変，悪性疾患，血液疾患など）についての精査・治療状況

　　b）臨床的判断（腎生検の適応と目的）
　　　腎生検を施行すべきと判断した根拠および疑われる疾患名（病理医への精査依頼事項）
　　c）発症後に追加した検査や治療の内容と経過（特に，腎生検時点で既に行っている治療）

7）**腎生検時の検査所見**
　　必要な検査項目については，表3を参照のこと[2]。

3 病型診断（組織診断）

　　病型診断は，光顕による組織障害パターンに基づく診断名であり，主病変と副病変からなる。生検標本に観察される多様な組織障害パターンの中から，病変の主座と考えられる最も優位なパターン（主病変）を病型診断名とする（表4）。糸球体硬化や半月体形成など主病変に従属する病変を副病変とし，その割合（質と広がり）を明記する。この病型診断により，病理組織学的特徴や病変の活動性（急性／慢性）が簡潔に把握できる。主病変とは明らかに別の機序で起きたと考えられる病変のパターンがある場合には，副診断として併記する。病型診断は純粋な形態診断名であり，基本的には病因診断名とは異なるが，巣状分節性糸球体硬化症（FSGS），膜性腎症，糖尿病性腎症など，病型診断名と病因診断名が同じ疾患もある。

4 病因診断

　　蛍光抗体法による沈着している免疫グロブリンや補体の種類とパターン，電顕による沈着部位の詳細および微細構造，細胞や基底膜，細胞外基質の形態変化などの組織情報に臨床情報を加え，腎障害の病因や機序が推定される場合は，これを病因診断とする。腎症が全身性疾患の腎合併症である場合や，感染関連腎炎において起炎菌やウイルスが判明した場合は，これらを併記する。蛍光抗体法は臨床情報とともに病因を示唆し，主診断の根幹をなすため，必ず行うべきである。電顕も病因に関連する重要な補助診断であり，適宜行う必要がある。

5 総合診断

　　腎生検病理診断は，総合診断をもって最終診断とする。総合診断における主診断には，臨床情報も加味した機序／病因に基づく疾患名（病名），純粋な組織診断名である病型診断（組織障害パターン），国際分類が用いられる疾患では組織学的障害スコアや亜分類を記載

する。さらに，主診断と直接関連がないものを副診断として列挙する。

　総合診断の例を挙げる。病名（病因診断），病型診断，組織学的スコア／グレードからなるが，疾患によっては病名と病型診断が同じものがある。

　例1）病名（病因診断）：IgA nephropathy
　　　　病型診断：Focal mesangial proliferative glomerulonephritis with 10% cellular crescents
　　　　組織学的スコア／グレード：Oxford Classification M1E0T1C1
　例2）病名（病因診断）：Fibrillary glomerulonephritis
　　　　病型診断：Focal proliferative and sclerosing glomerulonephritis with 10% global sclerosis
　例3）病名（病因診断）：1. Lupus nephritis
　　　　　　　　　　　　2. Thrombotic microangiopathy due to APS
　　　　組織学的スコア／グレード：ISN/RPS Class Ⅳ-S（A/C）
　例4）病名（病因診断）：IgG4-related kidney disease
　　　　病型診断：Tubulointerstitial nephritis
　　　　副診断：Membranous nephropathy, Stage Ⅱ
　例5）病名（病因診断），病型診断：Focal segmental glomerulosclerosis, tip variant

6 臨床病態の説明 (interpretation)

　腎生検の総合診断は，病名の決定に加えて病態の説明も含む。病態を説明する時には，病型診断や病因診断の記載のみでなく，基礎疾患名，臨床経過，現在の腎機能や尿異常，腎臓病と全身病の活動性との関連などから総合的に判断する。これは腎生検病理診断の本質でもあり，臨床医の腎生検の目的に応え患者に還元する重要な判断であるため，臨床医は病理医に腎生検の目的を明確に伝え，病理医はこれを理解し症例の病態を臨床医に説明する必要がある。

　臨床病態の説明は腎生検報告書のコメント欄に以下の項目を含めて記載する。

1. 最終診断（病名の決定）に至った根拠
2. 鑑別すべき疾患，その鑑別に必要な追加情報（検査）
3. 現在の腎障害の活動性，程度
4. 全身病が腎症の背景となる場合，腎病変と全身病の病態との関連
5. 不可逆性病変の有無と質，程度
6. 臨床病態の説明（尿所見，腎機能低下など）
7. 予後の推定

7 腎生検報告書の記載項目

腎生検報告書に記載すべき項目は多い。記載の順序や報告書の様式はいろいろありうるが，2016年にMayo Clinicから提案された基本フォーマットを表5に示す[3,4]。腎生検報告書は総合診断と病態の説明が明確であり，主診断には機序／病因に基づく疾患名（病名）と組織障害パターン（病型診断）および障害の程度（組織学的スコア／グレード）が一目でわかるような記載が望ましい。光顕所見の記載方法については表6に例を示す[3]。

表1　J-RBR 2018 分類

1．IgA 腎症 IgA nephropathy
　　1）一次性 Primary
　　2）二次性 Secondary
　　　　(1) 肝障害随伴 Hepatobiliary disease-associated IgA nephropathy
　　　　(2) その他 Others

2．微小変化型ネフローゼ症候群 Minimal change disease（MCD），minimal change nephrotic syndrome（MCNS）
　　1）一次性（特発性）Primary（Idiopathic）
　　2）二次性 Secondary
　　　　(1) 悪性腫瘍随伴 Malignancy-associated MCD
　　　　(2) 薬剤性 Drug-induced MCD
　　　　(3) その他 Others

3．巣状分節性糸球体硬化症 Focal segmental glomerulosclerosis
　　1）一次性（原発性）Primary（Idiopathic）
　　2）二次性 Secondary
　　　　(1) 遺伝性 Hereditary FSGS
　　　　(2) 肥満 Obesity-related FSGS
　　　　(3) 低出生体重児 Low birth weight-associated FSGS
　　　　(4) 高血圧/動脈硬化 Hypertension/Arteriosclerosis-associated FSGS
　　　　(5) 薬剤性 Drug-induced FSGS
　　　　(6) その他 Others

4．膜性腎症 Membranous nephropathy（MN）
　　1）一次性（特発性）Primary（Idiopathic）
　　2）二次性 Secondary
　　　　(1) 悪性腫瘍随伴 Malignancy-associated MN
　　　　(2) 薬剤性 Drug-induced MN
　　　　(3) 感染関連 Infection-associated MN
　　　　(4) その他 Others

5．膜性増殖性糸球体腎炎 Membranoproliferative glomerulonephritis（MPGN）
　　1）一次性 Primary，Ⅰ型（typeⅠ），Ⅲ型（typeⅢ）
　　2）二次性 Secondary
　　　　(1) 肝炎ウイルス関連 Hepatitis B/Hepatitis C-associated MPGN
　　　　(2) その他，あるいは原因不明 Others

6．C3 腎症 C3 glomerulopathy
　　1）デンスデポジット病 Dense deposit disease（DDD）
　　2）C3 腎炎 C3 glomerulonephritis

7．血管炎症候群 Vasculitis syndrome
　　1）ANCA 関連血管炎 Antineutrophil cytoplasmic antibody-associated vasculitis
　　　　(1) 顕微鏡的多発血管炎 Microscopic polyangiitis（MPA）
　　　　(2) 多発血管炎性肉芽腫症 Granulomatosis with polyangiitis（GPA）
　　　　(3) 好酸球性多発血管炎性肉芽腫症 Eosinophilic granulomatosis with polyangiitis（EGPA）
　　　　(4) 薬剤性 Drug-induced vasculitis
　　　　(5) 分類不能の ANCA 関連血管炎
　　2）抗糸球体基底膜病（抗 GBM 病）Anti-glomerular basement membrane disease
　　3）IgA 血管炎/紫斑病性腎炎 IgA vasculitis/purpura nephritis
　　4）結節性多発動脈炎 Polyarteritis nodosa
　　5）その他 Others

8．膠原病関連腎症 Nephropathy associated with collagen diseases
　　1）ループス腎炎 Lupus nephritis
　　2）シェーグレン症候群 Sjögren syndrome
　　　　(1) 尿細管間質性腎炎
　　　　(2) その他
　　3）関節リウマチ Rheumatoid arthritis
　　4）強皮症 Scleroderma
　　　　(1) 血栓性微小血管症
　　　　(2) その他
　　5）その他 Others

（つづく）

表1 つづき

9．感染関連腎炎 Infection-related nephritis/nephropathy
 1）溶連菌感染後糸球体腎炎 Post-streptococcal glomerulonephritis
 2）ブドウ球菌関連糸球体腎炎 Staphylococcal infection-associated glomerulonephritis
 3）B 型肝炎関連腎炎 Hepatitis B virus-associated nephritis
  （1）膜性腎症
  （2）その他
 4）C 型肝炎関連腎炎 Hepatitis C virus-associated nephritis
  （1）MPGN
  （2）その他
 5）パルボウイルス関連腎炎 Parvovirus-associated nephritis
 6）ヒト免疫不全ウイルス（HIV）関連腎症 Human immunodeficiency virus-associated nephropathy（HIVAN）
 7）その他 Others

10．その他の糸球体腎症 Other glomerulopathy
 1）IgM 腎症 IgM nephropathy
 2）C1q 腎症 C1q nephropathy
 3）その他，あるいは分類不能

11．高血圧/動脈硬化性疾患 Hypertensive/arteriosclerotic diseases
 1）本態性高血圧性/動脈硬化性腎硬化症 Hypertensive/Arteriosclerotic nephrosclerosis
 2）悪性高血圧性腎硬化症 Malignant nephrosclerosis
 3）コレステロール塞栓症 Cholesterol embolism
 4）その他 Others

12．血栓性微小血管症・内皮細胞障害 Thrombotic microangiopathy（TMA）/endothelial cell injury
 1）志賀毒素産生大腸菌による溶血性尿毒症症候群 Shiga toxin-producing E. Coli-associated hemolytic-uremic syndrome（STEC-HUS）
 2）非典型溶血性尿毒症症候群 Atypical hemolytic uremic syndrome（aHUS）
 3）妊娠高血圧症候群 Pregnancy-related hypertension syndrome
 4）薬剤性 Drug-induced TMA
 5）その他，あるいは原因不明 Others

13．糖尿病性腎症 Diabetic nephropathy

14．脂質関連腎症 Lipid-related nephropathy
 1）リポ蛋白糸球体症 Lipoprotein glomerulopathy
 2）LCAT 欠損症 Lecithin-cholesterol acyltransferase deficiency
 3）その他 Others

15．パラプロテイン関連腎症 Paraprotein-related kidney disease
 1）単クローン免疫グロブリン沈着症 Monoclonal immunoglobulin deposition disease
  （1）軽鎖沈着症 Light chain deposition disease（LCDD）
  （2）重鎖沈着症 Heavy chain deposition disease（HCDD）
  （3）軽重鎖沈着症 Light and heavy chain deposition disease（LHCDD）
 2）単クローン性免疫グロブリン沈着型増殖性糸球体腎炎 Proliferative glomerulonephritis with monoclonal immunoglobulin deposits（PGNMID）
 3）円柱腎症 Cast nephropathy
 4）その他 Others

16．クリオグロブリン血管症血管炎 Cryoglobulinemic glomerulonephritis（CryoGN）/vasculitis
 1）血液・リンパ節疾患 Hematological/lymph node disease-associated CryoGN
 2）その他 Others

17．構造物のある沈着（organoid deposit）を伴う腎症 Glomerular disease with organized deposit
 1）イムノタクトイド糸球体症 Immunotactoid glomerulopathy
 2）細線維性糸球体腎炎 Fibrillary glomerulonephritis
 3）フィブロネクチン腎症 Fibronectin glomerulopathy
 4）コラーゲン線維性糸球体症 Collagenofibrotic glomerulopathy
 5）その他 Others

18．アミロイドーシス Renal amyloidosis
 1）AA アミロイドーシス AA（Amyloid A）amyloidosis
 2）AL アミロイドーシス AL（Amyloid light chain）amyloidosis
 3）その他アミロイドーシス Others

（つづく）

表1 つづき

19. 先天性・遺伝性腎疾患 Congenital/hereditary kidney disease
    1) 先天性ネフローゼ症候群 Congenital nephrotic syndrome
    2) アルポート症候群 Alport syndrome
    3) 菲薄基底膜病 Thin basement membrane disease
    4) ファブリー病 Fabry disease
    5) ミトコンドリア病 Mitochondrial disease
    6) 常染色体優性尿細管間質性腎症（骨髄質嚢胞腎を含む）Autosomal dominant tubulointerstitial kidney disease（ADTKD）
    7) ネフロンろう/ネフロンろう関連繊毛病 Nephronophthisis/Polycystic Kidney Disease
        (1) 多発性嚢胞腎
            ①常染色体優性多発性嚢胞腎 Autosomal dominant polycystic kidney disease（ADPKD）
            ②常染色体劣性多発性嚢胞腎 Autosomal recessive polycystic kidney disease（ARPKD）
        (2) 先天性尿路奇形 Congenital anomalies of the kidney and urinary tract（CAKUT）
            ①Syndromic CAKVT
            ②Non-syndromic CAKUT
    8) 爪膝蓋骨症候群/LMX1B 関連腎症 LMX1B-associated nephropathy（Nail-patella syndrome）
    9) その他 Others

20. 尿細管間質性腎症 Tubulointerstitial disease
    1) 尿細管間質性腎炎 Tubulointerstitial nephritis（TIN）
        (1) 薬剤性 Drug-induced TIN
        (2) IgG4 関連腎臓病 IgG4-related kidney disease
        (3) サルコイドーシス Sarcoidosis
        (4) 尿細管間質性腎炎ぶどう膜炎症候群 Tubulointerstitial nephritis with uveitis（TINU）syndrome
        (5) その他 Others
        (6) 原因不明
    2) 急性尿細管壊死 Acute tubular necrosis（ATN）
    3) その他 Others

21. 移植腎 Transplanted kidney
    1) 拒絶反応 Rejection
        (1) 超急性拒絶反応 Hyperacute rejection
            ①急性拒絶反応
                a. 急性抗体関連型拒絶反応 Acute antibody-mediated rejection
                b. 急性T細胞性拒絶反応 Acute T-cell-mediated rejection
            ②慢性拒絶反応
                a. 慢性抗体関連型拒絶反応 Chronic antibody-mediated rejection
                b. 慢性T細胞性拒絶反応 Chronic T-cell-mediated rejection
    2) 移植腎における薬剤関連腎症 Transplant-related drug-induced nephropathy
        (1) カルシニューリン阻害薬関連腎症 Calcineurin inhibitor（CNI）-associated nephropathy
        (2) その他 Others
    3) 移植関連感染症 Transplant-related infection
        (1) BK ウイルス感染症 BK polyomavirus infection
        (2) アデノウイルス Adenovirus infection
        (3) EB ウイルス EB virus infection
        (4) CMV ウイルス CMV virus infection
        (5) その他 Others
    4) 移植後リンパ増殖性疾患 Post-transplant lymphoproliferative disorder（PTLD）
    5) 特記すべき所見なし
    6) その他 Others

22. その他 Others
    1) 特記すべき所見なし
    2) その他 Others
    3) 診断不能

表2 腎生検臨床情報記載用紙

```
腎生検臨床情報記載用紙
患者登録番号（ID number）：_____   生検番号：_____
診療科：_____              （前回腎生検：無・有    回）
主治医：_____              （前回番号：         ）
（ふりがな）
患者氏名：_____            （西暦   年   月   日生,    歳, 男・女）

腎生検目的（必要時記載）：_____
生検種類：（□自己腎, □移植腎）
臨床診断：#1              #2              #3
WHO 臨床症候群分類（☑項目）：
□急性腎炎, □急速進行性腎炎, □無症候性血尿, □慢性腎炎, □ネフローゼ
発症時期：____年____月____日（あるいは不明），先行感染（＋/－/不明）
肉眼的血尿（＋/－/不明），浮腫（＋/－/不明），ネフローゼ状態（＋/－/不明）
主訴：_____
病歴（検診歴）：検診（無・有：蛋白尿－/＋   年前, 血尿－/＋   年前, 不明）



既往歴：高血圧（あり, なし），糖尿病（あり, なし）
特記事項：_____
妊娠歴：出産（＋/－/不明），自然流産（＋/－/不明），妊娠高血圧症（＋/－/不明）

家族歴：腎不全・腎障害（＋/－/不明,       ），家族性血尿（＋/－/不明）
聴力障害（＋/－/不明），視力障害（＋/－/不明），遺伝性疾患（＋/－/不明,    ）
糖尿病（＋/－/不明,      ），高血圧（＋/－/不明,      ）
コメント・その他（（例）腎コロボーマ症候群など自由記載）

現症：身長_____.___cm, 体重_____.___kg, BMI_____
血圧_____－_____mmHg（降圧薬の無・有：         ），高血圧（＋/－/不明, ___年）
糖尿病（＋/－/不明,   年），インスリン治療（＋/－/不明），経口糖尿病薬（＋/－/不明）
眼底所見（DM 福田分類____度・未, HT Scheie H____度, S____度, KW____度・未）
治療（服薬）歴：
経口ステロイド 無・有（        ），ステロイドパルス 無・有（        ）
免疫抑制薬 無・有（                         ，            ）
抗血小板薬 無・有（        ），抗凝固薬 無・有（        ），抗菌薬 無・有（        ）
$H_2$ブロッカー/PPI 無・有（        ），NSAIDs 無・有（        ），
抗不整脈薬 無・有（        ），その他 無・有（                         ）
血液透析 無・有（        ），腹膜透析 無・有（        ），腎移植 無・有（        ）
```

「横山　仁：腎生検臨床情報記載用紙：成人．日本腎病理協会／日本腎臓学会（編）；腎生検病理アトラス，改訂版，p18-22，東京医学社，2017」より引用改変

腎生検検査成績記載用紙

腎生検検査成績記載用紙
患者登録番号：
生検番号：

HIVAb*	＋/－/不明
培養, その他	

Bence-Jones 蛋白*	
Selectivity index*	
その他	

検尿所見

日付	/	/
尿 pH		
蛋白定性		
尿量 mL/日		
蛋白定量 mg/dL, g/日		
尿クレアチニン mg/dL		
蛋白/クレアチニン比		
尿糖		
潜血反応		
沈渣赤血球		
白血球		
上皮細胞		
硝子円柱		
顆粒・細胞性		
蝋様・巨大		
その他所見		

血液検査

日付	/
白血球	$\times 10^4/\mu L$
好中球	%
好酸球	%
リンパ球	%
単球	%
RBC	$\times 10^4/\mu L$
Hb	g/dL
Ht	%
Plt	$\times 10^4/\mu L$
PT	sec・%
APTT	sec・%
Fib	mg/dL

感染症検査

日付	/
HBsAg	＋/－/不明
HBsAb	＋/－/不明
HBcAb*	＋/－/不明
HBeAg*	＋/－/不明
HBeAb*	＋/－/不明
HBV-DNA*	＋/－/不明
HCVAb	＋/－/不明
HCV-RNA*	＋/－/不明
TPHA	＋/－/不明

血液生化学検査

日付	/
BUN	mg/dL
Cr	mg/dL
Cystatin C*	mg/L
UA	mg/dL
Na	mEq/L
K	mEq/L
Cl	mEq/L
Ca	mg/dL
P	mg/dL
Mg	mg/dL
T. prot	g/dL
Alb	g/dL
α1	%
α2	%
β	%
γ	%
M 蛋白	不明・－・＋ ( )
T. chol	mg/dL
TG	mg/dL
HDL-C	mg/dL
GOT (AST)	U/L
GPT (ALT)	U/L
LDH	U/L
Al-p	U/L
γ-GTP	U/L
CK (CPK)	U/L
Glu (FBS)	mg/dL
HbA1c (NGSP)	%

腎機能検査

日付	/
eGFRcreat**	
eGFRcys**	
RPF* (方法)	mL/分
GFR* (方法)	mL/分
FF*	
%TRP*	%
FENa*	%
血清 $\beta_2 MG$*	μg/mL
尿中 $\beta_2 MG$*	μg/L
尿中 NAG*	IU/L

血清・免疫学的検査

日付	/
CRP	mg/dL
ASO	IU/mL
ASK	倍
RF	IU/mL
抗 CCP 抗体*	U/mL
抗核抗体（定量）	＋・－, 倍 Homogeneous Speckled Nucleolar Peripheral DC
抗 DNA 抗体*	IU/mL
抗 dsDNA 抗体*	IU/mL
抗 ENA 抗体など*	＋・－ RNP, Sm, SSA, SSB, Jo-1, ARS, Scl70, Centromere
抗リン脂質抗体*	＋・－ β1GPI, CA, LA
IgG	mg/dL
IgA	mg/dL
IgM	mg/dL
IgE*	IU/dL
C3	mg/dL
C4	mg/dL
CH50	U/mL
Cryoglobulin* パターン	＋・－( )
MPO-ANCA*	
PR3-ANCA*	
抗 GBM 抗体*	
その他	

腎形態・機能検査

□ 超音波：腎サイズ
　　右　　cm, 左　　cm
□ IVP/DIP：
□ CT scan：
□ MRI*：
□ RI renogram*：

*　：鑑別診断に必要な項目
**：mL/分/1.73 m^2（18 歳以上）

「横山　仁：腎生検臨床情報記載用紙：成人．日本腎病理協会／日本腎臓学会（編）；腎生検病理アトラス，改訂版，p18-22，東京医学社，2017」より引用改変

表4 病型診断名 Pattern of injury

- 微小糸球体変化 Minor glomerular abnormalities
- メサンギウム増殖性糸球体腎炎 Mesangial proliferative glomerulonephritis
- 管内増殖性糸球体腎炎 Endocapillary proliferative glomerulonephritis
- 半月体形成性糸球体腎炎 Crescentic glomerulonephritis
- 巣状分節性糸球体硬化症 Focal segmental glomerulosclerosis（FSGS）
- 膜性腎炎（膜性腎症）Membranous nephropathy（MN）
- 膜性増殖性糸球体腎炎 Membranoproliferative glomerulonephritis（MPGN）
- 血栓性微小血管症 Thrombotic microangiopathy（TMA）
- 尿細管間質性腎炎（急性・慢性）Tubulointerstitial nephritis（TIN）
- 急性尿細管壊死 Acute tubular necrosis（ATN）
- 血管炎 Vasculitis

表5 腎生検報告書の基本フォーマット

1. 検体の種類 Specimen type：needle，wedge，etc.
2. 診断名 Diagnosis
   1) 主診断 Primary diagnosis
      ⅰ) 機序/病因による疾患名 Disease process/pathogenic type（例：IgA 腎症，糖尿病性腎症，ループス腎炎，ANCA 関連腎炎，C3 腎炎）
      ⅱ) 病型診断：傷害パターン Pattern of glomerular injury（例：メサンギウム増殖性，膜性増殖性，壊死性/半月体形成性，巣状分節状硬化性），および主病変に随伴する病変（副病変）と広がり（%）
      ⅲ) 組織学的スコア/グレード Histologic scores or grade（例：IgA 腎症の Oxford 分類，ループス腎炎の ISN/RPS 分類，FSGS のコロンビア分類，ANCA 関連血管炎の EUVAS 分類）
      ⅳ) 追加所見 additional features（例：全節性糸球体硬化，IF/TA や動脈硬化の程度，クリオグロブリンや感染症の有無）
   2) 副診断 Secondary diagnosis（例：急性間質性腎炎，腎硬化症）
      主診断に直接関連のないものを列挙する。
3. 臨床情報のサマリー Summary of clinical data
4. 肉眼所見 Gross description
5. 組織所見 LM description（表6）
6. 免疫所見 IF/IHC
7. 電顕所見 EM
8. コメント（病態の説明）Comment/narrative
   診断の形態学的根拠や臨床病理学的な関連，予後予測を総括し，鑑別診断や関連事項（文献）を提供する。
9. 特殊検査の補足 Addendum of special studies

「本田一穂：腎生検報告書の書き方と腎生検診断の標準化．日本腎病理協会／日本腎臓学会（編）；腎生検病理アトラス，改訂版，p27-30，東京医学社，2017」より引用改変

表6 腎生検報告書（光顕）で記載すべき所見と定量評価する項目（下線）

1. **糸球体病変**
    糸球体病変の分布の特徴：巣状 focal vs. びまん性 diffuse，分節性 segmental vs. 全節性 global
    <u>糸球体総数：完全硬化糸球体数（％），分節硬化糸球体数（％），係蹄虚脱や糸球体肥大の有無，最大糸球体径，半月体糸球体の総数（％）：細胞性半月体数（％），線維細胞性半月体数（％），線維性半月体数（％）</u>
    半月体のサイズ：分節性，全周性（full moon）
    ＜急性変化＞
    細胞増多 hypercellularity：メサンギウム性 mesangial，管内性 endocapillary，管外性 extracapillary
    フィブリノイド壊死 fibrinoid necrosis と核崩壊 karyorrhexis，wire loop/pseudo-(hyaline) microthrombi，fibrin thrombi，メサンギウム融解 mesangiolysis，滲出性病変 exudation（fibrin cap, capsular drop）
    ＜慢性変化＞
    メサンギウム拡大 mesangial expansion，メサンギウム基質増加 mesangial matrix increase，<u>GBM 肥厚 thickening/菲薄化 thinning，係蹄二重化 double contour，結節性病変</u>
    ＜その他＞
    糸球体の沈着物（メサンギウム・パラメサンギウム・係蹄上皮下・係蹄内皮下，硝子滴状など）
    スパイク spike，スピキュラ spicula，点刻像，GBM の断裂 disruption，ボウマン嚢基底膜の断裂

2. **尿細管・間質病変**
    ＜急性変化＞
    間質の炎症：浸潤細胞の種類（好中球，好酸球，リンパ球，単球，形質細胞），部位（間質炎・尿細管炎），程度（なし，軽度，中等度，高度），肉芽腫の有無，泡沫細胞浸潤の有無，円柱 Cast，結晶 Crystal，囊胞 Cyst
    急性尿細管傷害 acute tubular injury：尿細管上皮の変性・壊死，上皮の剥離・脱落，上皮の再生，傷害尿細管の部位
    ＜慢性変化＞
    <u>間質の線維化と尿細管萎縮 interstitial fibrosis/tubular atrophy（IF/TA）の程度（皮質面積に対する病変面積の％）</u>：なし（＜5％），軽度（5〜25％），中等度（25〜50％），高度（＞50％）

3. **血管病変**
    動脈硬化病変：<u>動脈硬化は内腔の狭小化度に応じて半定量的に評価</u>：なし，軽度，中等度，高度
    　小動脈硬化（小葉間〜弓状動脈レベル）内膜の線維性肥厚 fibroelastosis
    　細動脈硬化（輸出入細動脈）硝子様硬化 hyalinosis
    血管炎（病変血管のレベル，フィブリノイド壊死，弾性板の断裂，肉芽腫，浸潤細胞の種類など）
    塞栓，血栓

「本田一穂：腎生検報告書の書き方と腎生検診断の標準化．日本腎病理協会／日本腎臓学会（編）；腎生検病理アトラス，改訂版，p27-30，東京医学社，2017」より引用改変

3 病変の定義と糸球体の傷害パターン

1 糸球体病変 (glomerular lesion)

病変の分布 (distribution of lesions)[1,2]

びまん性（diffuse）：全糸球体の50%以上に及ぶ病変。
巣状（focal）：全糸球体の50%未満にとどまる病変。
全節性（global）：1個の糸球体において係蹄の50%以上（全体にわたって）を占める病変。
分節性（segmental）：1個の糸球体において係蹄の50%未満（部分的）に限局する病変。

* 全節性，分節性の基準は硬化病変においては採用しない。全節性硬化，分節性硬化を参照のこと。

1）メサンギウム病変 (mesangial lesions)

a）メサンギウム細胞増多 (mesangial hypercellularity)（図1）

糸球体の血管茎(vascular stalk)に接していない末梢のメサンギウム領域において，1分節の基質内に4個以上のメサンギウム細胞がみられる状態。Oxford分類[1]では個々の糸球体について最も多い細胞数によりgradingされる。

軽度（mild）　　　：4〜5個のメサンギウム細胞がみられる。
中等度（moderate）：6〜7個のメサンギウム細胞がみられる。
高度（severe）　　：8個以上のメサンギウム細胞がみられる。

* 分節とは，メサンギウム細胞の核2個分より狭い部分で区切られたメサンギウム領域をいう[1]。

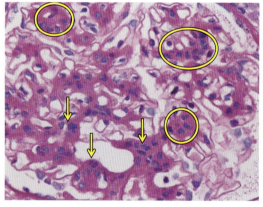

図1　メサンギウム細胞増多とメサンギウム基質増加（メサンギウム増殖性糸球体腎炎）（PAS）
丸内を1分節とする。高度のメサンギウム細胞増多がみられる。矢印は血管極に近い部位なので評価しない。

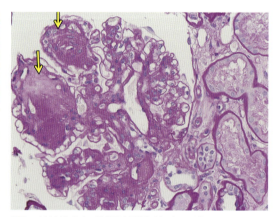

図2　結節性病変（糖尿病性腎症）（PAS）
メサンギウム領域が結節状に拡大している。結節内部に細胞は乏しい（矢印）。

b）メサンギウム基質増加（mesangial matrix increase）（図1）

　糸球体の血管茎に接していない末梢のメサンギウム領域の少なくとも2分節において，毛細血管に挟まれた基質の幅がメサンギウム細胞の核2個分以上ある場合である[1]。

c）メサンギウム間入（mesangial interposition）

　メサンギウム細胞が基質とともに係蹄内皮下に入り込む現象で，電顕によって確認される病変。通常，光顕では基底膜の二重化としてのみ観察されるが，係蹄壁内に間入したメサンギウム細胞の核がみえることもある。

d）結節性病変（nodular lesion）（図2）

　末梢のメサンギウム領域が基質増加，線維化，異常蛋白の沈着等により，類円形または結節状に拡大した病変。大きさは40〜100μm程度で，結節内部に細胞成分は乏しい。

e）メサンギウム融解（mesangiolysis）（図3）

　メサンギウム細胞への直接傷害または内皮細胞傷害によりメサンギウム基質が破壊され，血管腔が囊胞状に拡張する状態である。**風船化（ballooning）**または**微小動脈瘤（microaneurysm）**ともいわれる。

2）管内性病変（intracapillary lesion）

a）管内細胞増多（endocapillary hypercellularity）（図4）

　リンパ球，分葉核球，単球などの遊走細胞とともに，既存の内皮細胞やメサンギウム細胞が増加して，毛細血管内腔が高度の狭小化をきたした状態である。炎症がメサンギウム領域に波及するとメサンギウム基質が破壊され，血管構築の改変（リモデリング）が生じる。

　＊「管内」とは，係蹄の毛細血管内のみを指す場合[2]と，糸球体基底膜で囲まれた内側全体（メサンギウムを含む）を指す場合[1]とがある。

b）係蹄壊死（tuft necrosis）（図5）

　a）係蹄の破綻，b）フィブリンの析出，c）核破砕の3所見のうち，2所見以上が明

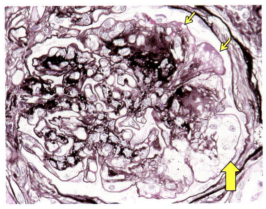

図3　メサンギウム融解とフィブリンキャップ（糖尿病性腎症）（PAM）
太矢印がメサンギウム融解，矢印がフィブリンキャップ。

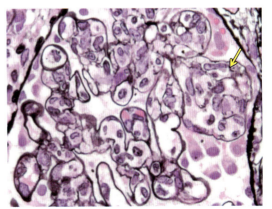

図4　管内細胞増多（管内増殖性糸球体腎炎）（PAM）
糸球体係蹄内に細胞が増加し，内腔が狭窄している。矢印ではメサンギウムが破壊され，血管構造が改変している。

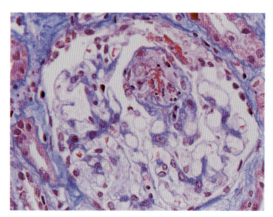

図5 係蹄壊死（壊死性糸球体腎炎）（Masson）
係蹄内にフィブリンの析出と核破砕がみられる。

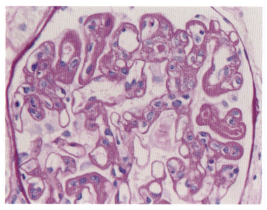

図6 ワイヤーループ病変（ループス腎炎）（PAS）
広範にPAS陽性沈着がみられ，血管内にはヒアリン血栓がみられる。

らかな場合に判定される[1]。

c）ワイヤーループ病変（wire loop lesions）（図6）

　光顕的に明らかな内皮下（基底膜と係蹄内皮細胞の間）沈着物による係蹄の明瞭な肥厚。

d）ヒアリン血栓（hyaline thrombi）（図6）

　毛細血管内に貯留している均質な好酸性物質で，蛍光抗体法で免疫複合体であることが示される場合[2]。

e）フィブリンキャップ（fibrin cap）（図3）

　内皮細胞傷害により，内皮下に血漿成分が滲出して内皮下腔が嚢胞状に拡張する状態である。

3）管外性病変（extracapillary lesions）

　糸球体毛細血管外のボウマン腔が細胞の増多（管外細胞増多）や基質の増加によって占有された状態である。フィブリンの析出や核破砕を伴うことがある。管外性病変が糸球体全周の10％以上を占めるものを半月体と定義する[1]。

a）細胞性半月体（cellular crescent）（図7）

　3層以上の管外細胞増多を伴う管外性病変があり，細胞成分が50％以上を占めているもの[1]。

b）線維細胞性半月体（fibrocellular crescent）（図8）

管外細胞増多を伴う管外性病変があり，基質成分が50〜90％を占めているもの[1]。

c）線維性半月体（fibrous crescent）（図9）

　基質成分が90％以上を占めている管外性病変[1]。

d）上皮細胞（足細胞）過形成〔epithelial (podocyte) hyperplasia〕（図10）

　分節性硬化や虚脱した糸球体において，硬化あるいは虚脱した係蹄の周囲またはボウマン腔を占拠するように上皮細胞（足細胞）が増加する病変。上皮細胞傷害（podocytopathy）の際にみられる。

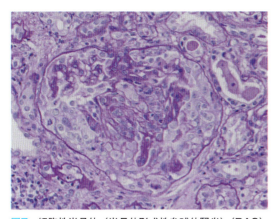
図7 細胞性半月体（半月体形成性糸球体腎炎）（PAS）
細胞成分が50%以上を占める3層以上の管外細胞増多を伴う管外性病変。

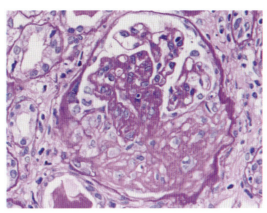
図8 線維細胞性半月体（半月体形成性糸球体腎炎）（PAS）
基質成分が50〜90%を占める管外細胞増多を伴う管外性病変。

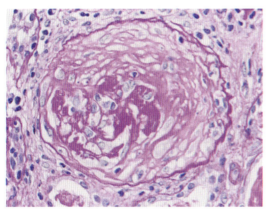
図9 線維性半月体（半月体系生成糸球体腎炎）（PAS）
基質成分が90%以上を占める管外性病変。

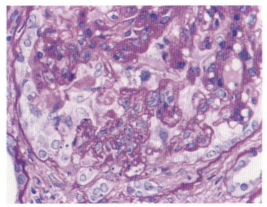
図10 上皮細胞過形成（巣状分節性糸球体硬化症）（PAS）
係蹄虚脱に接して管外性に腫大と変性を伴う上皮細胞の増多がみられる。係蹄の破綻はない。

　上皮細胞過形成は，滲出性病変や管内細胞増多を伴ってもよいが，フィブリン析出や係蹄の破壊など係蹄壊死を示唆する所見があってはならない。この所見がある場合は上皮細胞過形成とはせず，管外細胞増多または半月体とする。

4）基底膜病変（lesions of glomerular basement membrane）

a）二重化（duplication, double contour）（図11）

　肥厚した毛細血管係蹄において糸球体基底膜が二重にみえる所見である。慢性的に傷害された係蹄において，内皮細胞が基底膜物質を分泌して新たな基底膜を形成することで生じる。

b）スパイクと点刻像（spikes and bubble appearance）（図12）

　上皮下（足細胞と基底膜の間）沈着物を示唆する所見である。PAM染色で，基底膜の係蹄上皮側に繊細な毛羽立ちが現れたり（スパイク），基底膜内に水泡状の変化（点刻像）がみられる。

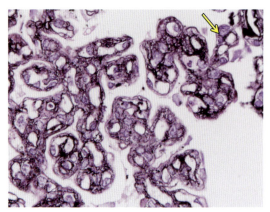

図11　基底膜の二重化（膜性増殖性糸球体腎炎）（PAM）
基底膜の広範な二重化とメサンギウム間入をみる（矢印）。

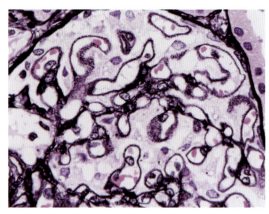

図12　基底膜のスパイクと点刻像（膜性糸球体腎炎（膜性腎症））（PAM）
組織切片において基底膜が垂直に切られるとスパイク，斜めに切られると点刻像となる。

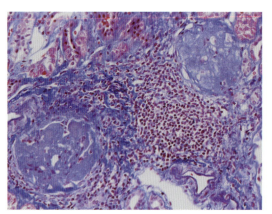

図13　全節性硬化（良性腎硬化症）（Masson）
2個の球状硬化病変。左下では分節性の硝子化（滲出性病変）を伴う。

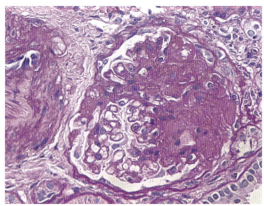

図14　分節性硬化（良性腎硬化症）（PAS）
硬化が糸球体の50％を超えても，正常の係蹄が少しでも残存していれば分節性硬化とする。

5）硬化性病変（sclerotic lesion）

a）全節性硬化（球状硬化）（global sclerosis）（図13）

糸球体係蹄の閉塞と基質増加によって生じる球状の硬化病変であり，正常の係蹄は残存しない。線維化や硝子化（表1）および高度の虚脱が分節性にあってもよい。

b）分節性硬化（segmental sclerosis）（図14）

硬化性病変のうち，構造の保たれた係蹄が少しでも残存し，糸球体機能があると判断されるものである。硬化病変内に泡沫細胞の出現や硝子化（滲出性病変）があってもよい。

6）その他

a）癒着（adhesion）

糸球体係蹄とボウマン嚢間の連続性を有する領域である。その領域は糸球体全周の10％未満であり，管外性病変や分節性硬化とは区別する。

表1 硬化，線維化，硝子化の鑑別

	Masson染色	PAS染色	PAM染色
硬化（sclerosis）	青色	陽性	陽性
線維化（fibrosis）	青色	陰性〜弱陽性	陰性
硝子化（hyalinosis）	赤色〜赤紫色	弱陽性〜陽性	陰性

b）虚脱（collapsed）

糸球体毛細血管が緊張を失い収縮した結果，基底膜が肥厚あるいは蛇行した状態。糸球体全体は縮小するが，基質増加は伴わない。

c）失尿細管糸球体（atubular glomeruli）

ボウマン嚢が水腫状に嚢胞化し，内部に虚脱した糸球体係蹄をみる。尿細管が閉塞または消失し，無機能に陥った糸球体である。

2 尿細管間質病変（tubular and interstitial lesions）

1）尿細管萎縮（tubular atrophy） 尿細管径が減少し，尿細管基底膜が不規則に肥厚している病変。皮質における病変の範囲によりgradingされる。

軽度：1〜25％，中等度：26〜50％，高度：>50％

2）間質線維化（interstitial fibrosis） 尿細管間の細胞外基質が増加する病変。皮質における病変の範囲によりgradingされる。

軽度：1〜25％，中等度：26〜50％，高度：>50％

＊ 1）と2）をまとめてIFTA（interstitial fibrosis and tubular atrophy）と評価してもよい。gradingはBanff分類[3]に準ずる。

3）間質炎（interstitial inflammation） 皮質・髄質領域の間質に炎症細胞浸潤がみられる病変。病変の範囲によりgradingされる。炎症の部位（皮質，髄質，髄放線medullary ray）や浸潤する炎症細胞の種類（リンパ球，形質細胞，好中球，好酸球）についても記載する。

軽度：1〜25％，中等度：26〜50％，高度：>50％

4）尿細管炎（tubulitis）（図15） 尿細管基底膜内の上皮間または上皮内に炎症細胞が侵入してとどまっている病変である。内腔に浮遊する細胞は評価しない。尿細管上皮を傷害する炎症機転が起こっていることを示唆するもので，尿細管の変性・再生像，アポトーシス，尿細管基底膜の破壊も伴う。

3 血管病変（vascular lesions）

1）動脈硬化（arteriosclerosis）（図16，17） 弓状動脈や小葉間動脈の動脈硬化では内膜の線維性肥厚がみられる。肥厚した内膜には弾性線維が層状に増生する（fibroelastosis）。動脈硬化は最も高度な病変での内膜の厚さ（E）：中膜の厚さ（M）の比でgradingする。軽度：E：M<1，中等度：E：M≒1，高度：E：M>1

細動脈の内膜に蛋白成分の浸み込み・沈着〔硝子様沈着（arteriolar hyalinosis）〕や中膜

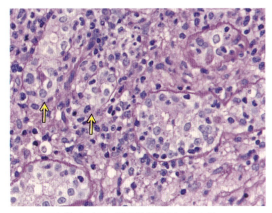

図15 尿細管炎（尿細管間質性腎炎）（PAS）
炎症細胞浸潤による尿細管上皮細胞の変性・再生像，尿細管基底膜の破壊（矢印）。

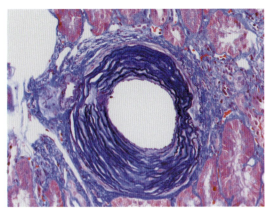

図16 動脈硬化（良性腎硬化症）（E-Masson）
小葉間動脈の高度の内膜線維性肥厚。

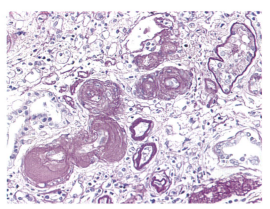

図17 細動脈硬化（良性腎硬化症）（PAS）
硝子様沈着を伴った内膜肥厚。

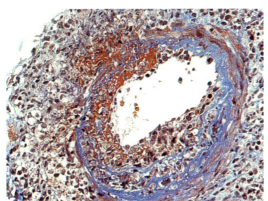

図18 血管炎（Masson）
フィブリノイド壊死を伴う血管障害像。

の筋性肥厚がみられた場合は細動脈硬化（arteriolosclerosis）である（図17）。

　＊ 硝子様沈着：PAS陽性の無構造物が血管内皮下に沈着したもの。

2）血管炎（vasculitis）（図18）

動脈炎（arteritis）：炎症が内膜に限局する場合を動脈内膜炎（endarteritis），炎症が全層に及ぶ場合はフィブリノイド壊死性血管炎（panarteritis with fibrinoid necrosis）という。

毛細血管炎（capillaritis）：糸球体係蹄に生じた毛細血管炎は炎症が内皮にとどまるものを糸球体炎（glomerulitis），炎症が高度になると係蹄壊死や半月体形成を伴い，それぞれ壊死性糸球体腎炎（necrotizing glomerulonephritis），半月体形成性糸球体腎炎（crescentic glomerulonephritis）の像を示す。傍尿細管毛細血管では，炎症が内皮にとどまるものを傍尿細管毛細血管炎（peritubular capillaritis）とする。血管が破綻すると炎症が周囲に広がり，尿細管間質性腎炎（tubulointerstitial nephritis）の像を示す。

4 糸球体の傷害パターン（Pattern of glomerular injury）

本規約における糸球体の傷害パターンは，各症例を代表する傷害パターンであり，従来の組織型分類である病型分類[4,5]に一致させた（一部はMayo/RPSコンセンサス[6]を参考にした）。疾患概念や病因分類との区別を明確にするために，傷害パターンは○型（○ type injury）で表現してもよい。微小変化型，FSGS型，膜型，メサンギウム型，管内型，MPGN型，半月体型の7型を主な傷害パターンとする（表2）。これを用いると傷害パターンと病因分類を組み合わせて「微小変化型のIgA腎症」，「MPGN型のC3腎炎」，「膜型の移植後糸球体腎炎」などと表現することが可能である。図19に主な糸球体障害パターンを分類するフローチャートを示す。

1）微小変化（minor glomerular abnormalities[1]（微小変化型，MGA-type injury））

光学顕微鏡では糸球体にほとんど異常がみられず，電子顕微鏡的な検索が必要な病型。蛍光抗体法にて免疫複合体の沈着が示されれば，糸球体腎炎の初期像（IgA腎症，膜性糸球体腎炎（膜性腎症），ループス腎炎など）の可能性が示唆される。免疫複合体の沈着がなければ，臨床像によって，微小変化ネフローゼ症候群，菲薄基底膜病，アルポート症候群などの疾患が鑑別の対象となる。

＊ Mayo/RPSコンセンサス[6]のminimal mesangial GNはここに含まれる。

表2 糸球体病変の組織型と基本の傷害パターン

Conventional histological type	Basic injury pattern	Definition
Minor glomerular abnormalities 微小変化	MGA type	光顕では糸球体にほとんど異常がみられず，電顕による検索が必要な病型である。
Focal segmental glomerulosclerosis 巣状分節性糸球体腎炎	FSGS type	微小変化型を背景に，分節性硬化と上皮細胞過形成を示す像が1個でもみられるのが基本型である。硬化を示さないvariantがある。
Membranous GN 膜性糸球体腎炎（膜性腎症）	Membaranous type	びまん性，全節性に係蹄の肥厚を示し，糸球体基底膜のスパイクや点刻像がみられるのが基本型である。微小変化型との鑑別には蛍光所見が重要である。通常，急性活動性病変には乏しい。
Mesangial proliferative GN メサンギウム増殖性糸球体腎炎	Mesangial type	メサンギウム増多を主病変とする病型。基底膜の変化（二重化）は分節性にとどまる。様々な程度で急性活動性病変を伴う。
Endocapillary proliferative GN 管内増殖性糸球体腎炎	Endocapillary type	びまん性，全節性に管内細胞増多を示す病型である。通常，メサンギウム細胞増多や基底膜の変化（二重化）には乏しい。
Membranoproliferative GN 膜性増殖性糸球体腎炎	MPGN type	メサンギウム細胞増多と係蹄の傷害とが同時にみられる病型である。びまん性，全節性に基底膜の変化（二重化，スパイク，点刻像）がみられる。様々な程度で急性活動性病変を伴う。
Crescentic GN 半月体形成性糸球体腎炎	Crescentic type	微小変化型を背景に，半月体が1個でもみられる病型である。
Necrotizing GN 壊死性糸球体腎炎		微小変化型を背景に，係蹄壊死が1個でもみられる病態。半月体が1個でもあれば半月体型とする。
Sclerosing GN 硬化炎症腎炎		ほとんどの糸球体が硬化に陥っており，病型が判定できない病態である。
Unclassified GN 分類不能		以上の病型のどれにも分類できない病態である。

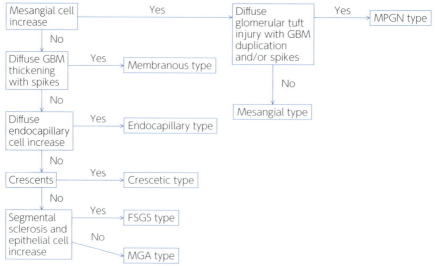

図19 主な糸球体障害パターンを分類するフローチャート

2）巣状分節性糸球体硬化症〔focal segmental glomerulosclerosis（FSGS型，FSGS-type injury）〕

　微小変化型を背景に，分節性硬化と上皮細胞（足細胞）過形成を示す像が1個でもみられるのが基本の病型。形態的には分節性の管内細胞増多，硝子化または分節性や全節性の虚脱など多彩な像がみられる（各論のFSGS variantを参照のこと）。FSGSの本態は一次性または二次性の足細胞傷害でpodocytopathyというべき病態である。

3）膜性糸球体腎炎（膜性腎症）〔membranous glomerulonephritis（膜型，membranous-type injury）〕

　びまん性・全節性に係蹄の肥厚を示し，糸球体基底膜のスパイクや点刻像がみられるのが基本の病型。光顕で基底膜の所見が乏しい場合は，蛍光抗体法で示される免疫複合体の上皮下沈着が診断に有力である。通常，メサンギウム細胞増多および急性活動性病変には乏しい。

4）メサンギウム増殖性糸球体腎炎〔mesangial proliferative glomerulonephritis（メサンギウム型，mesangial-type injury）〕

　メサンギウム細胞増多を主病変とする病型。病変の分布によりdiffuse/focalを付記する。糸球体基底膜の変化（肥厚や二重化）があってもよいが，分節性にとどまる。様々な程度で急性活動性病変や慢性病変（表3）を伴う。

5）管内増殖性糸球体腎炎〔endocapillary proliferative glomerulonephritis（管内型，endocapillary-type injury）〕

　びまん性・全節性の管内細胞増多を主病変とする病型。血管腔を充満する細胞は多彩で，既存の内皮細胞やメサンギウム細胞に加え好中球，好酸球，単球などの遊走細胞がみられる。炎症がメサンギウムに及ぶと，メサンギウム基質が破壊され，血管構築の改変が生じる。通常，メサンギウム細胞増多や基底膜の二重化には乏しい。

表3 急性活動性病変と慢性病変

急性活動性病変	慢性病変
管内細胞増多[1,2]	全節性硬化[1,2]
細胞性半月体[1,2]	分節性硬化[1,2]
線維細胞性半月体[1,2]	線維性半月体[2]
核破砕[2]	癒着[1]
係蹄壊死[2]	間質線維化/尿細管萎縮（IFTA）[1]
ワイヤーループ病変[2]	
ヒアリン血栓[2]	

注：1) はIgA腎症 Oxford 分類，2) はループス腎炎 ISN/RPS 分類で規定されている。

6) 膜性増殖性糸球体腎炎〔membranoproliferative glomerulonephritis (MPGN型，MPGN-type injury)〕

メサンギウム細胞増多と係蹄の傷害とが同時にみられる病型。糸球体基底膜には免疫複合体や補体の内皮下沈着，上皮下沈着，膜内沈着を示唆する所見（二重化，スパイク，点刻像）がみられる。様々な程度で急性活動性病変や慢性病変を伴う。

7) 半月体形成性糸球体腎炎〔crescentic glomerulonephritis（半月体型，crescentic-type injury)〕

微小変化型を背景に，半月体が1個でもみられる病型。半月体の分布によりdiffuse/focalを付記する。係蹄壊死を伴うことが多い。管内細胞増多はあってもよいが，分節性にとどまる。微小変化型以外の病型の場合は，半月体があれば「〜with crescents」を付記し，たとえ50％以上の糸球体に半月体がみられても半月体型とはしない。

8) 壊死性糸球体腎炎（necrotizing glomerulonephritis）[6]

微小変化型を背景に，係蹄壊死が1個でもみられる病態。半月体が1個でもあれば半月体形成性糸球体腎炎とする。

9) 硬化性糸球体腎炎（sclerosing glomerulonephritis）

ほとんどの糸球体が硬化に陥っており，病型が判定できない病態。

10) 分類不能型糸球体腎炎（unclassified glomerulonephritis）

以上の病型のどれにも分類できない病態。

4 蛍光抗体法診断の実際

　糸球体腎炎・腎症では, 様々な免疫グロブリン・補体の沈着が認められ, IgA腎症など, 疾患によっては蛍光所見がそのまま診断に直結するものもある。蛍光抗体法診断を正しく行うには,「1. 蛍光抗体法に使用する抗体とプロトコール」「2. 蛍光強度の定量評価」「3. 染色のパターン」「4. 結果の解釈で注意すべき点」を理解しておく必要がある。

1 蛍光抗体法に使用する抗体とプロトコール

1) 基本的な組み合わせ

　蛍光抗体法に際し, 免疫グロブリンと補体をどのような組み合わせで染色するかについての統一された基準はなく, 組み合わせがすべての施設で共通というわけではない。2015年に日本腎臓学会腎生検データベース構築病理ワーキンググループが同学会の評議員を対象に行ったアンケート調査の結果[1]によると, 免疫グロブリン (IgG, IgA, IgM) および補体のC1qとC3はほぼすべての施設で実施されており, 糸球体腎炎を評価する上で必要最低限の組み合わせであることがうかがわれた (図1)。実施している抗体の種類の組み合わせでは, IgG/A/M/C1q/C3/C4/fibrinogen が最も多かった (図2) が, 海外の施設では本邦よりも軽鎖 ($\kappa \cdot \lambda$) 染色をルーチンで行っている施設が多かった[2]。蛍光抗体法に用いる抗体の例は1の表1を参照のこと。検体を固定しない簡便な方法[3]も広く実施されている。

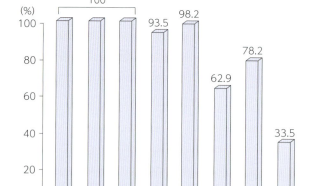

図1　蛍光抗体法アンケート①

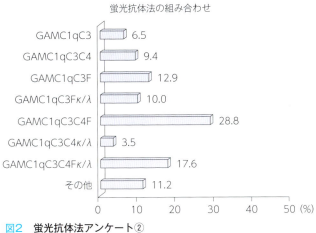

図2 蛍光抗体法アンケート②

表1 蛍光抗体法で使用する抗体

一次抗体	希釈倍率	メーカー	品番
IgG	×400	MP Biomedicals	55144
IgA	×200	MP Biomedicals	55077
IgM	×100	MP Biomedicals	55153
C1q	×50	MP Biomedicals	55166
C3c	×200	MP Biomedicals	55167
C4d	×200	QUIDEL	A213
IgG1	×100	Invitrogen	05-3300
IgG2	×100	Invitrogen	05-3500
IgG3	×100	Invitrogen	05-3600
IgG4	×100	Invitrogen	05-3800
κ	×50	Agilent	F019802-2
λ	×50	Agilent	F019902-2
type IV collagen α2/5	原倍	重井医学研究所	CFT-45325
PLA2R1	×100	SIGMA	HPA 012657
Gb3	×50	Tokyo Chemical Industry	A2586
二次抗体	希釈倍率	メーカー	品番
Alexa Fluor 488 Anti-mouse	×200	Molecular Probes	A-11001
Alexa Fluor 488 Anti-rabbit	×100	Molecular Probes	A-11034

上記はいずれも，神戸大学医学部附属病院病理診断科で使用している抗体である。
注：あくまでも参考であり，抗体選びの際の目安として呈示した。

2）その他の特徴的なマーカー（表）

a）C4d

腎移植の病理診断に必須であり，抗体関連型拒絶反応では傍尿細管毛細血管（PTC）に陽性となるほか（図3），糸球体係蹄壁にも全節性に陽性となる。判定はBanff分類[4]

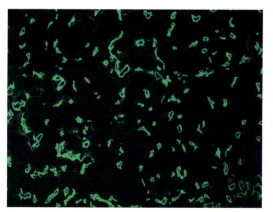

図3 C4d染色（抗体関連型拒絶反応）
傍尿細管毛細血管（PTC）に陽性。

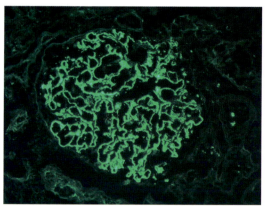

図4 PLA2R1染色
糸球体基底膜に顆粒状に陽性。

に従って定量的に行う。ABO不適合移植では非特異的に陽性となる点に注意する。C4d陰性の抗体関連型拒絶反応があることも知られている[5]。

b）IgGサブクラス（IgG1〜4）

主に膜性腎症が特発性か二次性かの判断に参考となる染色であり[6]、特発性膜性腎症はIgG4単独陽性もしくはIgG4優位（例：IgG1＜IgG4）を示し、二次性膜性腎症ではこれら以外のパターンをとる。

単一免疫グロブリンサブクラスの沈着を特徴とするproliferative glomerulonephritis with monoclonal immunoglobulin deposits（PGNMID）の診断にも必須であり、IgG3陽性例が最も多い[7]。

c）PLA2R1（phospholipase A2 receptor 1）（図4）

近年、特発性膜性腎症のマーカーとして報告された[8]。

d）軽鎖（κ・λ）

M蛋白に関連した腎障害はmonoclonal gammopathy with renal significance（MGRS）として認識されるようになり、多彩な糸球体疾患・尿細管障害が含まれている[9]。これらの疾患を診断するためには軽鎖の染色が必須である。尿細管上皮細胞内でBence Jones蛋白が結晶化して障害を起こすlight chain proximal tubulopathyでは、軽鎖は通常の凍結切片蛍光抗体法で陰性となることが多く、パラフィン切片を用いて蛋白分解酵素処理後に蛍光抗体法で染色する方法が推奨されている[10]。

e）Ⅳ型collagen（α5鎖）

アルポート症候群の診断に必須であり、糸球体や尿細管、ボウマン囊基底膜が完全に陰性か、染色性が部分的に減弱していればアルポート症候群を支持する所見である（図5）。ただし、非典型的な染色結果を示す症例もあるため[11]、家族歴や臨床所見、電顕所見を併せた総合的な評価が必要である。

f）Gb3（globotriaosylceramide）

ファブリー病はαガラクトシダーゼ（αGal）をコードする遺伝子（GLA）の変異によって起こるX染色体連鎖型遺伝性疾患である。αGal活性低下により糖脂質である

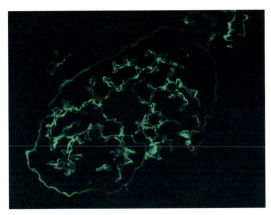

図5 α5染色（アルポート症候群）
ボウマン嚢と糸球体基底膜の染色性低下。

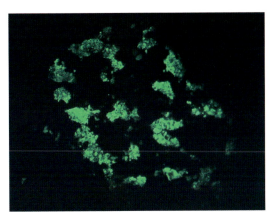

図6 Gb3染色（ファブリー病）
糸球体上皮細胞（足細胞）内に粗大顆粒状陽性。

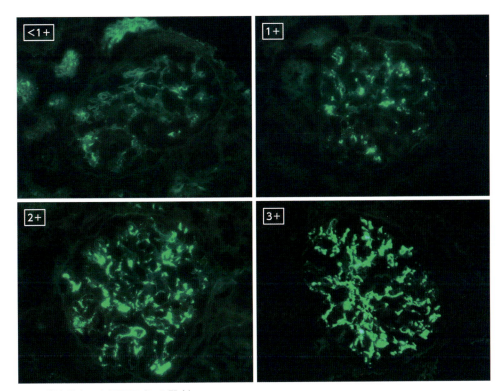

図7 蛍光強度の定量評価（IgA腎症）

　Gb3が組織中に蓄積し，臓器障害を起こす。蓄積したGb3は主に糸球体足細胞に粗大顆粒状の陽性像として認められる（図6）。

2 蛍光強度の定量評価

　腎生検病理診断レポートの国際コンセンサス分類（Mayo分類）[12]では，蛍光強度の定量評価を−，＜1+（±），1+，2+，3+の5段階で評価することを推奨しているが，−，＜1+（±），1+，2+の4段階評価[13]でも大きな違いはない。図7に代表的な蛍光強度を示す。

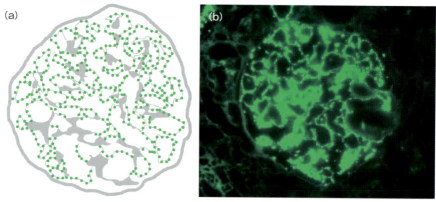

図8 係蹄壁顆粒状パターン（膜性腎症）(IgG)

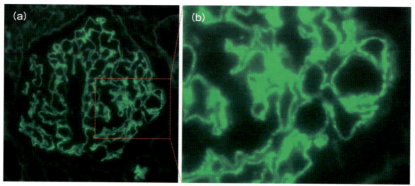

図9 初期の膜性腎症，(b) は拡大図（IgG）

3 染色のパターン

1) 糸球体

糸球体の蛍光陽性像は係蹄壁パターンとメサンギウムパターンに大きく分けられ，係蹄壁パターンはさらに顆粒状，線状，バンド状に分けられる。2つ以上のパターンが組み合わさり，複合的な所見を呈する場合もある。いずれも標本の質が重要である。電顕所見で記述される，上皮下・基底膜内・内皮下パターンの区別は困難である。

a) 係蹄壁パターン（顆粒状）

糸球体係蹄壁に免疫複合体が顆粒状に沈着するパターンである（図8）。代表的なものは膜性腎症であり，IgGが最も強く，C3も同程度に強いことが多い。ループス腎炎（V型）では通常，C1q強陽性である。ごく初期の膜性腎症では，係蹄壁に沈着する免疫複合体の大きさが非常に小さく，一見線状にみえることがあるが，拡大して観察すると細かい顆粒状陽性パターンが連続する像が確認できる（図9）。逆に多量の場合，バンド状パターンに類似する（図10）。

b) 係蹄壁パターン（線状）

糸球体係蹄壁に線状に沈着するパターンであり，抗糸球体基底膜（GBM）病（図11），単クローン性免疫グロブリン沈着症（monoclonal immunoglobulin deposition

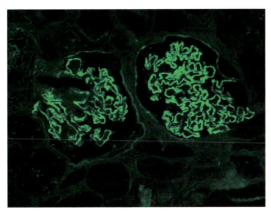

図10 沈着物の多い膜性腎症（IgG）

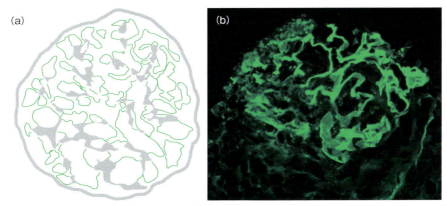

図11 係蹄壁線状パターン（抗 GBM 病）

disease：MIDD），糖尿病性腎症で認められる。抗 GBM 病では半月体形成により糸球体が破壊され，IgG 線状陽性部分が一部しか認められないことが多い。MIDD は沈着する M 蛋白の種類によって結果が異なり，免疫グロブリン軽鎖（κ もしくは λ）のみの場合は軽鎖沈着症（light chain deposition disease：LCDD）（図12），免疫グロブリン重鎖（IgG/Λ/M）のみの場合は重鎖沈着症（heavy chain deposition disease：HCDD），免疫グロブリン軽鎖および重鎖の場合は軽鎖重鎖沈着症（light and heavy chain deposition disease：LHCDD）に分類される。HCDD では定常領域の一部（CH1）が欠損した不完全な重鎖が沈着する[14]。糖尿病性腎症は抗 GBM 抗体腎炎，MIDD に比較すると陽性 IgG の蛍光強度はやや弱く，IgM や IgA，C3 もしばしば線状陽性となる。このほか，高度蛋白尿を伴う例では糸球体基底膜に免疫グロブリンがときに線状陽性となり，非特異的陽性像と考えられる（図13）。

c）係蹄壁パターン（バンド状）

Fringe pattern ともいわれる。糸球体係蹄壁に沿った帯状陽性像であり，係蹄内皮下の厚い沈着物を反映している（図14）。Ⅰ型膜性増殖性糸球体腎炎（MPGN）が代表的である。この他ワイヤーループ病変の強いループス腎炎（図15），アルコール性

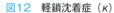

図12 軽鎖沈着症（κ）

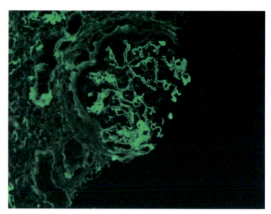

図13 ネフローゼ症候群（IgG，原発性 FSGS）

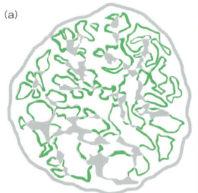

図14 係蹄壁バンド状パターン（IgG，MPGN）

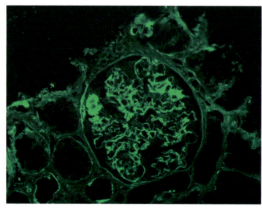

図15 ワイヤーループ病変の高度なループス腎炎（IgG）

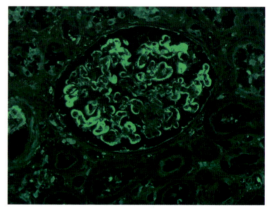

図16 アルコール性肝硬変に合併した IgA 腎症（IgA）

　肝硬変に合併した IgA 腎症（図16）でも，係蹄内皮下の高度免疫複合体沈着により，同様の像を呈する．

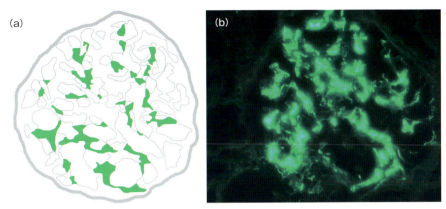

図17 メサンギウムパターン（IgA 腎症，沈着物多）

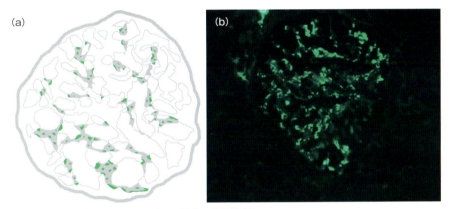

図18 メサンギウムパターン（IgA 腎症，沈着物少）

d）メサンギウムパターン

　メサンギウム領域に限局した陽性像であり，IgA 腎症が代表的である。IgA 腎症でメサンギウム領域に dense deposit が多量にみられる場合はべったりとした印象であり，メサンギウム領域が鋳型状に染め出される（図17）。実際には deposit が少ないことも多く，メサンギウム領域の粗大な顆粒状沈着として認識される場合（図18）や，細長く伸びた傍メサンギウム領域の deposit（図19a：電顕像，黄点線領域）が，一見係蹄壁の一部に沿った沈着のようにみえる場合もあり（図19b），特に後者の場合には係蹄壁パターンとの鑑別に注意する。

2) 血管壁

　ANCA 関連腎炎などの血管炎では，小動脈・糸球体のフィブリノイド壊死部位に fibrinogen が陽性となる。活動性ループス腎炎（class Ⅳ）の一部では PTC に IgG，C1q が線状陽性となる場合（図20）や，小動脈壁に IgG 陽性となる場合があり，後者は①単に IgG が陽性となるのみで組織障害を伴わないもの（uncomplicated immune deposits），②IgG 陽性で内皮細胞の腫大や平滑筋細胞の変性を伴うが，炎症細胞浸潤や血管壁破壊がみられないもの（lupus vasculopathy）に分けられる。IgM や補体の血管壁陽性像はループス腎

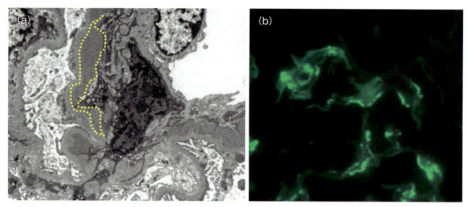

図19 傍メサンギウム領域の沈着パターン
(IgA 腎症) 左 (電顕), 右 (蛍光抗体法 IgA)

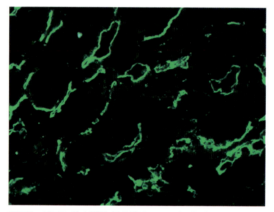

図20 PTC 基底膜沈着を伴うループス腎炎 (C1q)

炎に合併した thrombotic microangiopathy でもみられる所見であり,IgG を含む免疫複合体沈着とは意義が異なる。

3) 尿細管

MIDD では尿細管基底膜に沿って免疫グロブリンが線状に陽性,light chain proximal tubulopathy では尿細管細胞質内に κ もしくは λ が粗大顆粒状に陽性となる。尿細管間質性腎炎の中には尿細管基底膜に IgG が顆粒状陽性となるものがあり,特発性低補体性尿細管間質性腎炎 (idiopathic hypocomplementemic tubulointerstitial nephritis) (図21),抗刷子縁抗体による間質性腎炎[15],巨細胞を伴う間質性腎炎[16]が知られる。IgG4 関連間質性腎炎[17]やループス腎炎 (図22) でも,尿細管基底膜に IgG が顆粒状陽性となる症例がときにみられる。

4 結果の解釈で注意すべき点

蛍光抗体法の結果を解釈する際,いくつか注意点が挙げられる。遭遇する頻度の高い注意点を以下に記載する。

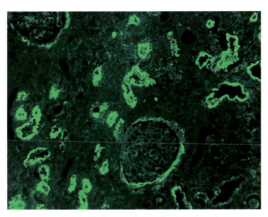

図21 特発性低補体性尿細管間質性腎炎（IgG）

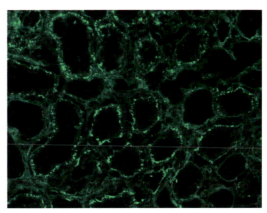

図22 尿細管基底膜への沈着を伴うループス腎炎（IgG）

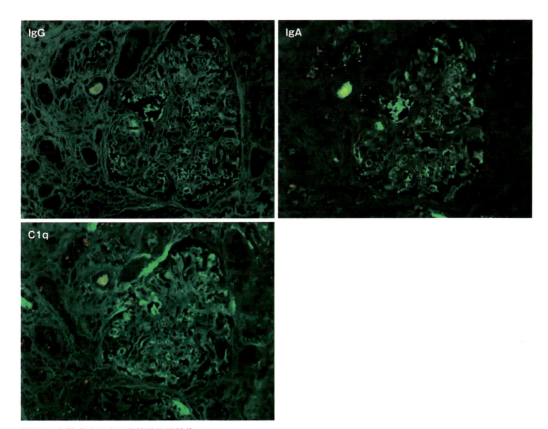

図23 血漿成分による非特異的陽性像

1）標本の厚さ

　厚い切片が光顕での評価に多大な影響を与えるのと同様に，蛍光抗体法でも切片の厚さは結果に大きく関わる。同じ撮影条件でも厚い切片の方がより高い蛍光強度を示すのは，切片上の抗原量が増加するにつれて明るく染色されるためと考えられる。

2）血漿成分

　糸球体係蹄内腔の血漿が血管内腔面に付着し，評価を困難にすることがある。図23は

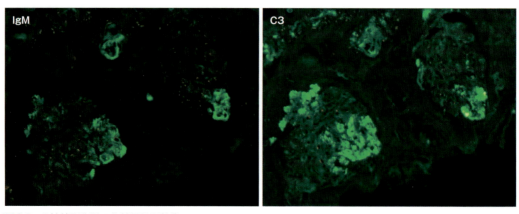

図24　分節性硬化巣の非特異的陽性像

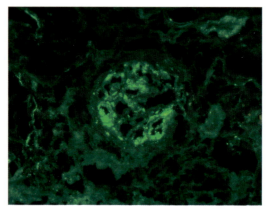

図25　全節性硬化糸球体のC3陽性像

原発性巣状分節性糸球体硬化症であり，IgG，IgA，C1qが陽性であるものの，メサンギウム領域とも係蹄壁とも判別しにくく，糸球体係蹄内腔を縁取るようにして染まっていることや，係蹄内に不定形の強陽性像がみられることから，血漿成分の非特異的陽性像と考えられる。

3）分節性硬化巣・荒廃糸球体

　分節性硬化巣や全節性硬化糸球体ではIgMとC3が陽性になる（図24）。これは硬化領域に浸み出した血漿成分によると考えられ，fibrinogenやときにC1qも陽性になる。分節性硬化巣では陽性像が局所的に強くなることが特徴である。全節性硬化糸球体がC3単独陽性となる例もあり，C3腎症との鑑別を要する。糸球体が荒廃しているかどうかの評価に際しては，蛍光画像の明るさ・コントラストを変えることで観察しやすくなる。図25の糸球体（C3染色）ではボウマン腔や糸球体係蹄が確認できないため，全節性硬化糸球体と判断される。

5 電子顕微鏡診断の実際

1 電顕の診断的意義

　腎生検病理診断における電顕の役割は補助的ではあるが，蛍光抗体法でみられる沈着物の確認，足細胞や内皮細胞など腎固有細胞の微細形態変化による病態の把握など，電顕診断を加えることで診断がより確定的となる場合も少なくない．さらに，免疫複合体以外の糸球体沈着症，クリオグロブリン血症性糸球体障害，線維沈着症，種々の管状構造物が沈着する疾患等，分類が電顕所見に依存する疾患の場合には電顕所見が診断の重要な根拠となる．

　また，蛍光抗体法の情報が得られない場合でも，細胞内小器官や結晶構造，基底膜の疾患特徴的変化といった微細構造から初期病変や病態が推察できることも多い．いずれにしても，各症例で何を診断するために電顕を行う必要があるのかを十分考慮されるべきである．電顕診断には，まず基本構造を知ることが重要である．

2 糸球体

1）基本構造

　糸球体は，糸球体基底膜，メサンギウム細胞とメサンギウム基質，上皮細胞（足細胞），内皮細胞からなる毛細血管束である．毛細血管には，糸球体基底膜を挟んで尿腔側に足細胞，血管内腔側に内皮細胞が位置している．足細胞の足突起間にはスリット膜が，内皮細胞には fenestra という小孔があり，濾過障壁として機能する．毛細血管束の中心には血管をつなぎ止めるようにメサンギウム領域があり，メサンギウム細胞とメサンギウム基質からなる（図1）[1]．

2）糸球体基底膜

　糸球体基底膜は足細胞側から外透明層（lamina rara externa），緻密層（lamina densa），内透明層（lamina rara interna）の3層で構成されているが，実際に人の標本では明確ではないことも多い（図2）．糸球体基底膜の異常所見として菲薄化，断裂像，融解状変化，層板状変化，網状化等が挙げられるが，これらの変化は種々の糸球体疾患で非特異的な部分像としても観察されうるので，一部分の所見のみを抽出して特定の疾患と結び付けてはいけない．

a）糸球体基底膜の厚さ

　糸球体基底膜の厚さは年齢と性別により異なる．小児では1～6歳で200～250 nm，6～11歳では250～300 nm であり，成人で男性 370±50 nm，女性 320±50 nm である．糸球体基底膜の菲薄は IgA 腎症や多くの疾患で部分的には観察されるが，菲薄基底膜病では 250 nm～200 nm 以下の部分が，観察された50％以上の基底膜に及ぶ[2]．

　糸球体基底膜の肥厚は，糖尿病性腎症や沈着物を伴う場合以外はあまり問題にされ

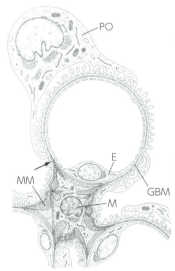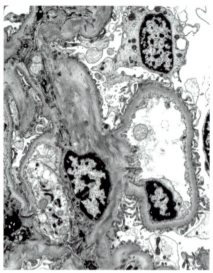

図1 糸球体の基本構築
GBM：糸球体基底膜，M：メサンギウム細胞，MM：メサンギウム基質，PO：上皮細胞（足細胞），E：内皮細胞

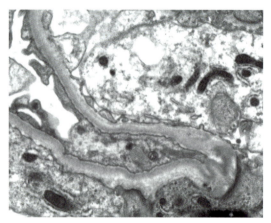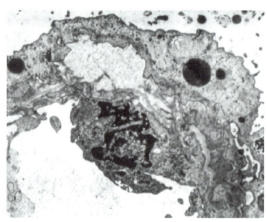

図2 糸球体基底膜　　　　　　　　　　**図3 糸球体基底膜の不連続（断裂）**

ない。糸球体基底膜の厚さを測定する場合は，6,000倍以上の拡大写真を使用する。内腔が保たれている毛細血管で，内皮細胞の有孔部と上皮細胞の足突起が明瞭なアーチファクトの少ない充分に伸展した基底膜において，内皮細胞と上皮細胞の間をノギスを用いて測定する。

b）糸球体基底膜の断裂像

　緻密層が不連続となり，上皮細胞と内皮細胞が相接している状態（図3）。これは免疫複合体の沈着，基底膜の脆弱性，係蹄内腔に好中球やマクロファージが存在することなどに起因するため，臨床情報と関連づけて観察する。

c）糸球体基底膜の融解状変化

　外透明層，緻密層，内透明層が浮腫性変化を呈し，3層構造が不明確な状態をいう

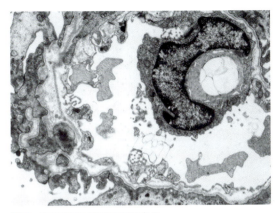
図4　糸球体基底膜の融解状変化

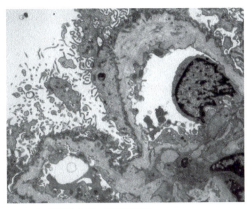
図5　糸球体基底膜の層板状変化

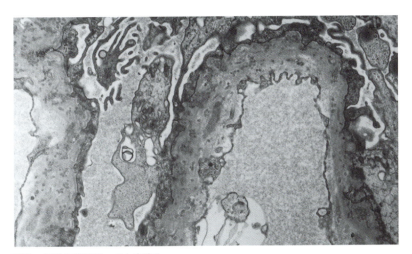
図6　糸球体基底膜への上皮陥入

（図4）。血尿，蛋白尿の原因である可能性がある。

d）糸球体基底膜の層板状変化（lamination），網状化（reticulation）

　肥厚した基底膜で緻密層と透明層が多層化したり（層板状変化），不規則に癒合した網目状構造を示したりしている（網状化）状態（図5）。局所的な変化の場合は非特異的であるが，この変化が50％以上の基底膜に観察される症例は，アルポート症候群やピアソン症候群など基底膜構成成分の異常が考えられる。

e）基底膜への上皮細胞，内皮細胞の陥入

　上皮細胞や内皮細胞の胞体が糸球体基底膜に折り込まれ，あたかも膜性腎症の上皮下沈着のようにみえる場合がある（図6）。基底膜の障害と上皮，あるいは内皮細胞の形質変換によると考えられる。ルーペを用いて詳細に観察し，細胞膜や細胞内小器官の断片であることが見出せれば，基底膜内のものが免疫複合体ではなく胞体の一部であることが判別できる。

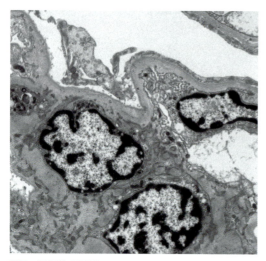
図7 足細胞の剥離

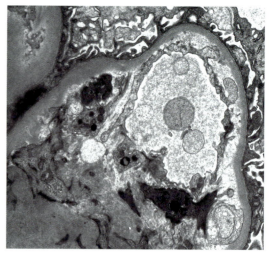
図8 内皮下拡大

3）上皮細胞（足細胞）

　糸球体基底膜の尿腔側に位置する細胞で，細胞質は多数の突起（足突起）を有し，末梢部ではたこ足状に分岐して基底膜に接している．足突起の間には約20～55 nmのスリット状の間隙がある．足細胞の細胞質には細線維や微細管が多く含まれている．ネフローゼ症候群や多量の蛋白尿を呈する疾患では，足突起の表面が細かい絨毛状構造を示してボウマン腔内への突出（微絨毛化），足突起間のスリット膜の消失（足突起消失），足突起にアクチン線維の集簇が観察される．また，これらの形態変化に伴ってスリット膜が消失し，接着装置が再構成される．足細胞障害の終末像は基底膜からの剥離である（図7）．

4）内皮細胞

　内皮細胞は糸球体基底膜の血管腔側に位置し，核周囲には豊富な細胞質を有するが，他の部分は基本的には平坦な細胞である．細胞質の平坦な部分には70～100 nmの小孔（fenestra）を有している．病的変化としては，細胞腫大やfenestraの消失，内皮下腔への血漿成分の浸み込み（内皮下浮腫）などがみられる（図8）．内皮傷害に伴い，ときに血栓やフィブリン析出がみられる．これらの所見は糸球体腎炎やネフローゼ症候群の他に，血栓性微小血管症や虚血性疾患，移植腎などでも観察される．

5）メサンギウム

　糸球体基底膜に類似した電子密度を示す基質（メサンギウム基質）と，基質に取り囲まれた細胞（メサンギウム細胞）からなる．メサンギウム細胞は複雑な長い突起を有し，細胞質には種々の細線維が豊富に存在する．糖尿病性腎症や腎硬化症では基質の増加が観察される．メサンギウム基質内には正常でも線維状の構造がみられるので，直ちに病的と判断しないように気を付ける（図9）．

6）沈着物

　糸球体基底膜内，上皮下，内皮下，メサンギウム領域，係蹄内腔に種々の沈着物が観察される場合がある（図10）．沈着物は電子密度や構造的特徴に注目して観察する．高電子

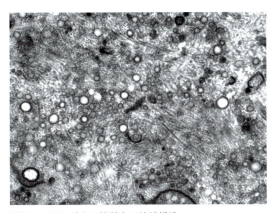
図9　メサンギウム基質内の線維構造

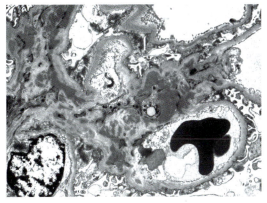
図10　メサンギウム沈着

密度沈着物は多くの場合は免疫複合体と考えられ、蛍光抗体法で陽性となる沈着物と関連づけることができる。類似する沈着物に血漿成分の浸み込みがあるが、一般に傍メサンギウムに位置し電子密度は低い。単クローン性免疫グロブリン沈着症（MIDD）やデンスデポジット病（dense deposit disease：DDD）などでは疾患に特徴的な沈着がみられるので各論を参照されたい。線維状物や管状構造物が沈着している場合は、その太さや構造によって疾患が分類されるため、ノギスを用いて線維や構造物の大きさを測定する。具体的には、線維状構造物の場合は、電子密度の高い部位の幅を測定する。管状構造物の場合は横断面か縦断面かにかかわらず、管腔壁の最外側と管腔を挟んだ対側壁の内側の距離を測定する。

3　尿細管

近位尿細管には刷子縁があり、胞体にミトコンドリアが多い。遠位尿細管は絨毛があり細胞の丈は低く、細胞内小器官はやや少ない。ミトコンドリア異常症ではミトコンドリアに形態の異常や数の異常が観察される。ファブリー病では胞体にゼブラ小体が観察される。M蛋白関連腎障害のlight chain proximal tubulopathyでは近位尿細管上皮細胞内に結晶物（図11）が見られ、MIDDでは基底膜に砂を撒いたような細顆粒状物が観察される。ファンコニー症候群や電解質異常症例では近位尿細管の基底陥入（basal infolding）が消失する。

4　間質・血管系

間質や血管の電顕像は光顕の確認のことが多い。傍尿細管毛細血管炎による血管の破綻、シェーグレン症候群、ぶどう膜炎を伴う間質性腎炎、薬剤性間質性腎炎、萎縮した尿細管に対する反応等で間質に種々の細胞浸潤がみられる。移植腎における慢性拒絶反応では傍尿細管毛細血管基底膜に多層化（lamination）が観察され、診断的価値が高い。強皮症腎では小血管の内皮側が浮腫状になり、無構造な物質が観察される。

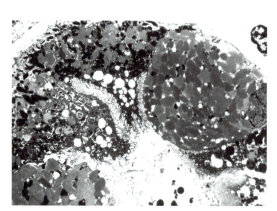
図11 近位尿細管内の結晶構造（Light chain proximal tubulopathy 例）

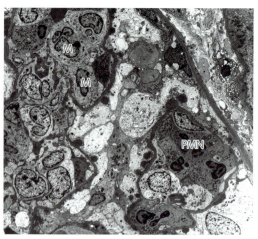
図12 糸球体内炎症細胞浸潤 PMN（polymorphonuclear cell），M（monocyte）

5 炎症細胞

　電顕では炎症細胞の種類が把握できるという利点がある。管内増殖やメサンギウム増殖を構成する細胞に炎症細胞がある場合には，光顕では明らかではなくても電顕でその種類を判別できる（図12）。

各　論

1 IgA 腎症／IgA 糸球体腎炎

概念と定義 IgA 腎症（IgA nephropathy）は，Berger と Hinglais によって主にメサンギウムに IgA が沈着する腎炎として報告された疾患概念である。IgA 糸球体腎炎（IgA glomerulonephritis）ともいう。腎炎徴候を示唆する尿所見で発症し，光顕でメサンギウム細胞増多とメサンギウム基質の増加を呈し，蛍光抗体法で優位な IgA 沈着をメサンギウム領域に認めることがその定義である。原因となりうる基礎疾患が認められない一次性 IgA 腎症と，肝炎などの他臓器疾患あるいは感染症などを背景とする二次性 IgA 腎症がある[1,2]。

臨床事項 本邦では小児および成人の慢性腎炎の約 1/3 を占め，最も頻度の高い腎疾患である。学校検尿や職場健診で血尿，蛋白尿として偶然に発見され，無症候性血尿あるいは無症候性血尿・蛋白尿と診断されることが多い。上気道炎を主体とする感染症を引き金として，肉眼的血尿で発見されることもある。急性腎炎様症状やまれにはネフローゼ症候群を呈することもある。約半数の症例では，血清 IgA 高値を示す。IgA 腎症は緩徐に進行する慢性腎炎であり，20 年の経過で成人発症の約 23％，小児期発症の約 9％が腎不全に至る[3,4]。

病理所見

- **光顕所見** メサンギウム領域が病変の主座で，微小糸球体変化（図1），メサンギウム細胞増多（図2），メサンギウム基質増加（図3）が主な組織所見である。免疫複合体を傍メサンギウムに半球状の沈着物として認めることがある。管内細胞増多，係蹄壊死（図4），細胞性半月体，線維細胞性半月体，線維性半月体，膜性増殖性病変，分節性あるいは全節性糸球体硬化など，メサンギウム領域以外の部位にも病変を認めることがある[4,5]。IgA 腎症で観察される個々の病変の定義は，2009 年度に IgA 腎症臨床組織分類（Oxford 分類）で確立されており，本邦の病変分類もこの Oxford 分類の定義に従っている[6]。

- **蛍光所見** IgA が傍メサンギウム領域やメサンギウム領域に優位に沈着することが診断の根拠になる（図5）。まれに，係蹄に沿って IgA が沈着する例もある。IgM，C3 も沈着することが多いが，IgA よりは弱い。IgG 沈着は約 30％程度の症例に見られる。C1q の沈着は稀である。

- **電顕所見** IgA 沈着部位に一致したメサンギウムおよび傍メサンギウム領域に高電子密度沈着物（electron dense deposit：EDD）が確認できる（図6）。上皮下や内皮下に EDD を認めることもある。糸球体基底膜はしばしば，分節性に菲薄化することや途中で分断し，基底膜傷害を示すことがある。

鑑別診断 IgA 腎症以外で IgA がメサンギウム領域に沈着する疾患として，IgA 血管炎，ループス腎炎，IgA-dominant 感染関連腎炎があり，これらが鑑別対象となる。また，血尿などの臨床所見とメサンギウム細胞増多などの組織学的な糸球体腎炎の所見を伴わず，蛍光抗体法で IgA のメサンギウム沈着が認められる場合には，IgA 沈着症と呼ばれることもある。

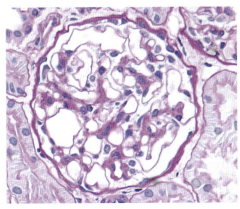

図1　微小糸球体変化（PAS）

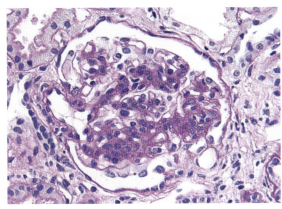

図2　メサンギウム細胞増多（PAS）

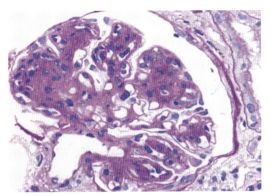

図3　メサンギウム基質増加（PAS）

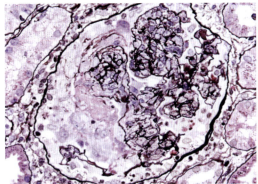

図4　管内細胞増多と係蹄壁破綻（壊死）（PAM）

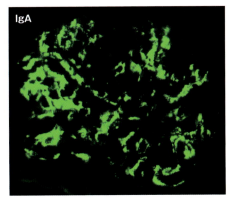

図5　IgA沈着像（メサンギウムパターン）

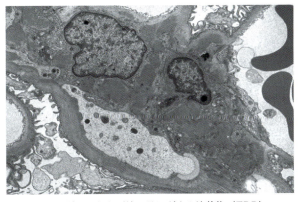

図6　メサンギウムおよび傍メサンギウム沈着物（EDD）

2　微小変化型ネフローゼ症候群

概念と定義　微小変化型ネフローゼ症候群（minimal change nephrotic syndrome：MCNS）は minimal change disease（MCD），リポイドネフローゼともいう。いずれの年齢層にも起こるが，小児，とくに1〜5歳の男児に多く発症する。小児ネフローゼ症候群の80％を占める。成人ではネフローゼ症候群に占める割合は小児に比べて低い。急激に発症し，多量の蛋白尿とともに浮腫が認められる。蛋白尿は低分子蛋白であるアルブミンを主体とし（選択的蛋白尿），自然寛解もみられる。

臨床事項　ステロイドによく反応するが，再発を繰り返す場合や（頻回再発型ネフローゼ症候群），ステロイド依存性を示す症例（ステロイド依存性ネフローゼ症候群）もある。他の腎炎・ネフローゼ症候群に比べ腎予後は良い。

病理所見　病理学的には，糸球体の光顕の形態変化，蛍光抗体法での沈着がほとんどない。

●**光顕所見**　糸球体は正常，あるいはごく軽微な変化のみである（図1）。正常の範囲は，末梢メサンギウム領域におけるメサンギウム細胞は3個まで，メサンギウム基質の増加は正常の2倍まで，毛細管係蹄壁の肥厚は正常の2倍までである（図2）。脱水による急性腎障害を合併した症例などの近位尿細管上皮細胞には硝子滴変性，空胞状変化，扁平化とともに間質に浮腫を認める（図3）。

　微小変化型ネフローゼ症候群の亜型としてのdiffuse mesangial hypercellularity（DMH）は，びまん性に4個以上のメサンギウム細胞増多を呈する疾患である（図4）。DMHは小児特発性ネフローゼ症候群の約3％を占め，蛍光所見，電顕所見は本疾患と類似している。初回ステロイドの反応性が悪いといわれている。

●**蛍光所見**　通常，免疫グロブリンや補体の沈着はみられないが，ときに軽微なIgM，補体の陽性所見を認める症例もある（図5）。

●**電顕所見**　正常で観察される足突起同士のスリット膜を含む噛み合わせ構造が消失する状態（足突起消失，foot process effacement）が沈着物との鑑別を要する足突起内のアクチン凝集とともに観察される（図6）。足突起消失は必ずしも疾患特異的なものではないが，本疾患では広範に観察されることに診断的価値がある。足突起はステロイド治療の奏効により再び観察されるようになる。

鑑別診断　光顕で変化が軽微なネフローゼ症候群の場合は軽症の膜性腎症，アミロイドーシス，ファブリー病などとの鑑別が必要である。ステロイド抵抗性のネフローゼ症候群，蛋白尿の選択性の低い症例では常に巣状分節性糸球体硬化症（focal segmental glomerulosclerosis：FSGS）を考慮する。IgM腎症，C1q腎症との鑑別には電顕により沈着物を確認する。IgA腎症を合併する例がしばしば経験されるが，通常のIgA腎症の所見に加え，広範な足突起消失を確認する。

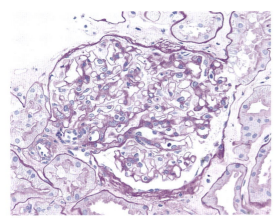

図1 微小変化型ネフローゼ症候群（PAS）

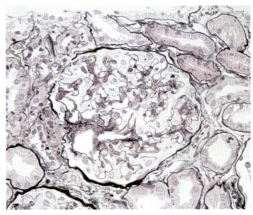

図2 微小変化型ネフローゼ症候群（PAM）

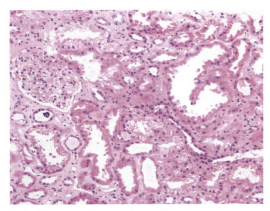

図3 微小変化型ネフローゼ症候群（HE）
近位尿細管上皮細胞の硝子滴変性，空胞状変化，扁平化がみられる。

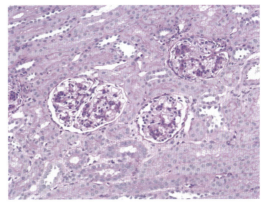

図4 びまん性メサンギウム細胞増多（diffuse mesangial hypercellularity）（PAS）

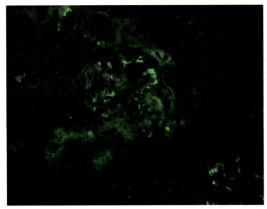

図5 微小変化型ネフローゼ症候群
蛍光抗体法でのIgMの軽微な沈着像。

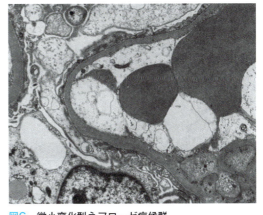

図6 微小変化型ネフローゼ症候群
足突起消失（foot process effacement）とアクチンの凝集。

3 巣状分節性糸球体硬化症

概念と定義 巣状分節性糸球体硬化症（focal segmental glomerulosclerosis：FSGS）は，当初，小児ネフローゼ症候群から慢性腎不全に至った症例の剖検腎に観察された，巣状・分節性に硬化を呈する糸球体病変を指す形態学的概念であった．しかし，現在では，巣状かつ分節性の硬化病変を示すもののみならず，本来の硬化病変には含まれない虚脱病変や管内増殖などを示すステロイド抵抗性のネフローゼ症候群や，無症候性蛋白尿・血尿症例なども含む包括的な臨床病理学的疾患名と考えられており，形態のみによる病名ではないことを認識する必要がある．

臨床事項 原因が特定できない特発性と様々な要因を背景とする二次性に分類される（表1）．特発性FSGSはネフローゼ症候群全体において小児で10％，成人で30％を占める．小児では男児に多い．ステロイド抵抗性で末期腎不全に進行する可能性が高い疾患であり，臨床経過の異なる微小変化型ネフローゼ症候群（MCNS）との鑑別が重要である．MCNSとは異なり，FSGSの蛋白尿は非選択性である．ネフロン喪失に伴う代償機構に関連した二次性FSGSでは，一般的にネフローゼ症候群をきたすほどの蛋白尿はみられない．

病理所見

●**光顕所見** 糸球体係蹄の閉塞（虚脱・消失）と基質の蓄積からなる硬化病変が，巣状（focal），分節性（segmental）に糸球体に観察されることが基本である．硝子様病変が混在する複合的な硬化病変であってもよい．ときに，上皮細胞の増加，メサンギウム細胞やマクロファージなどによる管内細胞増多を伴うことがある．

FSGS症例ではしばしば巣状の尿細管萎縮や間質の線維化を伴っており（図1），これらの周囲に硬化病変を有する糸球体がないか連続切片で入念に観察する必要がある．また，硬化病変は通常ではボウマン囊と癒着することが多いため，ボウマン囊に近い係蹄部分を重点的に観察するとよい．

FSGSの組織像は多彩である．現在は，従来のWHO分類を踏まえたうえで提唱されたコロンビア分類（Collpasing variant，Tip variant，Cellular variant，Perihilar variant，NOS variant）の診断アルゴリズムによって病理診断されている（組織分類4，153頁を参照）．

Collpasing variantは糸球体に分節性・全節性の虚脱病変に加えて糸球体上皮細胞の肥大および過形成性変化を認める（図2）．Tip variantは尿細管極（Tip）で近位尿細管起始部と係蹄が癒着するとともに糸球体内に泡沫細胞を認め，尿腔には上皮細胞増多をみる（図3）．Cellular variantでは糸球体係蹄を閉塞するような管内細胞増多を認める（図4）．Perihilar variantは分節性病変を有する糸球体の50％以上において，血管極近く（perihilar）に硝子化あるいは硬化を認める．硬化病変の存在は必須ではない（図5）．NOS variantは上記のどのvariantにも当てはまらないもので，分節性虚脱に糸球体上皮細胞増多を伴わず細胞外基質の増加を示す（図6）．

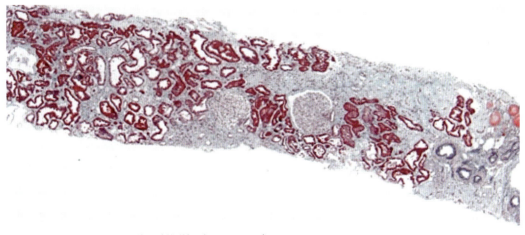

図1 糸球体肥大と間質の巣状の線維増加（E-Masson）

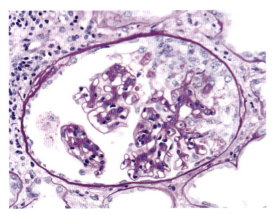

図2 FSGS, collapsing variant（PAS）
分節性の虚脱，上皮細胞の過形成。

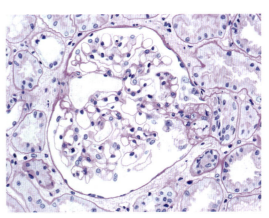

図3 FSGS, tip variant（PAS）
尿細管極での分節性の係蹄部の虚脱，上皮細胞の増加・腫大。

表1 二次性FSGSの原因

原発性（一次性）FSGS	液性因子の関与？
続発性（二次性）FSGS 1. 家族性/遺伝性	以下の蛋白をコードする遺伝子の変異 nephrin, podocin, CD2-associated protein（CD2AP）, α-actinin 4, transient receptor potential cation 6（TRPC6）, WT1, inverted tormin 2（INF2）, phospholipase Cε1, tetraspanin CD151, myosin 1E, apolipoprotein L1（APOL1）, coenzyme Q10 biosynthesis monooxygenase 6（COQ6）, parahydroxybenzoate polyprenyltransferase（COQ2）, laminin β2
2. ウイルス感染	HIV-1, パルボウイルス B19, EB ウイルス, サイトメガロウイルス, シミアンウイルス40（SV40）
3. 薬剤性	ヘロイン, インターフェロン, リチウム, ビスホスホネート（パミドロン酸）, カルシニューリン阻害薬, 非ステロイド性抗炎症薬
4. 構造的・機能的適応反応	ネフロンの減少を伴うもの（機能性ネフロンの減少による） Oligonephronia, 超低出生体重児, 片腎, 腎形成不全, 膀胱尿管逆流性腎症, 腎皮質壊死後遺症, 外科的腎切除, 慢性移植腎拒絶, 加齢性変化
	初期にはネフロンの減少を伴わないもの（血行動態による） 高血圧, 急性または慢性の血管閉塞機序（動脈塞栓, 微小血栓, 腎動脈狭窄）, 筋肉量の増加（ボディビルなど）, チアノーゼ性先天性心疾患, 鎌状赤血球貧血
5. 悪性腫瘍	癌, 悪性リンパ腫
6. 糸球体疾患による非特異的パターン	巣状増殖性糸球体腎炎（IgA腎症, ループス腎炎, pauci-immune型壊死性半月体性糸球体腎炎）, 遺伝性疾患（アルポート症候群）, 膜性腎症, 血栓性微小血管症

「丸山彰一 監修. エビデンスに基づくネフローゼ症候群診療ガイドライン 2017. 東京医学社, 2017」を引用改変

最も頻度が高いのは NOS variant である。Collapsing variant は HIV 感染症や薬剤性などの二次性 FSGS で認められ，tip variant はステロイド治療に良好な反応性を示す。Cellular variant は硬化病変の初期像の可能性があり，perihilar variant は肥満，高血圧，ネフロン喪失後の代償機構に関連した二次性 FSGS に認められ，糸球体は肥大を呈し，ネフローゼ症候群は呈さない（図7）。特発性と二次性の鑑別が重要であるが，前述のように組織像・臨床像ともに多彩であり，原因が判明したものは二次性と分類される。そのため，形態診断を行ったうえで，背景疾患の詳細についても検索が必要である。

● **蛍光所見** 硬化性病変を含め IgM，補体の軽微な沈着が観察されることがある（図8）。これらの沈着は障害を受けた糸球体基底膜の透過性亢進による浸み込み病変で，非特異的な像である。

● **電顕所見** FSGS の形態診断の基本は光顕像である。硬化病変は巣状分節性に観察されることから電顕像として捉えられることはまれである。FSGS を電顕で観察する主な目的は，高電子密度物質の沈着の有無から，糸球体腎炎により二次的に生じた巣状分節性硬化病変を鑑別することである。

FSGS で観察される所見は微小変化型ネフローゼ症候群と同様に，ポドサイト足突起の消失（foot process effacement）とともに剥離（detachment）である。足突起消失は微小変化型ネフローゼ症候群では比較的広範に観察されるが，FSGS では分布・程度は様々で，二次性と比較して特発性で広範囲に認められる傾向がある（図9）。

鑑別診断 巣状の糸球体硬化性病変は，FSGS 以外に IgA 腎症など様々な腎症の慢性変化において認められることに留意する。FSGS は臨床病理学的疾患概念であるため，FSGS を疑う臨床像，病理所見がある場合，慎重に除外診断を進めて総合的に診断を確定する。

とくに蛍光所見から，免疫学的機序による糸球体腎炎を除外することが重要である。IgM，C1q の陽性所見を認める場合は，IgM 腎症，C1q 腎症である可能性も考慮しながら，電顕においても高電子密度物質の沈着がないことを確かめる。さらに，二次性 FSGS の背景疾患として遺伝性・家族性疾患であるアルポート症候群，ミトコンドリア異常症，ファブリー病など非免疫学的な機序の腎症が疑われる場合は，電顕所見を注意深く観察し，家族歴，特徴的な臨床所見などの臨床情報をできる限り集め，必要ならば特殊染色，遺伝子検査を追加して検討する。

APOL1 遺伝子変異は，足突起障害を誘導する変異として最近注目されている。アフリカ系祖先に高頻度に検出される異常であり，本邦例での関与は少ないと思われるが，FSGS 以外に HIV 関連腎症や高血圧性腎症などの慢性腎障害とも関連する。

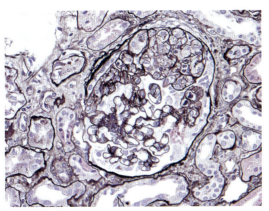

図4 Cellular variant（PAM）
分節状の虚脱と泡沫状細胞の浸潤例。

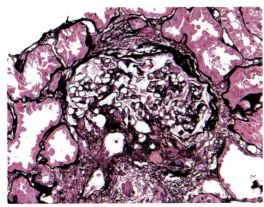

図5 Perihilar variant（PAM）
血管極部の硝子様沈着と硬化。

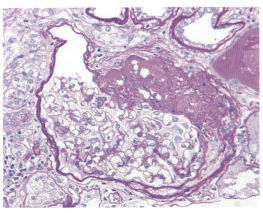

図6 NOS variant（PAS）
分節状の PAS 陽性の基質の沈着と毛細血管の消失。

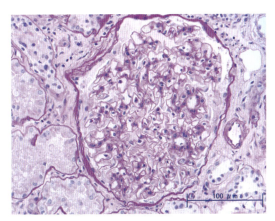

図7 肥満関連腎症（PAS）
糸球体肥大があるが FSGS 病変はない。

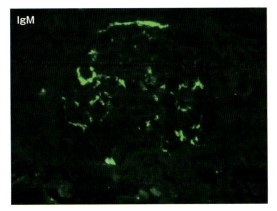

図8 FSGS の蛍光所見
非特異的な IgM 陽性像。

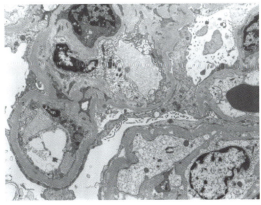

図9 二次性 FSGS（Denys-Drash 症候群/WT1 遺伝子異常）症例の電顕所見
ポドサイト足突起（foot process）の広範な消失と剝離。

4 膜性腎症

概念と定義 膜性腎症（membranous nephropathy：MN）は，糸球体毛細血管基底膜の上皮側に連続性の免疫複合体が形成され，それによる糸球体毛細血管壁の透過性の亢進により蛋白尿が惹起される疾患である．原因疾患が明らかでない特発性と，感染症，悪性腫瘍，膠原病などに合併する二次性がある．特発性膜性腎症の免疫複合体形成に関わる新たな抗原として，phospholipase A2 receptor 1（PLA2R1）が報告され，海外では約70〜80％，本邦では約50〜60％で患者血中に抗体が陽性，もしくは腎糸球体に免疫染色で陽性となる[1-3]．2014年に発見されたthrombospondin type 1 domain containing 7 A（THSD7A）は特発性膜性腎症の約5〜10％で陽性であるが[4]，悪性腫瘍合併膜性腎症の一部で陽性となることも報告されており，現在のところTHSD7A陽性膜性腎症の疾患としての意義は確立していない．

臨床事項 70〜80％がネフローゼ症候群を呈し，中高年のネフローゼ症候群の代表的な原因疾患である．微小変化型ネフローゼ症候群とは異なり，発症が緩徐で浮腫の程度も軽い．自然寛解することもある．再発性を10％程度に，血尿は40〜50％に合併する．

病理所見

● 光顕所見　糸球体基底膜には，免疫複合体沈着により多彩な変化が観察される．典型例では糸球体基底膜表面は粗造となり，ボウマン腔へ向かって突出する棘状の構造物（スパイク，spike）や捻れたロープを思わせる所見が認められる（図1）．基底膜内に空胞状構造物がみられることもあり，「点刻像」や"bubbling appearance"，"glomerular basement membrane crater"とも表現される（図2）．これらの基底膜病変はPAM染色で最もよく観察することができ，PAS染色ではやや霞んだような糸球体基底膜として認識される（図3）．HE染色では上皮細胞，基底膜がともにエオジンで染まり区別がつかないため，係蹄壁が肥厚してみえる．免疫複合体のサイズが大きくなると，Masson染色で赤染する沈着物が糸球体係蹄壁に沿う微細顆粒状物として認められる（図4）．明瞭なメサンギウム細胞増殖は二次性を示唆する所見であるが，特発性でも軽度のメサンギウム増殖をみることがある．管内細胞増多，半月体形成やフィブリノイド壊死（fibrinoid necrosis）の合併は二次性を考える所見である．

● 蛍光所見　免疫染色でIgGが糸球体係蹄壁に沿って顆粒状に陽性となる（図5）．免疫複合体量が多いと係蹄壁に沿った帯状陽性像となり，ごく初期の膜性腎症で沈着物のサイズが小さいと微細顆粒状であり，一見線状にみえる．IgAやIgMは様々な程度に陽性であるが，特発性ではIgGに比較すると蛍光強度は弱く，陰性のことも多い．C3はIgGに比較すると弱いことが多い．特発性の約半数でPLA2R1（図6）が陽性であり，血中抗体価は疾患活動性（尿蛋白量）と関連する[5]．THSD7A（図7）陽性所見はごく一部の症例にみられ，病因論的意義は確立していない．IgGサブクラスによる評価法は長らく特発性・二次性を鑑別する方法として用いられており，特発性はIgG1, 4優位（図8），二次性はそれ

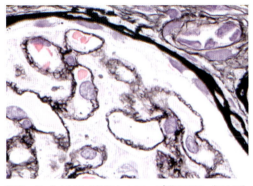

図1　スパイク形成や捻れたロープ様の所見（PAM）

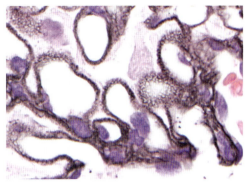

図2　糸球体基底膜の点刻像（PAM）

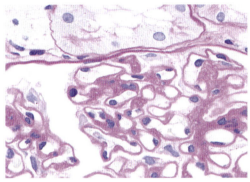

図3　糸球体基底膜の肥厚（PAS）

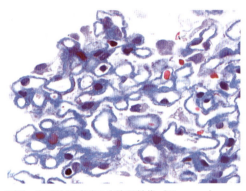

図4　糸球体係蹄壁の赤染顆粒像（Masson）

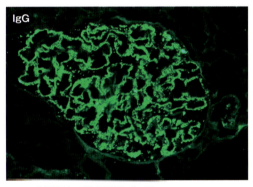

図5　膜性腎症の蛍光所見（IgG）

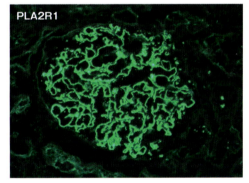

図6　膜性腎症の蛍光所見（PLA2R1）

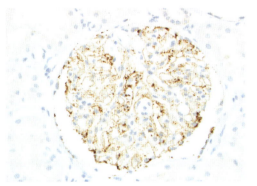

図7　膜性腎症の免疫染色（THSD7A）

以外のパターンをとる。

●**電顕所見**　電顕所見の主な特徴は，糸球体係蹄上皮下の免疫複合体沈着である。これらの免疫複合体はやがて糸球体基底膜へ取り込まれ，分解されていく。この過程はEhrenreich-ChurgのStage分類として広く用いられ，4段階に分けられる（図9〜11）。

Stage Ⅰ（図9）：Depositは小さく，基底膜上皮側に散在性に分布する。基底膜変化は目立たない。

Stage Ⅱ（図10）：Deposit量は多く，deposit間は基底膜から突出する棘状の構造物（スパイク，spike）で境される。

Stage Ⅲ（図11）：Depositは肥厚した基底膜内に取り込まれ，一部は電子密度が低下している（electron lucent）。

Stage Ⅳ（図11）：糸球体基底膜は不規則に肥厚し，多くのdepositは電子密度が低下ないし消失している。

実際には複数のStageにまたがるものも多く，Stage Ⅰ〜Ⅱ，Ⅲ〜Ⅳといった表記でもよい。すべてのStageに共通する所見として，上皮細胞足突起は広い範囲で消失している。上皮細胞の細胞質が基底膜に接する領域ではアクチン線維の凝集が帯状に分布し，基底膜上皮側に沈着したdepositに類似することがあり，注意を要する。特発性膜性腎症ではdepositは小型で分布は均一であり，メサンギウム領域の沈着物は二次性膜性腎症を示唆する所見である。

鑑別診断　アミロイドーシスでみられるスピクラ（spicula）は，糸球体基底膜からボウマン腔に向かって突出するアミロイド線維と細胞外基質の塊である。スパイクより大型であり，箒の先端を思わせる長い毛羽立ち像を呈する。

足細胞陥入糸球体症（podocytic infolding glomerulopathy）は，臨床的には蛋白尿やネフローゼ症候群を呈し，全身性エリテマトーデスなどの自己免疫疾患に伴うものと，特記すべき背景病態のないものとに分けられる[6]。光顕は膜性腎症に類似し，微細な点刻像やスパイク形成をみる。蛍光免疫染色では，免疫グロブリン・補体が顆粒状陽性であるが，陰性の場合もある。最大の特徴は電顕所見であり，足細胞（podocyte）が糸球体基底膜内に細い胞体突起をもって陥入し，突起の先にdense depositや微小管状構造物を伴う。

ANCA関連腎炎ではときに膜性腎症の合併がみられ，一部の症例ではANCA抗原の1つであるmyeloperoxidaseが免疫染色で陽性となる。ANCA関連腎炎とは別に，膜性腎症に半月体形成を伴うことがあり，半月体を伴わない場合に比較すると腎予後は悪い。

薬剤関連膜性腎症では，関節リウマチ（RA）で使用されるブシラミンによる膜性腎症が知られているが，メトトレキサートや生物学的製剤の登場により使用される治療薬が変わってきたこともあり，近年遭遇する頻度は減っている。

小児膜性腎症ではIgGが分節状陽性となる一群があり，C1q陽性率やメサンギウム領域にdepositを伴う割合が高いが，臨床背景は通常型膜性腎症と大きな違いはない。成人の分節型膜性腎症は，ブシラミンやIgG4関連疾患，血管炎，ループス腎炎などに関連したもので認められる。造血幹細胞移植後や腎移植後には膜性腎症の合併がまれにみられ，それぞれ慢性GVHD，慢性抗体関連型拒絶反応との関連が疑われている。

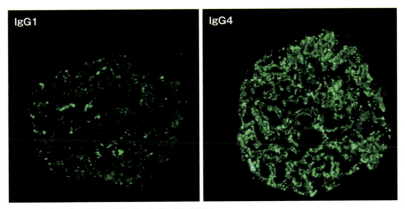

図8 膜性腎症の蛍光所見（IgG サブクラス）

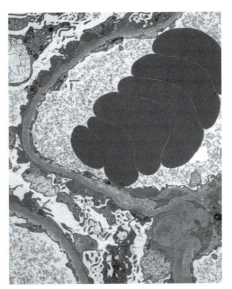

図9 膜性腎症 Stage Ⅰ

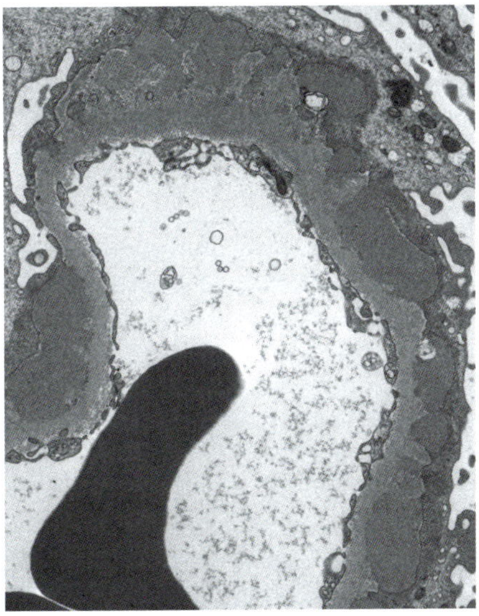

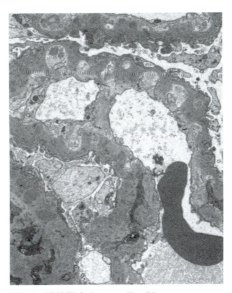

図10 膜性腎症 Stage Ⅱ

図11 膜性腎症 Stage Ⅲ～Ⅳ

5 膜性増殖性糸球体腎炎

概念と定義 膜性増殖性糸球体腎炎（membranoproliferative glomerulonephritis：MPGN）は，糸球体腎炎の中でも炎症の強い重症の腎炎である。古くから形態学的に，「係蹄領域とメサンギウム領域の両者に増殖性変化を認める糸球体腎炎」と定義されてきた。その特徴的な糸球体変化は，分葉化（lobulation），メサンギウム間入（mesangial interposition），係蹄壁の二重化（double contour）などである。蛍光抗体法では係蹄壁やメサンギウムに免疫グロブリンや補体が沈着し，電顕では高電子密度沈着物（electron dense deposit：EDD）が認められる。電顕的に沈着物の局在部位によって，Ⅰ型：内皮下とメサンギウム沈着型，Ⅱ型：膜内沈着型（dense deposit disease：DDD），Ⅲ型：Ⅰ型＋上皮下沈着型の3型に分類される（図1）。かつては小児や若年に多い低補体血症を伴うMPGNを特発性とみなしてきたが，最近これらの多くはC3腎症（C3 glomerulopathy）と診断されるようになり，特発性MPGNの概念が揺らいでいる。さらにC3腎症以外のMPGNにおいても様々な病因が明らかとなり，MPGNは病理形態学的な症候群と解釈されている[1]。腎生検診断では，まず，形態学的にMPGNと診断したうえで，蛍光所見や臨床情報を参考に病因分類を行い，病因診断名を併記することが求められている（例：MPGN, C3 glomerulopathy）[2]。MPGN型糸球体腎炎の原因となる病態や疾患を表1に示す。

臨床事項 どの年齢層にも発症するが，C3腎症は小児や若年成人に多い。単クローン性（monoclonal）免疫グロブリン（M蛋白）に関連した二次性MPGNは高齢者に多い。臨床症状は，高度蛋白尿と血尿で，約半数の患者はネフローゼ症候群を呈する。ステロイド抵抗性の難治性MPGNは腎機能が低下する。C3腎症では低補体血症を呈する。

病因診断の進め方（図2） 光顕でMPGNと病型（パターン）診断した後，蛍光抗体法の所見によって，免疫グロブリン沈着型と，補体単独沈着型の2つに分類する。免疫グロブリン沈着型は，多クローン性免疫グロブリン沈着型と単クローン性免疫グロブリン沈着型に分けられる。多クローン性は，免疫複合体の沈着によるもので，ループス腎炎などの膠原病や自己免疫疾患に続発する腎炎と，細菌やウイルスなどの感染に関連した腎炎がある。単クローン性は，形質細胞異常に伴う単クローン性免疫グロブリンの沈着によって引き起こされる。Proliferative glomerulonephritis with monoclonal immunoglobulin deposits（PGNMID）[3]やクリオグロブリン関連腎炎／血管炎などがある。補体単独沈着型は，補体第2経路の活性化を背景とし，補体制御因子の遺伝的異常や補体関連蛋白などに対する自己抗体（C3NeF）などが原因となる。これらはC3腎症と総称され，電顕的にDDDとC3腎炎に細分される[4]。電顕的には，免疫グロブリン沈着型はMPGNⅠ・Ⅲ型をとり，C3腎症はMPGNⅡ型をとるものと，MPGNⅠ・Ⅲ型をとるものがあるが，絶対的ではない。

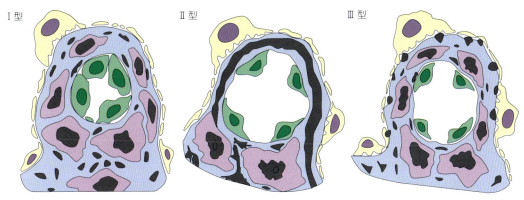

図1　MPGN の電顕形態学的分類（3型）

「老年泌尿器科学．吉田修（監），小柳知彦，村井勝，大島伸一（編）；新図説泌尿器科学講座　第6巻腎疾患神経泌尿器科学，メジカルビュー社，2000」を引用改変

表1　MPGN 型糸球体病変をきたす疾患の病因

■**特発性**：C3 腎症の概念が確立後，該当症例は減少している
■**続発性**：
1. 感染症
   a. 細菌性：ブドウ球菌感染症（IgA 優位感染関連腎炎），心内膜炎，脳室シャント感染
   b. ウイルス性：B 型肝炎，C 型肝炎，パルボウイルス，HIV
   c. その他：マラリア，住血吸虫，真菌
2. 自己免疫疾患：SLE，RA
3. 単クローン性免疫グロブリン関連疾患：PGNMID，イムノタクトイド腎症，クリオグロブリン関連腎炎血管炎，LCDD，HCDD
4. 補体異常：C3 腎症，partial lipodystrophy
5. 悪性腫瘍：白血病，悪性リンパ腫，骨髄腫
6. その他：移植腎慢性拒絶，溶血性尿毒症症候群（HUS），α1 アンチトリプシン欠損症

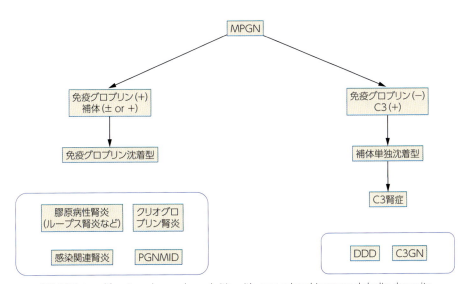

PGNMID：proliferative glomerulonephritis with monoclonal immunoglobulin deposits
DDD：dense deposit disease，C3GN：C3 glomerulonephritis

文献2）を引用改変
図2　蛍光所見による MPGN の病因分類

病理所見

- **光顕所見** 糸球体変化は，びまん性全節性（diffuse, global）が基本で分葉状を呈する（図3, 4）。メサンギウム領域は拡大し，メサンギウム細胞の増生とメサンギウム基質の増加が認められる。係蹄腔は狭小化あるいは消失する。発症からの期間や病因・傷害度によっては，巣状分節性（focal, segmental）の像を示すこともある（図5）。係蹄壁やメサンギウムの炎症には，急性変化と慢性変化がある。急性変化には，滲出・浮腫・炎症細胞浸潤・内皮細胞腫大・メサンギウム融解などがあり，係蹄壁の沈着性変化が強い場合，ワイヤーループ様の沈着物が認められる（図6）。慢性変化には，メサンギウム細胞増殖や基質の増加があり，係蹄壁の肥厚やメサンギウム細胞の係蹄壁への間入（mesangial interposition）がみられる（図7）。係蹄内腔の炎症細胞浸潤や内皮下の浮腫は消退し，糸球体基底膜（GBM）の新生による係蹄壁の二重化（double contour）が顕著になる（図8）。

- **蛍光所見** 通常の蛍光抗体法では，免疫グロブリン（IgG，IgA，IgM）や補体（C1q, C3, C4）が係蹄壁とメサンギウムに顆粒状・線状・帯状に沈着する（図9）。C3単独沈着型はC3腎症である。免疫グロブリン沈着型では，しばしば補体沈着を伴う。沈着する免疫グロブリンが単クローン性か多クローン性かは，免疫グロブリンの重鎖（IgG1～4, IgA1, 2）や軽鎖（κ, λ）のサブクラス染色を行い，重鎖と軽鎖サブクラスがそれぞれいずれか1種類のみが単独陽性の場合は単クローン性と判断する。

- **電顕所見** EDDの沈着部位により3型に分類される。MPGN I 型は，最も頻度が高く，様々な大きさのEDDがメサンギウム領域や係蹄内皮下を中心に認められる（図10）。MPGN II 型は，別名DDDと呼ばれ，ソーセージ様のEDDが係蹄壁の膜内やメサンギウムに認められる（図11）。II 型の沈着物は電子密度が低く境界が不明瞭なことが多い。II 型は I 型・III 型に比べて頻度は低く，現在は，C3腎症に含まれている（次項を参照）。MPGN III 型は， I 型の所見に加え，係蹄上皮下に多数のEDDを認めるものをいう（図12）。III 型の大部分は報告者にちなんでBurkholder 亜型[5]と呼ばれる。まれにGBMの変性（層状・網目状変化，基質の融解や希薄化）を伴う場合があり，Anders-Strife 亜型という[6,7]。III 型はループス腎炎や感染後腎炎などの免疫グロブリン沈着型に多い。

鑑別診断 急性期に係蹄腔内（＝管内）の炎症・増殖性変化が強い場合は，溶連菌感染後急性糸球体腎炎（post-streptococcal acute GN：PSAGN）などの管内増殖性糸球体腎炎（endocapillary proliferative GN）との鑑別が問題となる。免疫グロブリン沈着型では，ループス腎炎，感染関連腎炎，PGNMID，クリオグロブリン関連腎炎／血管炎などを鑑別する。そのほか，急性炎症の強いIgA腎症や紫斑病性腎炎（IgA血管炎）も鑑別に挙がる。C3単独沈着型では，C3腎症を考える。PSAGNではC3のみの沈着をみることがあり，C3腎症との鑑別が問題となる[8]。慢性期にdouble contourが目立つと，薬剤性などによる血栓性微小血管症（TMA）や慢性移植糸球体症との鑑別が困難となる。

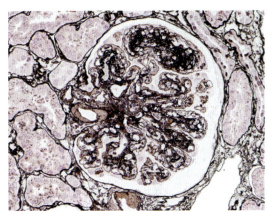

図3 PGNMIDの全節性増殖性変化（PAM）
糸球体は肥大し分葉状を呈する。

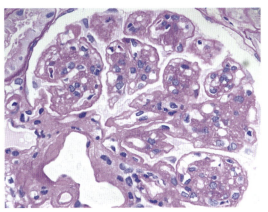

図4 PGNMIDの膜性増殖性変化（PAS）
係蹄腔が消失し，メサンギウム細胞と基質が増加している。

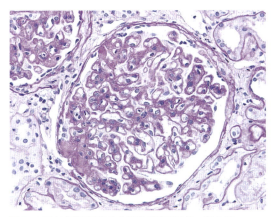

図5 HBV関連腎炎の分節性増殖性変化（PAS）
係蹄壁の肥厚や基質増加は不均一なこともある。

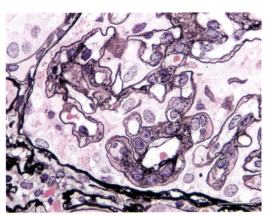

図6 HCV関連腎炎のワイヤーループ状沈着物（PAM）
係蹄内皮下に帯状に沈着する。

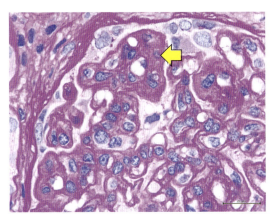

図7 HCV関連腎炎のメサンギウム間入（PAS）
メサンギウム細胞が間入している（矢印）。

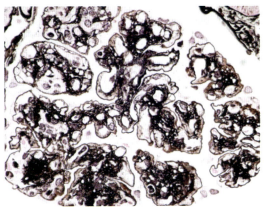

図8 PGNMIDの基底膜の二重化（double contour）や網目状変化（PAM）

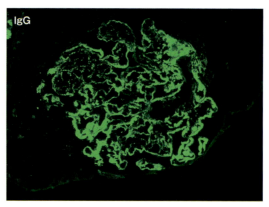

図9 免疫グロブリン沈着型 MPGN の蛍光所見（IgG）
係蹄壁に線状，一部で細顆粒状に陽性。

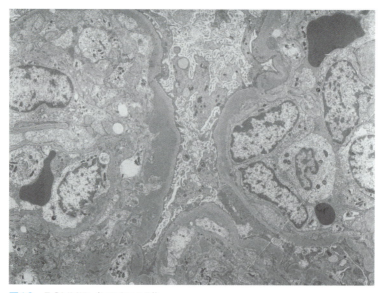

図10 PGNMID（MPGN I 型）
係蹄内皮下やメサンギウムに多量の EDD を認める。

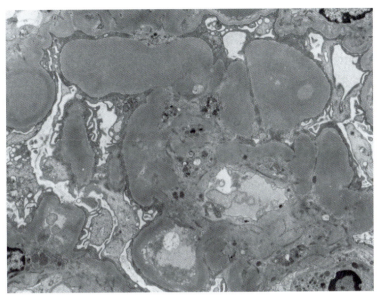

図11 C3腎症（MPGNⅡ型）
GBMは肥厚し帯状や塊状のEDDを認める。

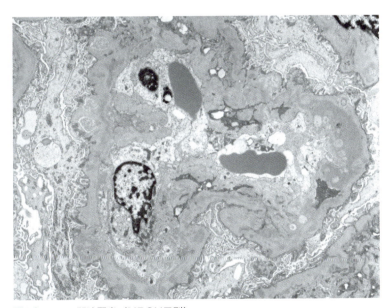

図12 HBV関連腎炎（MPGNⅢ型）
内皮下やメサンギウムに加え，上皮下にもEDDが多い。

6 C3腎症

概念と定義 小児に多い低補体血症を特徴とする膜性増殖性糸球体腎炎（membranoproliferative glomerulonephritis：MPGN）の中に，補体制御因子の遺伝的異常により第2経路（alternative pathway）が活性化される病態が明らかとなり[1-3]，2010年にC3腎症（C3 glomerulopathy）の概念が提唱された[4]。C3腎症の定義は，蛍光抗体法で免疫グロブリンの沈着がなく，補体C3成分が単独に沈着する糸球体腎炎とされる[5]。形態学的にはMPGN型をとることが多く，かつて特発性MPGNと診断された症例の多くはC3腎症とみなされている。（各論5を参照）

　C3腎症は病因に基づく疾患概念であり，形態学的な分類に基づくdense deposit disease（DDD）とC3腎炎（C3 glomerulonephritis：C3GN）を包括的に総称する疾患名と理解されている（図1）。DDDは電顕で，糸球体基底膜の緻密層（lamina densa）内の帯状の高電子密度沈着物（EDD）を特徴とし，MPGNⅡ型に相当する。DDDは加齢黄斑変性症やpartial lipodystrophyの症例に合併することが報告され，脂質代謝異常とも考えられてきたが，補体活性化異常が共通する病因であることが判明した。一方，C3GNはC3腎症のうちDDDとは異なる電顕所見をとるものと定義される。すなわち，C3GNは電顕的にMPGNⅠ型やⅢ型に相当し，沈着物に加え係蹄壁やメサンギウムの炎症反応を特徴とする。しかし，実際は同一症例でDDDとC3GNの光顕所見や電顕所見が混在することも多く，両者のうち優位な変化をもって診断している。

臨床事項 小児や若年成人に多く，血尿，蛋白尿，ネフローゼ症候群，急性腎炎症候群など種々の症状を呈する。低補体血症が特徴的で，CH50や第2経路のC3が低下する。古典的経路のC1qやC4は通常低下しない。補体制御因子の異常はH因子の遺伝子異常によるものが多い。その他にI因子やC3自体の異常も報告されている。自己免疫的な機序として，C3転換酵素に対する自己抗体であるC3 nephritic factor（C3NeF）が検出されることがある。

病理所見

- **光顕所見** C3腎症は糸球体腎炎のあらゆる型をとりうるが，最も多いのはMPGN型である。メサンギウム細胞増生と基質の増加により，糸球体は分葉状を呈し，係蹄腔が狭小化する（図2）。しばしば，糸球体係蹄壁にPAS染色やMasson染色陽性の帯状沈着物を認め，基底膜の二重化（double contour）を呈する（図3, 4）。軽症例では微小変化型やメサンギウム増殖性糸球体腎炎，疾患活動期には管内増殖性糸球体腎炎（図5）などの型をとる。糸球体によって病変の程度に差がみられる。

- **蛍光所見** C3の単独もしくは優勢の沈着が特徴で，メサンギウムや係蹄壁に顆粒状もしくは線状に沈着する（図6）。C3GNでは顆粒状，DDDでは線状に沈着する傾向がある。免疫グロブリン（IgG, IgA, IgM）は陰性またはC3に比べて2段階以上低い蛍光強度であることが定義となっている[5]。古典的経路の成分であるC1qやC4は通常陰性である。

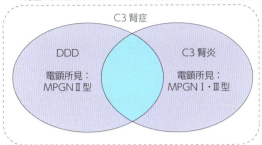

図1 C3腎症・DDD・C3腎炎の関係

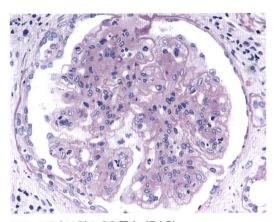

図2 MPGN型のC3腎症（PAS）
糸球体は分葉化し係蹄腔が狭小化している。

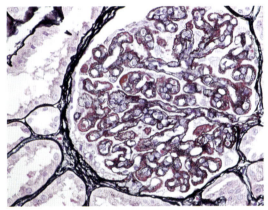

図3 C3腎症の沈着性変化（PAM）
係蹄壁に帯状沈着物を認め基底膜は二重化している。

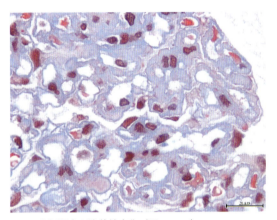

図4 C3腎症の沈着性変化（Masson）
淡赤色の帯状や斑状の沈着物を多量に認める。

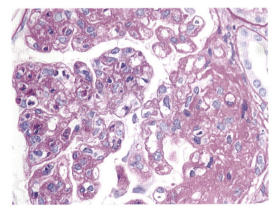

図5 C3腎症の管内増殖性変化（PAS）
係蹄内やメサンギウムに好中球やマクロファージが浸潤。

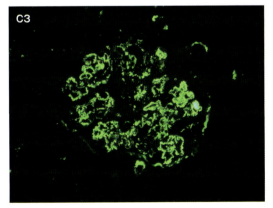

図6 C3腎症の蛍光所見（C3）
C3が顆粒状・線状に陽性。

●**電顕所見**　EDD の部位や性状により，DDD と C3GN に区別する。DDD は糸球体基底膜の緻密層を置き換える連続性の膜内高電子密度沈着物（intramembranous electron dense deposit）が特徴で，しばしばソーセージ様（sausage-like appearance）と形容される（図7）。IgA 腎症やループス腎炎の EDD に比べると電子密度は低く，周囲基質との辺縁が不鮮明（ill-defined）であり，既存の基底膜基質が変性したようにみえる。基底膜が著明に肥厚し，メサンギウム領域も基質増加により拡大する。メサンギウム領域にも同様の高電子密度物質が斑状，結節状，帯状に沈着する。一方，C3GN では大小様々な高電子密度物質がメサンギウム，係蹄内皮下・膜内・上皮下に沈着する（図8）。メサンギウム基質の増加や糸球体基底膜の肥厚を伴うことも多く，メサンギウム細胞の係蹄領域への間入も認められる。

鑑別診断　「各論5：膜性増殖性糸球体腎炎」を参照。

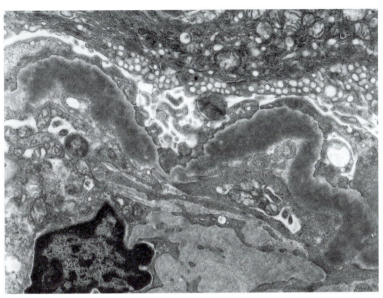

図7 DDDの連続性膜内沈着物（MPGNⅡ型）
沈着物はソーセージ様で辺縁は不鮮明（ill-defined）。

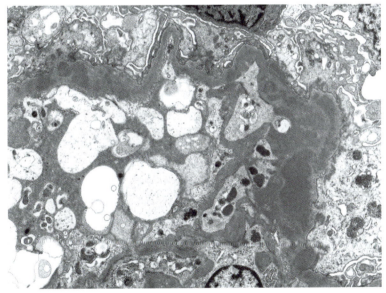

図8 C3腎炎（MPGNⅢ型）
上皮下や膜内にも大小様々のEDDを認める。内皮細胞が腫大している。

7 血管炎症候群
（ANCA 関連血管炎/抗糸球体基底膜病/IgA 血管炎）

概念と定義 血管炎は血管構築の障害を呈する血管の炎症と定義される。血管炎症候群（vasculitis syndrome）は，血管を炎症の主座とする疾患の総称であり，全身性疾患を背景として様々な臓器に障害を呈することが多い。血管炎の国際的分類としては Chapel Hill Consensus Conference 分類（CHCC2012）[1]）が現在広く用いられており，障害血管のサイズや原因，病理学的表現型などにより 7 つのカテゴリーに分類される（表1）。

1. ANCA 関連血管炎

臨床事項 抗好中球細胞質抗体（antineutrophil cytoplasmic antibody：ANCA）に伴う血管炎を ANCA 関連血管炎（ANCA-associated vasculitis：AAV）という。高齢者に多く，発熱，全身倦怠感などで発症し，急速進行性腎炎症候群や肺出血，その他全身の臓器障害を呈する。血中の ANCA 値の上昇を認める。AAV には，顕微鏡的多発血管炎（microscopic polyangiitis：MPA），多発血管炎性肉芽腫症（granulomatosis with polyangiitis：GPA），好酸球性多発血管炎性肉芽腫症（eosinophilic granulomatosis with polyangiitis：EGPA）の 3 疾患がある。MPA は壊死性糸球体腎炎を伴うことが最も多く，肉芽腫を伴わない点で GPA，EGPA と区別される。GPA は上下気道の壊死性肉芽腫性炎症を特徴とし，糸球体腎炎も高頻度に観察される。EGPA は好酸球浸潤を伴う壊死性肉芽腫性炎症が特徴で，肺病変が多い。本邦の EGPA の約半数で血清 ANCA が陽性で，糸球体腎炎を伴う例は ANCA 陽性例に多い。AAV の腎障害は，一般的に ANCA 関連腎炎といい，腎炎徴候，高血圧，腎機能障害として臨床的に現れ急速進行性糸球体腎炎の病態を呈す例も多い。標準治療の確立後，AAV の生命予後と腎予後はともに改善された。オランダのコホート研究では，2001 年から 2009 年に診断された症例の 1 年および 2 年生存率は 88.5％，84.8％，1 年および 2 年腎生存率は 82.5％，79.9％と報告されている[2]）。

病理所見

●**光顕所見** 腎内の血管炎と巣状分節性壊死性糸球体腎炎を特徴とする。血管炎の典型像は小葉間動脈や細動脈の壊死性動脈炎で，フィブリノイド壊死や好中球浸潤を伴う（図1，2）。髄質では vasa recta の動脈炎として出血や好中球浸潤を認める。EGPA では好酸球浸潤の目立つ動脈炎（図3）が認められ，GPA と EGPA では肉芽腫性動脈炎がみられる。糸球体の血管炎として，半月体形成（図4，5）や尿腔へのフィブリン析出を伴う係蹄壊死や分節性の管内細胞増多（図4）を認める。高度の糸球体病変では，ボウマン嚢の破綻と周囲への炎症の波及がみられる（図5）。壊死や半月体のある糸球体と障害のない糸球体が隣接する特徴がある。

　間質にはリンパ球，形質細胞，好中球，好酸球などの炎症細胞浸潤を認める。EGPA では好酸球浸潤が目立つことが多く，間質の肉芽腫は GPA あるいは EGPA の診断根拠となる（図6）。

●**蛍光所見** 免疫グロブリンや補体の有意な陽性像は乏しい（pauci-immune）。

表1 血管炎の分類（CHCC2012）

大型血管炎 Large vessel vasculitis（LVV）
　高安動脈炎 Takayasu arteritis（TAK）
　巨細胞性動脈炎 Giant cell arteritis（GCA）

中型血管炎 Medium vessel vasculitis（MVV）
　結節性多発動脈炎 Polyarteritis nodosa（PAN）
　川崎病 Kawasaki disease（KD）

小型血管炎 Small vessel vasculitis（SVV）
　抗好中球細胞質抗体（ANCA）関連血管炎 Antineutrophil cytoplasmic antibody（ANCA）-associated vasculitis
　　顕微鏡的多発血管炎 Microscopic polyangiitis（MPA）
　　多発血管炎性肉芽腫症（Wegener肉芽腫症）Granulomatosis with polyangiitis（Wegener's）（GPA）
　　好酸球性多発血管炎性肉芽腫症（Churg-Strauss症候群）Eosinophilic granulomatosis with polyangiitis（Churg-Strauss）（EGPA）
　免疫複合体性小型血管炎 Immune complex SVV
　　抗糸球体基底膜病（抗GBM病）Anti-glomerular basement membrane（anti-GBM）disease
　　クリオグロブリン血症性血管炎 Cryoglobulinemic vasculitis（CV）
　　IgA血管炎 IgA vasculitis（Henoch-Schönlein）（IgAV）
　　低補体血症性蕁麻疹様血管炎（抗C1q血管炎）Hypocomplementemic urticarial vasculitis（HUV）（anti-C1q vasculitis）

多様な血管を侵す血管炎 Variable vessel vasculitis（VVV）
　Behçet病 Behçet's disease（BD）
　Cogan症候群 Cogan's syndrome（CS）

単一臓器血管炎 Single-organ vasculitis（SOV）
　皮膚白血球破砕性血管炎 Cutaneous leukocytoclastic angiitis
　皮膚動脈炎 Cutaneous arteritis
　原発性中枢神経系血管炎 Primary central nervous system vasculitis
　限局性大動脈炎 Isolated aortitis

全身性疾患関連血管炎 Vasculitis associated with systemic disease
　ループス血管炎 Lupus vasculitis
　リウマトイド血管炎 Rheumatoid vasculitis
　サルコイド血管炎 Sarcoid vasculitis

推定病因を有する血管炎 Vasculitis associated with probable etiology
　C型肝炎ウイルス関連クリオグロブリン血症性血管炎 Hepatitis C virus-associated cryoglobulinemic vasculitis
　B型肝炎ウイルス関連血管炎 Hepatitis B virus-associated vasculitis
　梅毒関連大動脈炎 Syphilis-associated aortitis
　薬剤関連免疫複合体性血管炎 Drug-associated immune complex vasculitis
　薬剤関連ANCA関連血管炎 Drug-associated ANCA-associated vasculitis
　がん関連血管炎 Cancer-associated vasculitis

文献1より引用

- ●電顕所見　高電子密度沈着物（EDD）はあってもわずかである。

2. 抗糸球体基底膜病（抗GBM病）

臨床事項　糸球体基底膜（GBM）は，Ⅳ型コラーゲン α3，4，5で構成され，抗GBM病は，主としてα3あるいはα5のnon-collagenous-1（NC1）領域に対する自己抗体（抗GBM抗体）が基底膜に沈着して起きる血管炎である。肺の毛細血管基底膜も同様の成分であり，血管炎により肺出血もきたすものをGoodpasture症候群という。抗GBM病は，急速進行性糸球体腎炎で発症し，副腎皮質ステロイドや免疫抑制剤，血漿交換などを主軸に治療が行われる。欧米の研究で，2007年以降に診断された症例の5年腎生存率は50％と報告されている[4]。

病理所見

- ●光顕所見　観察される糸球体の大半に壊死性半月体形成性腎炎を呈し（図7），高度な病変ではボウマン嚢の破綻をきたす。間質にはリンパ球，形質細胞，好中球などによる急性あるいは慢性の尿細管間質炎を認める。
- ●蛍光所見　糸球体基底膜および一部尿細管基底膜にIgG染色で線状の陽性像がみられる（図8）。
- ●電顕所見　EDDを認めない。

鑑別診断　AAVと抗GBM病の鑑別では，AAVでは糸球体所見の時相に多彩性がみられ，pauci-immuneであること，間質の小動脈炎の存在が参考となる。抗GBM病ではしばしば血清ANCAも陽性で，AAVによる基底膜破綻がNC1領域の抗原性露出に関連することが指摘されている。ANCAと抗GBM抗体両方陽性の例では，抗GBM病単独例に比して慢性病変が多く，臨床的には再発しやすく，腎予後はAAV単独と抗GBM病単独との間である[5]。AAVあるいは抗GBM病と，半月体を伴う他の腎炎との鑑別では，後者はメサンギウム細胞増生や管内の細胞増多が目立ち，顆粒状の蛍光陽性パターンを示す点が役立つ。

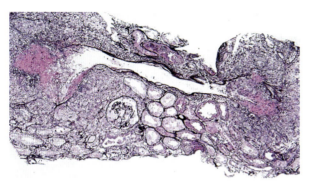

図1 小葉間動脈の壊死性動脈炎（AAV）（PAM）

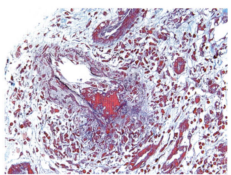

図2 細動脈の壊死性動脈炎（AAV）（Masson）

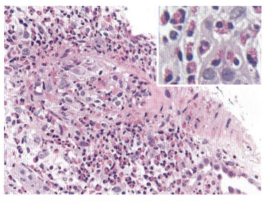

図3 動脈炎と好酸球浸潤（EGPA）（HE）
Inset：浸潤細胞の強拡大。

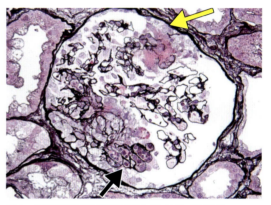

図4 分節性壊死性糸球体腎炎（AAV）（PAM）
尿腔へのフィブリン析出を伴う係蹄壊死（黄矢印）と分節性の管内細胞増多（黒矢印）。

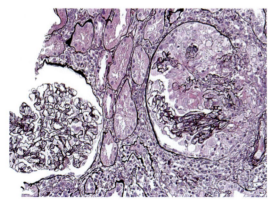

図5 左：障害のない糸球体
　　右：半月体とボウマン嚢の破綻（AAV）（PAM）

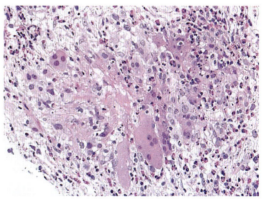

図6 好酸球浸潤を伴う肉芽腫（EGPA）（HE）

3. IgA 血管炎

臨床事項　IgA 血管炎は CHCC2012 において IgA を含む免疫沈着による全身の小型血管炎と定義づけられた。IgA 血管炎は紫斑が特徴的であり，皮膚生検では白血球破砕性血管炎（leukocytoclastic angiitis）と蛍光抗体法で血管壁に IgA 陽性像を認める。臨床的には腹痛や糸球体腎炎（紫斑病性腎炎）を伴う。

病理所見

- **光顕所見**　糸球体腎炎が主体である。急性期にはメサンギウム増殖性あるいは管内増殖性糸球体腎炎のパターンをとり，しばしば半月体を認める（図9）。慢性期には癒着や分節性硬化をみる。間質には病期により種々の炎症細胞浸潤を伴う。腎間質の小動脈炎が生検組織にみられることはまれである。
- **蛍光所見**　メサンギウム領域や係蹄に IgA 陽性像を認める（図10）。
- **電顕所見**　光顕像に合致する細胞増多や蛍光所見に相当する領域に EDD を認める。

鑑別診断　IgA 血管炎と IgA 腎症は病理所見のみでは鑑別が難しいことが多く，臨床経過と紫斑の有無，血液凝固第XIII因子低下を参考にする。一部の感染関連腎炎では IgA 沈着優位で紫斑を伴うことがあり，糸球体像も IgA 血管炎に類似する。C3 染色の輝度が IgA 染色に比して高い点や血清補体価の低下，感染巣の有無などから鑑別する。

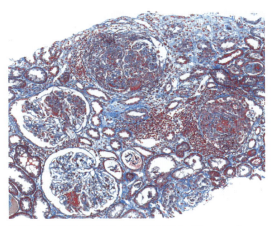

図7 半月体形成性腎炎（抗GBM病）（Masson）

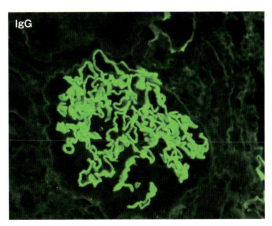

図8 抗GBM病（IgG）

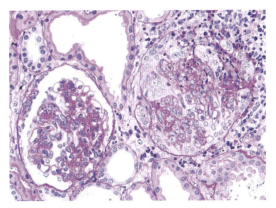

図9 IgA血管炎／左：メサンギウム細胞の増多
　　　　　　　右：半月体（PA）

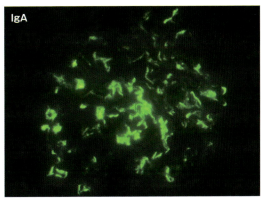

図10 IgA血管炎（IgA）

8 膠原病関連腎症

概念と定義 膠原病関連腎症には，全身性エリテマトーデス（systemic lupus erythematosus：SLE），シェーグレン症候群，関節リウマチ，強皮症に伴う腎疾患などがある。この中には，SLEの腎病変としてのループス腎炎や強皮症腎など，特別な名称がついているものもある。すべての膠原病関連腎症にクリオグロブリン血症（主にⅢ型）による腎病変（各論15：クリオグロブリン血症性糸球体腎炎/血管炎を参照）を合併しうることも念頭におく。

1．ループス腎炎（Lupus nephritis）

臨床事項 SLEは，多臓器に病変を有する自己免疫疾患で，American College of Rheumatology で確立された11項目のうち4つ以上を満たすことで診断される[1]。新たにSLICC（Systemic lupus international collaborating clinics）分類基準が提案されており[2]，この中には，SLEの代表的な臨床所見としての皮膚病変（蝶形紅斑）や疾患特異性の高い自己抗体（抗double strand-DNA抗体）などが列挙されている。

病理所見

糸球体

● **光顕所見** ループス腎炎の糸球体病変の光顕所見は多彩で，メサンギウム増殖性糸球体腎炎（図1），管内増殖性糸球体腎炎（図2），膜性増殖性糸球体腎炎（図3），膜性腎症（図4），半月体形成性糸球体腎炎などのあらゆる糸球体腎炎の所見を呈しうる。また，1個の糸球体の中にこれらの病変がしばしば混在している（図5）。ループス腎炎の組織学的病勢を判断するうえで，活動性病変（A）か，慢性病変（C）か，両者を含む（A/C）かを検討することは重要である。活動性病変は管内細胞増多，核崩壊，フィブリノイド壊死，糸球体基底膜断裂，半月体（細胞性，線維細胞性），内皮下沈着物（ワイヤーループ病変），管腔内免疫沈着物（蛋白血栓）を（図6〜7），慢性病変は糸球体硬化（分節性，全節性），線維性癒着，線維性半月体を確認する（図8）。ループス腎炎は，光顕所見により糸球体に異常所見がみられない Class Ⅰ（微小メサンギウムループス腎炎），メサンギウム増殖病変を有する Class Ⅱ（メサンギウム増殖性ループス腎炎）（図1），活動性病変もしくは慢性病変を有する糸球体が全糸球体の50％未満に認める Class Ⅲ（巣状ループス腎炎）（図2），50％以上に認める Class Ⅳ（びまん性ループス腎炎）（図3），びまん性全節性に糸球体上皮下 deposit を認める Class Ⅴ（膜性ループス腎炎）（図4）と，90％以上の糸球体に全節性硬化を認める Class Ⅵ（硬化性ループス腎炎）に分類する。

● **蛍光所見** IgG，IgA，IgM，C3，C1qがすべて陽性の full-house パターンを呈し，C4が陽性になることもある（図9）。各Classにより程度の差はあるが，糸球体係蹄壁（上皮下と内皮下領域）とメサンギウム領域が陽性になる。IgG サブクラスの IgG1 から IgG4 がすべてが陽性になること，PLA2R1 は陰性であることから，Class Ⅴは病理学的にも特発性

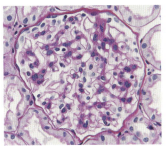
図1 メサンギウム増殖性病変（Class Ⅱ）（PAS）

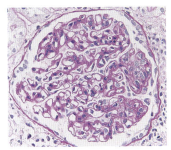
図2 管内増殖性病変（Class Ⅲ）（PAS）

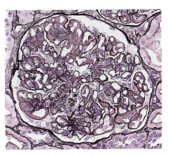
図3 膜性増殖性糸球体腎炎様病変（Class Ⅳ）（PAM）

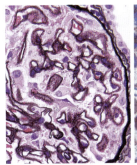
図4 膜性ループス腎炎（Class Ⅴ）（左：PAM，右：Masson）

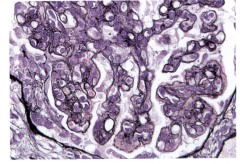
図5 管内増殖，半月体形成，膜性腎症の所見が混在するループス腎炎（PAM）

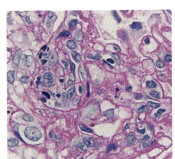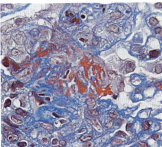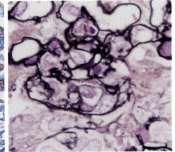
図6 活動性病変（左：管内細胞増多（PAS），中央：核崩壊，フィブリノイド壊死（Masson），右：係蹄破綻（PAM））

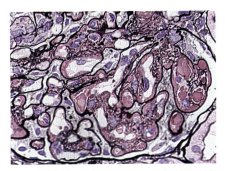
図7 活動性病変（ワイヤーループ病変と蛋白血栓）（PAM）

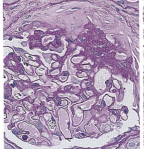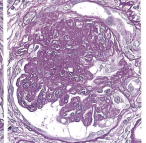
図8 慢性病変（左：分節性硬化，線維性半月体，右：全節性硬化，線維性癒着）（PAS）

膜性腎症と鑑別できる。

●電顕所見　蛍光所見に一致してメサンギウム領域，内皮下あるいは上皮下に沈着物がみられる（図10）。沈着物内には指紋様（fingerprint）構造を，内皮細胞の細胞質にもウイルス様粒子（tubuloreticular inclusions）を認めることもある（図10）。

血管・尿細管・間質：ループス腎炎の血管病変には，非特異的な動脈硬化のほか，免疫複合体沈着と非炎症性壊死性血管病変（lupus vasculopathy，図11），血栓性微小血管症（TMA），および壊死性動脈炎がある[4]。尿細管間質病変は単核球を主体とした炎症細胞浸潤による活動性間質性腎炎を呈し，蛍光抗体法や電顕で尿細管基底膜に沿って免疫複合体の沈着物がみられることもある。

2. 抗リン脂質抗体症候群（Antiphospholipid antibody syndrome：APS）腎症

臨床事項　抗カルジオリピン抗体や抗β2-グリコプロテインⅠ抗体，ループスアンチコアグラントなどの抗リン脂質抗体が12週間以上の間をあけて2回以上検出され，血栓症もしくは妊娠合併症が存在するとき診断される[5]。多臓器梗塞を発症する劇症型もある。特発性のこともSLEに合併する続発性のこともある。

病理所見　抗リン脂質抗体症候群腎症（APS nephropathy：APSN）の特徴は血管内の血栓形成とその器質化で（図12），弓状動脈，小葉間動脈，細動脈，糸球体係蹄から静脈に及ぶ。糸球体内や細動脈，細小動脈の血栓，また，動脈のムコイド変性や線維性の内膜肥厚，再疎通を伴う器質化血栓がみられる。結果的に糸球体の虚脱・荒廃化や尿細管萎縮，巣状の皮質萎縮（特に被膜下領域）を認める。

3. シェーグレン症候群（Sjögren syndrome：SjS）の腎病変

臨床事項　慢性の臓器特異的な自己免疫疾患で，唾液腺や涙腺へのリンパ球浸潤を特徴とし，口腔／眼乾燥症をきたす[6]。抗SS-A抗体や抗SS-B抗体などの自己抗体が陽性になる。

病理所見　典型的な腎病変は単核球浸潤による活動性尿細管間質性腎炎で，間質への炎症細胞浸潤（リンパ球，単球に加え形質細胞が目立つ）や尿細管への石灰沈着を認める。ときに活動性の尿細管炎もみられる。通常，肉芽腫性病変は認めない。蛍光抗体法と電顕で尿細管間質に免疫沈着物は認めない。比較的まれだが，メサンギウム増殖性糸球体腎炎や膜性増殖性糸球体腎炎，ループス腎炎様の糸球体病変を認めることもある。

4. 関節リウマチ（Rheumatoid arthritis：RA）の腎病変

臨床事項　2010 ACR/EULAR関節リウマチ分類基準を用いて診断する。関節炎とその関節数や持続期間，炎症反応やリウマトイド因子，抗CCP抗体が基準に含まれる。

病理所見　関節リウマチの腎障害の約20〜30％にメサンギウム増殖性糸球体腎炎がみられる（図13）。本邦ではIgA沈着（IgA腎症）が，欧米ではIgM沈着が多い[7]。また，膜性腎症が腎生検例の約30％でみられ，その80％近くはブシラミン，金製剤などの薬剤と関連がある。RAが持続するとAAアミロイド腎症を認める。ほかには非ステロイド性抗炎

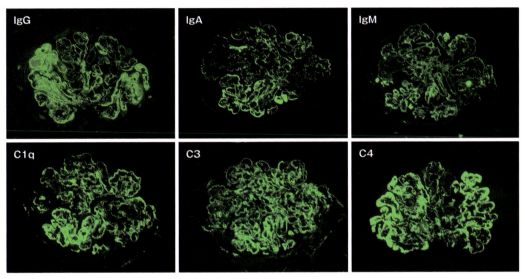

図9　ループス腎炎（Class Ⅳ＋Ⅴ）の糸球体の蛍光所見

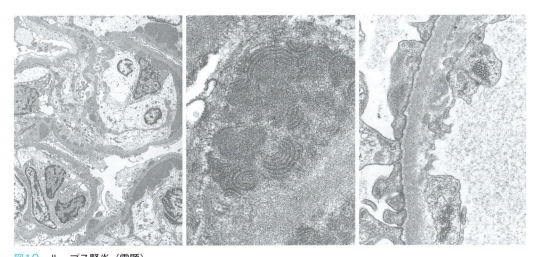

図10　ループス腎炎（電顕）
左：不規則な内皮下，上皮下，メサンギウム領域の deposit．中央：deposit 内の fingerprint 構造．右：内皮細胞質内の tubuloreticular inclusions．

症薬などにより尿細管間質性腎炎をきたすこともある。

5. 強皮症腎

臨床事項 強皮症（systemic sclerosis：SSc）における腎病変では高血圧性腎クリーゼともいわれる強皮症腎クリーゼ（scleroderma renal crisis）が重要で，高度な高血圧と急速な腎機能低下をきたす（約5％）[8]。

病理所見 小葉間動脈や弓状動脈の内皮細胞傷害により，高血圧緊急症（悪性腎硬化症）と同様の内膜肥厚を認める(図14)。時間経過とともにタマネギ様肥厚(onion skin lesion)を伴う求心性の内腔狭窄を呈する。非高血圧性の急激な腎機能低下は，非高血圧性腎クリーゼとして知られており，その場合は血清ANCAが陽性で，組織学的にはANCA関連血管炎の所見を呈する。

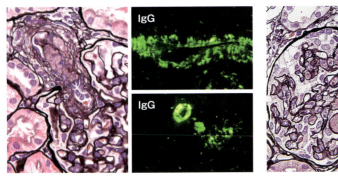

図11 免疫複合体の沈着を伴う非炎症性壊死性血管病変（左：PAM）

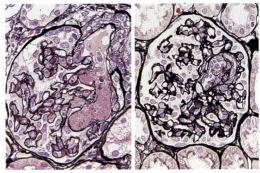

図12 SLEに合併した続発性抗リン脂質抗体症候群腎症（PAM）

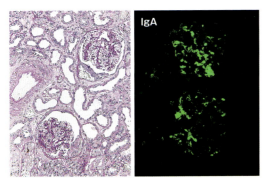

図13 関節リウマチのIgA腎症（左：PAS）

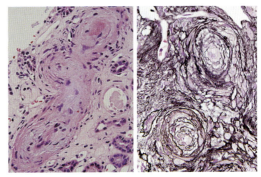

図14 強皮症腎クリーゼの動脈病変
　　　（左：HE，右：PAM）

9 感染関連腎炎

概念と定義　感染関連腎炎（infection-related glomerulonephritis：IRGN）とは，全身あるいは局所感染症に伴って発症する二次性腎炎である．従来，溶連菌感染後急性糸球体腎炎（post-streptococcal acute glomerulonephritis：PSAGN）を感染後糸球体腎炎としていたが，持続感染やウイルス感染症に伴うものもまとめて，感染関連腎炎と分類するようになった．この中には細菌感染によるものとして溶連菌感染後急性糸球体腎炎，ブドウ球菌関連腎炎，ウイルス感染によるものとしてB型肝炎関連腎炎，C型肝炎関連腎炎，パルボウイルス関連腎炎，HIV関連腎症などが含まれる．

1．細菌感染関連腎炎

1）溶連菌感染後急性糸球体腎炎（PSAGN）

臨床事項　小児に好発し，急性上気道炎などの感染（主にA群溶連菌）後に約10日の潜伏期を経て，顕微鏡的血尿，蛋白尿，乏尿などの急性腎炎症候群を発症する糸球体腎炎で，浮腫や高血圧，低補体血症（CH50低値）を認める．腎炎は一過性で長期的には予後良好な経過をたどる．

病理所見

- **光顕所見**　多核白血球と単核球を含むびまん性の管内増殖性糸球体腎炎を呈し（図1），重症例では半月体を形成する（図2）．高倍率のMasson染色で係蹄の上皮側に赤い免疫複合物（hump）がみられる．発症から数週間経つと炎症性変化やhumpは消退し，びまん性のメサンギウム増殖性病変に移行する（図3）．尿細管間質には二次性の浮腫性変化や炎症細胞浸潤がみられるが，小動脈や細動脈には病変を認めない．
- **蛍光所見**　IgGやC3が係蹄壁やメサンギウム領域に"starry sky pattern"の沈着を示す（図4）．係蹄壁の上皮下にバンド状の"garland pattern"の陽性所見を呈することもある（図5）．蛍光所見でC3のみの陽性を示しC3腎症との鑑別が必要な症例もある．
- **電顕所見**　糸球体係蹄の上皮下にこぶ状の高電子密度沈着物（EDD）であるhumpを認める（図6）．
- **補足**　PSAGNの原因となる腎炎惹起性因子として，SpeB（streptococcal pyrogenic exotoxin B）やNAPlr（nephritis-associated plasmin receptor）があり[1]，NAPlrの免疫染色は溶連菌感染関連糸球体腎炎の病理学的診断根拠の1つになりうる（図7）．

2）持続細菌感染による糸球体腎炎

臨床事項　IRGN[2]の中には持続細菌感染に関連する腎炎がある．古典的なPSAGNよりも高齢で糖尿病や低栄養などの合併症をもつ患者背景を有し，原因病原体は黄色ブドウ球菌が多く，その他肺炎球菌やマイコプラズマ，バルトネラ菌など多岐にわたる．感染巣は皮膚，上気道や肺などが多い．

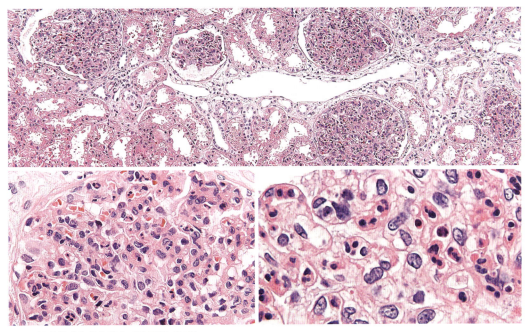

図1　溶連菌感染後急性糸球体腎炎（HE）

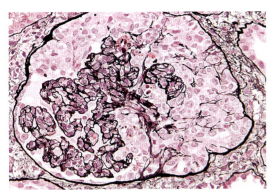

図2　細胞性半月体形成を伴う溶連菌感染後急性糸球体腎炎（PAM）

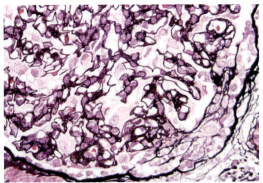

図3　溶連菌感染後急性糸球体腎炎の消退期（PAM）

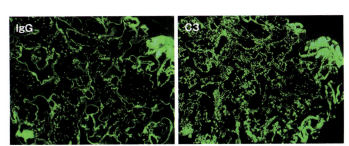

図4　IgGとC3のstarry sky pattern（蛍光抗体法）

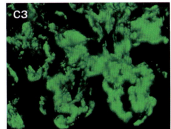

図5　C3のgarland pattern（蛍光抗体法）

病理所見
- **光顕所見** 組織学的にはPSAGNと類似し，びまん性の管内増殖性糸球体腎炎を呈する．
- **蛍光所見** C3優位もしくは免疫グロブリンと共沈着を示す．
- **電顕所見** humpを認める．
- **補足** 糸球体へのIgA優位の沈着を認めるIRGNは"IgA-dominant IRGN"と診断する（図8）[3]．深部膿瘍などのメチシリン耐性黄色ブドウ球菌（methicillin-resistant *Staphylococcus aureus*：MRSA）感染に続発するMRSA腎炎もIgA-dominant IRGNに包括される（図9）．特別な病態としてシャント腎炎（shunt nephritis）や感染性心内膜炎関連腎炎（infective endocarditis-associated GN：IE-associated GN）がある．

シャント腎炎：主に水頭症患者の脳室〜心房間に設置したventriculo-atrial shunt（V-Aシャント）が感染源となり発症する感染関連腎炎である．起炎菌の多くが表皮ブドウ球菌である．管内増殖性糸球体腎炎，膜性増殖性糸球体腎炎（MPGN）を呈する．

IE-associated GN：感染性心内膜炎に続発し，腎炎以外にも腎梗塞や腎膿瘍，間質性腎炎もきたす[4]．起炎菌は，急性IEでは黄色ブドウ球菌，亜急性IEでは緑色連鎖球菌が多い．組織学的に頻度が高いのは壊死性・半月体形成性糸球体腎炎で，管内増殖性糸球体腎炎やMPGNのこともある．抗好中球細胞質抗体（ANCA）陽性を認める症例もある．

2．ウイルス感染関連腎炎
1）肝炎関連腎炎
臨床事項 肝炎に続発する糸球体腎炎はB型肝炎ウイルス（HBV）とC型肝炎ウイルス（HCV）によるものに大別される．肝炎の重症度と腎炎発症の関連性は明らかではない．HBV関連腎炎ではHBs抗原（＋），HBe抗原（＋）やHBc抗体（＋），HCV関連腎炎ではHCV-RNAが検出されHCV抗体（＋）で，肝炎の経過中に蛋白尿，血尿，ネフローゼ症候群，高血圧などで発症し，末期腎不全に進行する場合もある．しばしばクリオグロブリン血症を合併する．

病理所見

HBV感染に伴う腎炎は，膜性腎症（図10）やMPGNを呈する[5]．蛍光抗体法で，HBe抗原の糸球体への沈着を確認する（図11）．HCV感染に伴う腎炎で頻度が高いのはMPGNで（図12），膜性腎症やメサンギウム増殖性糸球体腎炎を呈する場合もある．蛍光所見はIgG，IgM，C3が係蹄壁とメサンギウム領域に顆粒状に陽性を示す．クリオグロブリン血症を有するクリオグロブリン関連腎炎・血管炎では，マクロファージの豊富な管内増殖性糸球体腎炎を呈し（図13），細小動脈内や糸球体係蹄腔内に血栓様塊状沈着物（蛋白血栓）を認める．IgGとIgMが陽性のII型クリオグロブリン血症が多い（図14）[6]．電顕では糸球体に特異な構造を有する（構造をもたない場合も多い）クリオグロブリンの沈着を認める．

2）ヒト免疫不全ウイルス（Human immunodeficiency virus：HIV）関連腎症
臨床事項 HIV感染患者にみられる腎症で，腎臓へのウイルスの直接感染や，ウイルス感染に伴う全身の免疫異常に伴う腎症がある．CD4陽性T細胞が少なくHIV RNAレベルが高い進行したAIDSに発症することが多く，高頻度に慢性腎臓病（CKD）に進展する．

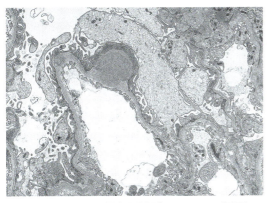

図6 溶連菌感染後急性糸球体腎炎の humps（電顕）

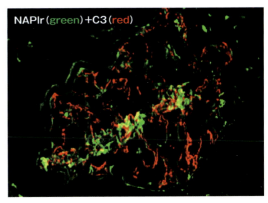

図7 NAPlr と C3（蛍光抗体法）

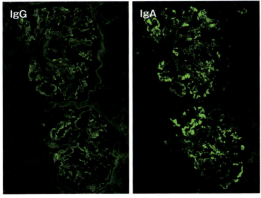

図8 IgA-dominant IRGN（蛍光抗体法）

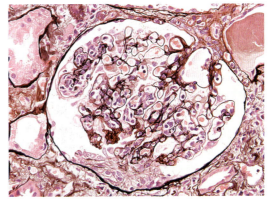

図9 MRSA 腎炎（PAM）

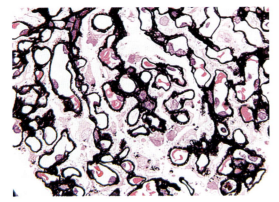

図10 B型肝炎関連腎炎（PAM）

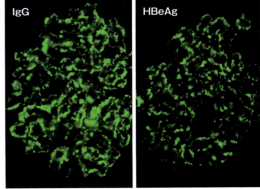

図11 B型肝炎関連腎炎（蛍光抗体法）

病理所見 Collapsing variant の巣状分節性糸球体硬化症（FSGS）を呈する HIV-associated nephropathy（HIVAN）（図15）と免疫複合体が関連する HIV-associated immune complex kidney disease（HIVICD）がある（図16）。HIVICD の組織像は多彩で IgA 腎症，ループス腎炎様糸球体腎炎，PSAGN 様，MPGN 様，クリオグロブリン関連腎炎・血管炎などが含まれる[7]。治療薬に関連した腎障害も認める。

3）パルボウイルス感染関連腎炎

臨床事項 パルボウイルス B19（PVB19）感染後の糸球体腎炎である。小児期に罹患する伝染性紅斑（りんご病）の原因ウイルスで，発熱や紅斑に続き急性腎炎症状を呈する。血中の PVB19 に対する IgM あるいは IgG 抗体が陽性で，低補体血症がみられる。

病理所見 管内増殖性糸球体腎炎（図17），メサンギウム増殖性糸球体腎炎などの増殖性糸球体腎炎を呈する。他にも半月体や FSGS など組織像は多岐にわたる[8]。

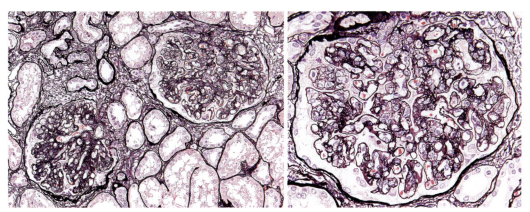

図12　C型肝炎関連膜性増殖性糸球体腎炎（PAM）
MPGN 型の光顕像を呈する。

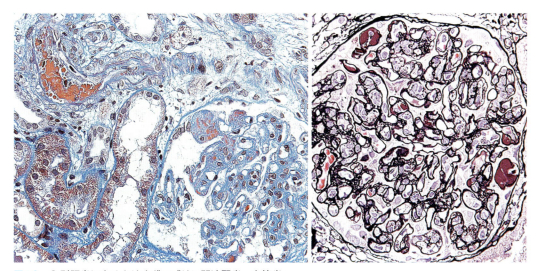

図13　C型肝炎によるクリオグロブリン関連腎炎・血管炎
左：血管内，メサンギウムに赤色の沈着物を認める（Masson）。右：内皮下に沈着がみられる（PAM）。

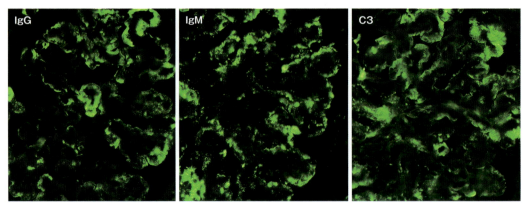

図14 クリオグロブリン関連腎炎(蛍光抗体法)
メサンギウムと係蹄に陽性像を認める。

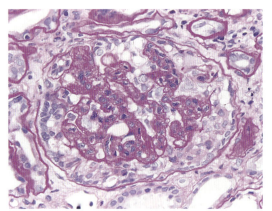

図15 HIV 関連腎症(HIVAN)(PAS)
collapsing FSGS 像。

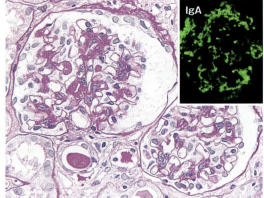

図16 IgA 腎症を呈する HIV 関連免疫複合体型腎臓病(HIVICD)(PAS, IgA)

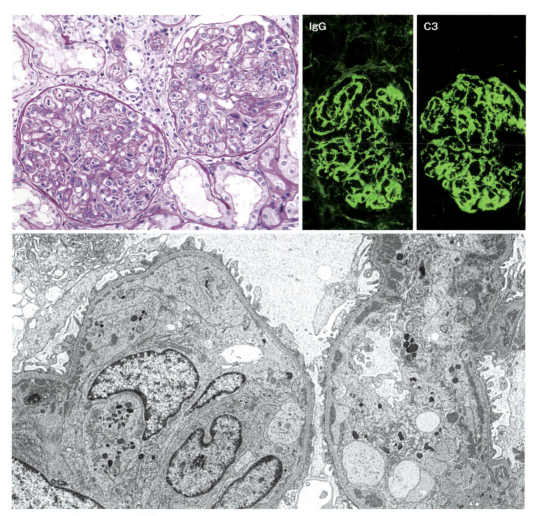

図17 パルボウイルス関連腎炎
上左:管内増殖性糸球体腎炎(PAS),上右:IgG,C3沈着(蛍光抗体法),下:管内増殖と内皮下沈着(電顕)。

10 高血圧性腎硬化症/動脈硬化性腎硬化症

概念と定義 腎硬化症（nephrosclerosis）は，腎動脈系の障害による腎実質病変に対する病理形態学的な診断名で，慢性腎不全の原因疾患として増加している。概念的には高血圧性と動脈硬化性に分けられるが，形態学的な鑑別は難しい。

1. 高血圧性腎硬化症

高血圧に伴う腎血管障害を介した腎実質障害である。本態性高血圧に伴う良性腎硬化症と，加速型-悪性高血圧症に伴う悪性腎硬化症に分けられる。

1) 良性腎硬化症

臨床事項 軽度から中等度の持続性高血圧による血管障害に基づく病変で，本態性腎硬化症ともいう。高血圧が主因であるが，加齢，糖代謝異常，喫煙などの要因が複合的に関与する[1]。腎機能が保たれている代償性と蛋白尿や進行性腎機能低下を認める非代償性に分けられるが，一連の病態であり代償性は非代償性にしばしば移行する。

病理所見

● 光顕所見 肉眼的には腎皮質の表層は微細顆粒状となり，実質の楔状の萎縮巣が不規則に分布する。組織学的には弓状動脈ないし小葉間動脈の内膜肥厚と小葉間動脈終末枝や輸入細動脈に出現する硝子様変化（硝子細動脈硬化）が特徴的である。障害血管の末梢の糸球体は虚脱や硬化に陥り，球状硬化糸球体の集簇とともに領域的な尿細管萎縮，間質線維化が出現し実質は脱落する。

血管：

内膜肥厚（intimal thickening）：内膜への膠原線維の増加を背景に弾性線維が同心円状に多層化することが特徴で，弾性線維症（fibroelastosis）と呼ばれる。内膜は PAS 染色（図1）で均一な肥厚を示すが，弾性線維染色（図2）では肥厚した内膜の中に多層化した弾性線維を認める。中膜平滑筋は次第に菲薄化し，内腔は次第に狭小化する。

輸入細動脈の硝子細動脈硬化（hyaline arteriolar sclerosis）：血漿成分由来の PAS 染色陽性（図3），PAM 染色陰性の均一な物質の内皮下への浸み込みによる。硝子化は内皮下の一部から次第に全周性になるとともに内膜から中膜へと広がる。進行すると中膜平滑筋が萎縮・消失し，血管壁の全層が硝子化物に置換される。

糸球体：虚血と糸球体高血圧により障害される。血管の狭窄により虚血に陥った糸球体は虚脱し基底膜（GBM）は蛇行する。拡張したボウマン腔内には PAS 染色陰性〜弱陽性の線維が増加する。ボウマン嚢腔内は次第に線維で充満し，その中に PAS 染色陽性の凝集した GBM がみられ，閉塞型（obsolescent type）の球状硬化に至る（図4）。糸球体高血圧は硝子化の進行に伴う輸入細動脈の自動調節能障害に起因する[2]。糸球体内圧の上昇や血流量の増加に伴い，糸球体肥大や内皮下への硝子化物の浸み込みが出現する。進展すると巣状分節性硬化（FSGS）（図5）となり，さらに充実型（solidified type）の球状硬化（図6）となる。充実型球状硬化糸球体は非代償性良性腎硬化症に認めることが多い[3]。

10：高血圧性腎硬化症/動脈硬化性腎硬化症

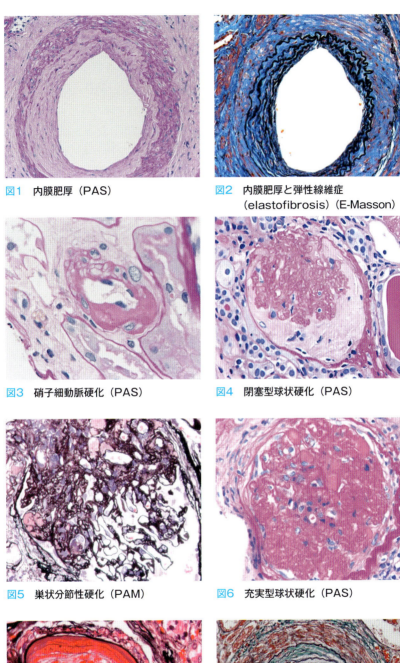

図1　内膜肥厚（PAS）

図2　内膜肥厚と弾性線維症
　　（elastofibrosis）（E-Masson）

図3　硝子細動脈硬化（PAS）

図4　閉塞型球状硬化（PAS）

図5　巣状分節性硬化（PAM）

図6　充実型球状硬化（PAS）

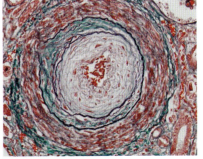

図7　フィブリノイド壊死（PAM）
内皮細胞の消失と，フィブリンによる内腔の閉塞。

図8　ムコイド肥厚（E-Masson）
内膜の粘液性浮腫。

尿細管，間質：尿細管萎縮と間質線維化を球状硬化糸球体の周囲に巣状に認める。

●**蛍光所見** 糸球体の滲出病変や硬化部にC3やIgM，C1qの浸み込み様沈着を呈することがあるが，通常では免疫グロブリンや補体の顆粒状沈着は認めない。

鑑別診断 巣状分節性硬化病変をみる場合は，特発性巣状分節性糸球体硬化症（FSGS）との鑑別を要する。腎硬化症では，電顕で広範な足突起消失はみられず，臨床的にも多量の蛋白尿は認めない。細動脈のアミロイド沈着はときに硝子化と誤認される。両者ともにPAM染色陰性だが，アミロイドはPAS染色で陰性～弱陽性であることが鑑別点となる。良性腎硬化症ではIgA腎症をはじめ様々な腎炎や糖尿病性腎症が合併する。臨床所見に加え，蛍光抗体法や電顕の情報を併せて判断する。

2）悪性腎硬化症

臨床事項 加速型-悪性高血圧症や高血圧緊急症を背景とする腎血管障害で，急速進行性の腎機能障害を呈する。拡張期血圧が130 mmHg以上に上昇し，網膜出血などKeith-Wagener分類Ⅲ度以上の病変を認める。特発性の場合と本態性高血圧を伴う二次性の場合がある。

病理所見 細動脈や小動脈に，フィブリノイド壊死（fibrinoid necrosis）や内膜のムコイド肥厚（mucoid intimal thickening）が出現する。フィブリノイド壊死は輸入細動脈に認めることが多い。血管壁はPAS染色陽性の顆粒状のフィブリンが沈着し，内腔は血栓や壊死物質，破砕した赤血球で充満する（図7）。内膜の粘液浮腫状肥厚は弓状動脈や小葉間動脈に起きやすく，ムコイド肥厚と呼ばれる（図8）。次第に基質成分が層状に蓄積し内膜が著明に肥厚するとともに内腔は狭小化し，タマネギ様肥厚（onion skin lesion）（図9）を呈する。障害動脈の潅流領域では，糸球体に虚血性変化が広がる。高度の圧負荷が直接糸球体に及ぶと内皮細胞が傷害され，血栓性微小血管症（TMA）（図10）が起こる。

鑑別疾患 フィブリノイド壊死は血管炎との鑑別を要する。ANCAなどの臨床所見に加え，動脈壁の炎症細胞浸潤の有無が鑑別の手掛りとなる。血管炎と異なり，悪性腎硬化症では壊死を呈する動脈には炎症細胞浸潤が乏しい。TMAを認める場合には，溶血性尿毒症症候群（HUS）や血栓性血小板減少性紫斑病（TTP）のほか補体制御因子の異常など，悪性高血圧のほかにTMAをきたす疾患や病態の鑑別が必要となる。

2. 動脈硬化性腎硬化症

臨床事項 腎動脈や腎内の比較的太い動脈の硬化に伴う病変で，動脈硬化性腎臓病（arteriosclerotic kidney disease）ともいう。臨床所見は高血圧性腎硬化症と類似するが，画像では腎表面にくぼみを認める。

病理所見 動脈硬化の進展に伴う内腔狭窄による虚血性の腎実質障害である。肉眼的には腎の表面が陥凹する瘢痕を認める。組織学的には被膜から楔状に広がる巣状ないし帯状の瘢痕様の変化をみる。糸球体は閉塞型の球状硬化を示し集簇する。その周囲では尿細管の萎縮や間質の線維化が広がる（図11）。動脈硬化性腎硬化症は疾患概念としては高血圧性腎硬化症と異なるが，組織像は類似しており厳密に両者を分けることは困難である。

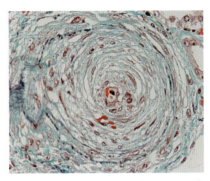

図9　Onion skin lesion（E-Masson）
内膜のタマネギ様層状肥厚。

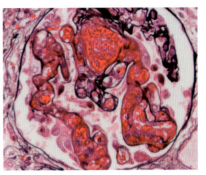

図10　糸球体のTMA病変（PAM）
毛細血管内の血栓形成。

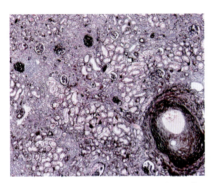

図11　動脈硬化に伴う腎硬化症（PAM）
球状糸球体硬化と尿細管の脱落。

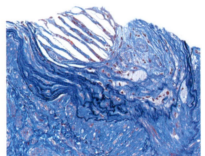

図12　コレステロール塞栓（E-Masson）
血管腔内のコレステリン裂隙。

3．腎コレステロール塞栓症

臨床事項　大動脈の粥腫の崩壊によりコレステロール結晶が散布されることによる塞栓症である。血管内カテーテル操作，心大血管手術などが原因で起こり，腎臓はしばしば障害される。急性腎障害を示すことが多いが，結晶が少量の場合は症状に乏しく慢性経過をとることがある[4]。

病理所見　血管腔内にコレステロール栓子を見出すことが必要である。結晶自体は標本の作製過程で溶出するため，標本では針状の裂隙（cholesterol cleft）として観察される（図12）。コレステロール栓子は直径150〜300 μmの血管に詰まることが多く，腎臓では弓状動脈から小葉間動脈が好発部位であるが，栓子が小さいときには輸入細動脈や糸球体にも認める。

11 糖尿病性腎症

概念と定義 糖尿病性腎症（diabetic nephropathy：DN）は糖尿病の三大合併症の1つで，アルブミン尿を主体とする尿所見異常から腎機能障害を呈するに至る疾患である。糖尿病患者に認める様々な慢性腎障害を大きくとらえた糖尿病性腎臓病（diabetic kidney disease：DKD）といわれる疾患概念に包含される。

臨床事項 DNは糖尿病の存在とともに，アルブミン尿・蛋白尿の持続，腎機能障害，高血圧などの臨床所見により特徴づけられる。DNの確定診断には厳密には腎生検が必要であるが，蛋白尿などの検尿異常を認めた場合，長期の糖尿病罹患歴や網膜症などを有する症例ではDNの臨床診断の感度は95％と高いため，組織診断の必要性は低いとされている[1]。臨床的に糖尿病が明らかであるにもかかわらず，腎生検が検討されるのは，①糖尿病網膜症がない，②沈渣で多数の変形赤血球や顆粒円柱などを認める，③尿蛋白の出現が糖尿病の発症に先行する，④急激な蛋白尿の増加やGFRの低下をみるなど，DN以外の疾患を疑う場合である[1]。糖尿病を認める症例の腎生検診断では標本に観察される病変がDNによるものか否かの判断が重要であり，そのためにはDNに出現する形態変化を的確に把握していることが求められる。

病理所見

●**光顕所見** DNでは糸球体のみならず，尿細管・間質，血管系にも病変が展開する。病変の形成には，主に細胞外基質の蓄積，血管透過性亢進，血管新生の3つが関連する。

細胞外基質の蓄積による病変 DNを最も特徴づける糸球体病変は細胞外基質の増加による硬化性病変で，硬化性病変はびまん性病変と結節性病変に大別される。

①**びまん性病変**：糸球体基底膜（GBM）の肥厚とメサンギウム拡大からなり，病変は標本内のほぼすべての糸球体にみられ，かつ糸球体全体に広がる。GBMの肥厚はメサンギウム拡大に先行する。糖尿病発症から約2年で出現し，次第に厚さを増す[2]。早期ではGBM肥厚の確認に電顕が必要だが，正常より3～4倍の厚さになると光顕でも認識できる。メサンギウム拡大は基質の増加によりメサンギウム領域が広がったもので，初期には細胞増多を伴うことがある。拡大したメサンギウム領域はPAS染色では赤紫色（図1），PAM染色では黒色（図2）に染色される。

②**結節性病変（結節性硬化）**：Kimmelstiel-Wilson noduleともいわれ，DNに最も特徴的な病変である。結節は基質の蓄積によりメサンギウム領域が類円形に拡大したものである。典型的な結節ではメサンギウム細胞は乏しく，細胞成分は結節辺縁部にみられるか，ほとんど無細胞性となる。このような結節ではPAS染色の染色性が低下し（図3），PAM染色では暗褐色となる（図4）[3]。

びまん性病変は，びまん性かつ全節性の分布を示すが，結節性病変は巣状・分節性の分布を示すことが多く，糸球体内の結節の数や大きさも様々である。結節性病変の定義は明確でなく，ときに高度のびまん性病変との区別が問題となる[4]。

11：糖尿病性腎症

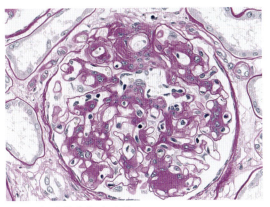

図1　びまん性病変（PAS）

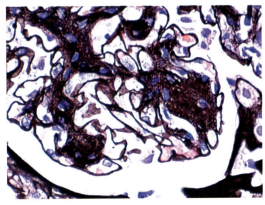

図2　びまん性病変（PAM）

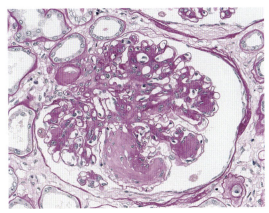

図3　結節性病変（PAS）

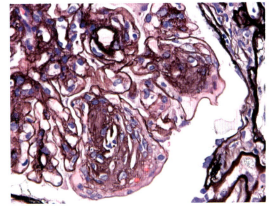

図4　結節性病変（PAM）

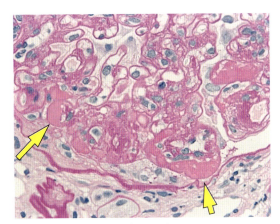

図5　フィブリンキャップ（PAS）

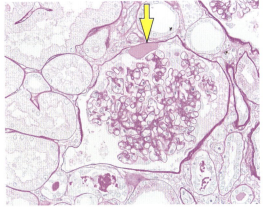

図6　Capsular drop（PAS）

血管透過性亢進に伴う病変　内皮細胞の血管透過性亢進により滲出性病変が出現する。糸球体にはフィブリンキャップと呼ばれる病変を認める。糖蛋白や脂質などを含む血漿成分が，GBMと内皮細胞の間に浸み込み貯留したもので，PAS染色陽性（図5），PAM染色陰性を示す。ボウマン嚢にも同様の滴下するような沈着物を認め，capsular dropという（図6）。糸球体係蹄壁とボウマン嚢との癒着を起点として，ボウマン嚢壁内に血漿成分が浸み込んだ病変であり，フィブリンキャップと同様に血管透過性亢進に起因する。病変が高度になると浸み込みはボウマン嚢壁全体に広がり，さらに尿細管極部から近位尿細管へと進展する。近位尿細管では上皮細胞と基底膜との間に血漿成分が蓄積し，傍尿細管浸み込み病変（paratubular basement membrane insudation：PTBMI）病変を形成する（図7）。PTBMIはDNに比較的特異性の高い病変の1つであり，蛋白尿や腎機能予後とも相関する[5]。細動脈には，血漿成分の浸み込みにより内皮下にPAS染色陽性の硝子化物が蓄積し，硝子細動脈硬化（hyaline arteriolar sclerosis）となる。輸入細動脈の硝子化は良性腎硬化症や肥満などでも認めるが，輸出細動脈の硝子化はDNに特異性が高い（図8）。

血管新生による病変　糸球体毛細血管の増生により糸球体が肥大する。糸球体肥大は腎症の早期より出現し，成人では糸球体径が250 μm を超える。糸球体門部には多数の小血管を認める（図9）。糸球体門部小血管増生（polar vasculosis）といい，血管壁にはしばしば硝子化を伴う。

- **蛍光所見**　基本的には陰性であるが，IgGが線状に係蹄壁に沿って陽性となることがある（図10）。GBMの変性に伴う血漿蛋白の非特異的捕捉に起因するといわれている。

- **電顕所見**　最も着目すべき所見は，GBMの肥厚である。GBMは上皮側優位に均一かつびまん性に肥厚し，3層構造は不明瞭となる（図11）。早期腎症では電顕にてGBMの肥厚の有無を判定する。DNでは腎炎を合併していることが少なくないため[6]，高電子密度沈着物（EDD）について注意が必要となる。EDDを内皮下やメサンギウムに認める場合，免疫複合体の沈着なのか，血漿成分の浸み込みなのかが問題となる。その際は臨床情報に加え，光顕や蛍光抗体法の所見を詳細に検討することが重要である。

鑑別診断　DN早期のびまん性病変では，しばしばメサンギウム細胞増多を伴うため，IgA腎症などのメサンギウム増殖性糸球体腎炎との鑑別が必要で，蛍光抗体法が有用となる。喫煙関連腎症はメサンギウム拡大，GBMの二重化，糸球体門部小血管増生など，DNのびまん性病変に類似した変化を呈することがある[7]。形態的に両者の鑑別は困難で，喫煙歴や耐糖能異常を確認する必要がある。滲出性病変ではときに巣状分節性糸球体硬化症との鑑別が問題となる。硬化病変を示さない糸球体のメサンギウム拡大やGBMの肥厚の有無などにより鑑別する。結節性病変はDNに特異性が高いが，単クローン性免疫グロブリン沈着症や喫煙関連腎症などでは類似した結節を認める（表1）。DNにみる結節は糸球体ごと，結節ごとに大小不同が目立ち，細胞数が少ないという特徴から光顕でも鑑別できるが，結節を認めれば直ちにDNとすることはできない。臨床所見に加え電顕や免疫染色を行うことが重要である。電顕にて沈着物の構造をチェックし，軽鎖を含めた免疫グロブリンや補体の沈着を免疫染色にて検討することにより，正確に鑑別することが可能となる。

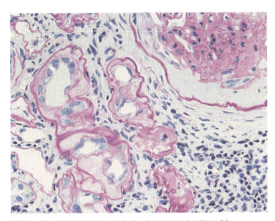

図7 傍尿細管浸み込み病変(PTBMI)(PAS)

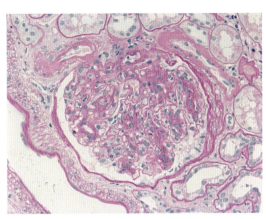

図8 輸出入細動脈の硝子化(PAS)

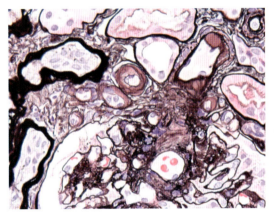

図9 糸球体門部小血管増生(PAM)

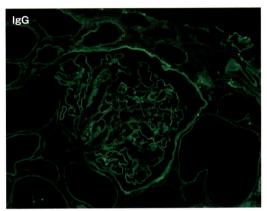

図10 IgGの線状陽性像

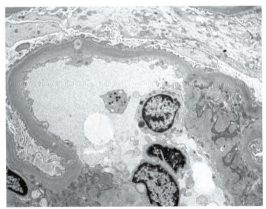

図11 GBM肥厚

表1 結節性病変を呈する疾患

- 糖尿病性腎症
- 膜性増殖性糸球体腎炎(慢性期)
- 単クローン性免疫グロブリン沈着症
- アミロイドーシス
- イムノタクトイド腎症/フィブリラリー腎炎
- フィブロネクチン腎症
- Collagenofibrotic glomerulopathy
- チアノーゼ性心疾患
- 高安病
- 喫煙関連腎症(idiopathic nodular glomerulosclerosis)

12 血栓性微小血管症

概念と定義 血栓性微小血管症（thrombotic microangiopathy：TMA）は，臨床的に微小血管症性溶血性貧血，血小板減少，急性腎障害の3徴候を呈する症候群と定義されている。ただし，組織学的にTMAの病理像が認められれば，病理学的TMAとしてTMAの範疇に入れる[1]。

臨床事項 TMAをきたす疾患を表1に示す。原因疾患としては，溶血性尿毒症症候群（hemolytic uremic syndrome：HUS）[2,3]，血栓性血小板減少性紫斑病（thrombotic thrombocytopenic purpura：TTP）[4]が代表的である。HUSは，志賀毒素産生性大腸菌（Shiga toxin-producing *Escherichia coli*：STEC）（O-157など）の感染によるSTEC-HUSと，補体第2経路制御因子の異常による非典型的（atypical）HUS（aHUS）に分類される。その他のTMAの原因としては，悪性高血圧，抗リン脂質抗体症候群，妊娠高血圧症候群，放射線照射，免疫抑制剤などの薬剤が知られている[1,5-9]。

病理所見

- **光顕所見** TMAの組織変化の主体をなすのは，糸球体毛細血管から細動脈までの微小血管における内皮細胞傷害である。TMA発症後数日以内の超急性期には，糸球体毛細血管腔内に血栓形成が認められる（図1）。TMAという名称には「血栓性」という語が含まれているため，血栓が必須病変であると誤解されやすいが，生検検体で血栓に遭遇する頻度はそれほど高くない。HE染色で血栓の存在がはっきりしない場合は，Masson染色でみると，より赤味を増して描出されるため同定しやすい。なお，TMAにおける血栓の主成分は血小板であり，播種性血管内凝固症候群にみられるフィブリン血栓とは異なる。CD41やvWF（von Willebrand factor）染色により血小板を同定することもできるが，実際に血小板血栓とフィブリン血栓を組織学的に明確に区別することは難しい。

内皮細胞が傷害されて血管透過性が亢進すると，血漿成分が内皮細胞下に流入して，糸球体係蹄の内皮下腔は開大する（図2）。PAM染色では，黒く濃染される糸球体基底膜（GBM）と内皮細胞の間に浮腫状の空隙が認められるが，新生基底膜が形成されると二重化したGBMとして認識できる。内皮下腔内の浮腫がメサンギウム領域に波及すると，メサンギウム細胞や基質が消失し，メサンギウム融解（mesangiolysis）が起こる（図3）。放射線照射によるものは，放射線腎症（radiation nephropathy）と呼ばれ，照射後，急性期（数カ月以内）に発症する場合と慢性期（1年後以降）に発症する場合があり，メサンギウム融解を伴う糸球体係蹄壁の囊胞状拡張が特徴的にみられる（図4）。メサンギウム融解後の修復過程では，細胞外基質の増加や細胞の増生が起こり，増殖性糸球体腎炎や糖尿病性腎症に類似した組織像を呈することがある。

細動脈の組織像も，内皮細胞傷害とその結果起こる病変が中心である。発症後，2カ月以内の急性期には，糸球体と同様，細動脈内腔に血栓を認める（図1，5）。一見，血管炎のフィブリノイド壊死に類似しているが，血管炎とは異なり，炎症細胞浸潤は目立たない。

表1 TMAの分類

1. 病態が確立しているもの
   1) 感染症
      a) 志賀毒素関連（STEC-HUS）
      b) 肺炎球菌感染
   2) 補体制御因子の異常（aHUS）
      a) 先天性
      b) 後天性（抗H因子自己抗体）
   3) ADAMTS13活性低下（TTP）
      a) 先天性（Upshaw-Schulman症候群）
      b) 後天性：自己抗体（IgG型中和抗体，IgA，IgM型非中和抗体），薬剤性

2. 全身疾患に関連したもの
   1) HIV関連
   2) 悪性腫瘍
   3) 移植関連
      a) 骨髄移植（放射線照射に伴うもの）
      b) 固形臓器移植
   4) 妊娠関連
      a) HELLP症候群
      b) 子癇
   5) 自己免疫疾患関連
      a) 全身性エリテマトーデス（SLE）
      b) 抗リン脂質抗体症候群（APS）
      c) 全身性強皮症
   6) 悪性高血圧
   7) 薬剤性
      a) 抗悪性腫瘍薬（VEGF阻害薬，マイトマイシンCなど）
      b) 免疫抑制剤（カルシニューリン阻害薬，mTOR阻害剤）
      c) キニーネ（quinine）
      d) 経口避妊薬
   8) コバラミン（ビタミンB_{12}）代謝異常
   9) 急性膵炎
   10) その他

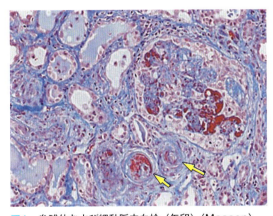

図1 糸球体および細動脈内血栓（矢印）（Masson）

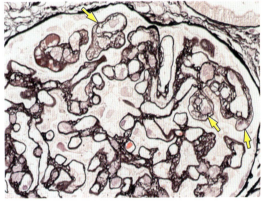

図2 糸球体内皮下腔の開大と係蹄の二重化（矢印）（PAM）

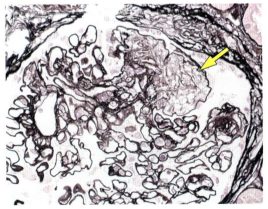

図3 メサンギウム融解（矢印）（PAM）

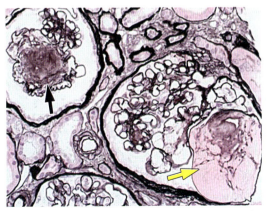

図4 放射線照射後の囊胞状変化（黄矢印）とメサンギウム基質増加（黒矢印）（PAM）

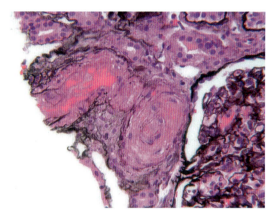

図5 細動脈内血栓形成（PAM）

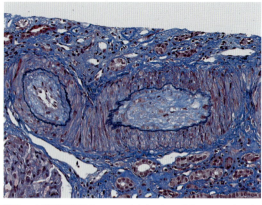

図6 小葉間動脈の mucoid intimal hyperplasia （E-Masson）

急性期を過ぎると，内皮下腔にムコイド様物質が貯留し，内膜は全周性に肥厚し，mucoid intimal hyperplasia という増殖性病変を形成する（図6）。

● **蛍光所見**　蛍光抗体法では，傷害された糸球体，細動脈の内皮細胞周囲に IgM，C3 の非特異的な沈着を認める。

● **電顕所見**　内皮細胞の腫大，GBM と内皮細胞間のスペース（内皮下腔）の開大や，メサンギウム融解の像がより明瞭に観察できる（図7，8）。TMA は通常，臨床情報，光顕所見のみから診断可能であるが，糸球体腎炎との鑑別が必要な場合，蛍光抗体法と電顕で，免疫グロブリンの沈着や高電子密度沈着物の有無を慎重に評価する必要がある。

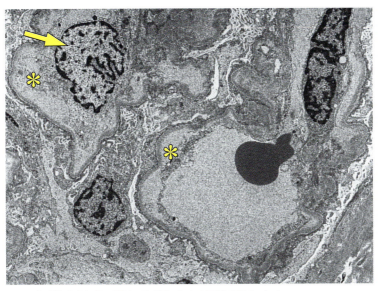

図7　糸球体内皮細胞の腫大（矢印）と内皮下腔の開大（＊）

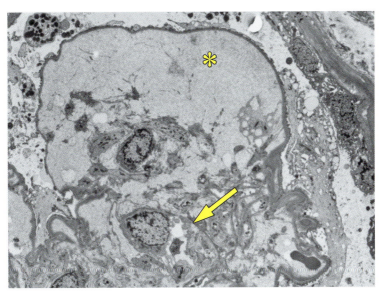

図8　メサンギウム融解による糸球体係蹄の囊胞状開大（＊）と狭小化した血管腔（矢印）

13　脂質関連腎症

1. リポ蛋白糸球体症（lipoprotein glomerulopathy）[1,2]

概念と定義　糸球体係蹄内のリポ蛋白血栓を特徴とする疾患で，apoprotein（Apo）E をコードする 19 番染色体の異常による遺伝性疾患と考えられている。

臨床事項　*ApoE* が E2 ヘテロ接合体であることが多い。血中の中間比重リポ蛋白（intermediate-density lipoprotein：IDL）や中性脂肪が増加し，程度は比較的軽いものの III 型脂質異常に類似した臨床像を呈する。蛋白尿，ステロイド抵抗性のネフローゼ症候群を呈し，約半数が腎不全に至る。

病理所見

- **光顕所見**　糸球体は肥大し，拡張した係蹄毛細血管腔内に特徴的なリポ蛋白血栓を認める（図1, 2）。リポ蛋白血栓は HE 染色では淡染性で無構造あるいは不明瞭な層構造をなし，PAS 染色で弱陽性，PAM 染色陰性，Masson 染色で淡く染まる。脂肪染色に強陽性を示す（図3）。メサンギウム領域の拡大や細胞増殖，分節性硬化，糸球体基底膜（GBM）の肥厚や二重化も伴う（図2）。間質には泡沫細胞の出現をみる。
- **蛍光所見**　特異的な免疫グロブリンや補体の沈着は認めない。
- **電顕所見**　リポ蛋白血栓は，微小な脂肪滴を多数含む無構造物質や層状の淡いオスミウム好性物質からなる（図4）。メサンギウム間入や GBM の二重化も認める。

鑑別疾患　脂肪塞栓症や巣状分節性糸球体硬化症（FSGS）が挙がるが，拡張した係蹄毛細血管内のリポ蛋白血栓は本疾患に特徴的である。

2. LCAT 欠損症（lecithin-cholesterol acyltransferase deficiency）[2,3]

概念と定義　染色体 16q21-22 の変異による，まれな常染色体劣性遺伝疾患である。

臨床事項　角膜混濁や溶血性貧血，動脈硬化，蛋白尿を呈し，血液検査では LCAT 活性低下，高比重リポ蛋白（high-density lipoprotein：HDL）低下と中性脂肪増加，リポ蛋白 X の増加がみられる。

病理所見

- **光顕所見**　初期には脂質が GBM に沈着するため，GBM 肥厚，空胞化，スパイク形成など膜性腎症様の像を示す（図5, 6）。脂質沈着がメサンギウム領域に及ぶと同領域が微細空胞化を伴って拡大し（図5），さらに進行すると泡沫細胞が集積したり（図6），係蹄腔に脂質が貯留する。分節性硬化を伴うこともある。
- **電顕所見**　上皮下，GBM 内，内皮下やメサンギウム基質に脂質が沈着する（図7, 8）。脂質は空胞様部分の中に，オスミウム好性の膜様，同心円状，顆粒状構造が混在する像としてみられる。

鑑別診断　GBM やメサンギウム基質への脂質沈着は本疾患に特徴的である。泡沫細胞の集積は種々の原因による脂質異常でも観察される。後天性に自己抗体が産生されることによる二次性 LCAT 欠損症も同様の所見であるが，二次性膜性腎症の像を伴う（図8）。

13：脂質関連腎症　103

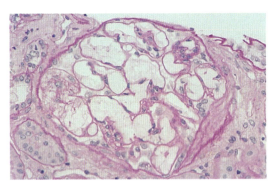

図1　リポ蛋白糸球体症（PAS）

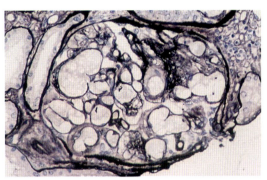

図2　リポ蛋白糸球体症（PAM）

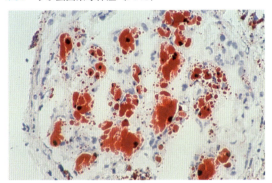

図3　リポ蛋白糸球体症（oil-red O）

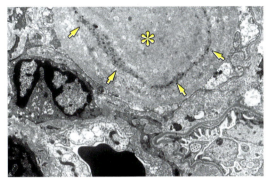

図4　リポ蛋白糸球体症
無構造物質（＊）とオスミウム好性物質（矢印）。

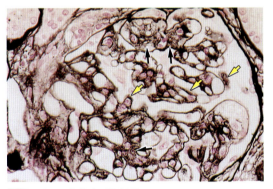

図5　LCAT欠損症（PAM）
膜性腎症様（黄矢印）とメサンギウム領域の拡大（黒矢印）。

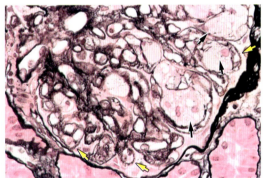

図6　二次性LCAT欠損症（PAM）
膜性腎症様（黄矢印）と泡沫細胞の集積（黒矢印）。

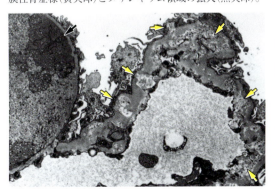

図7　LCAT欠損症
脂質の貯留（黒矢印）と沈着（黄矢印）。

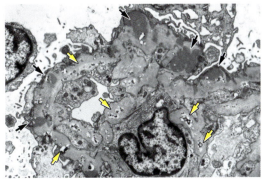

図8　二次性LCAT欠損症
脂質の沈着（黄矢印）と二次性膜性腎症の像（黒矢印）。

14 単クローン性免疫グロブリン（M蛋白）関連腎症/類縁疾患

概念と定義 M蛋白血症またはパラプロテイン血症とは，単クローン性（monoclonal）免疫グロブリン分子あるいはその断片が血中に過剰に存在する状態である。背景にBリンパ球や形質細胞の単クローン性増殖（骨髄腫，形質細胞腫，Bリンパ球増殖性疾患など）が存在することが多い。M蛋白は腎臓や血管に沈着しやすく炎症を引き起こす。M蛋白の質的，量的異常による沈着に関連して起こる腎疾患をM蛋白関連腎症と総称する。M蛋白関連腎症の診断には，血液や尿の免疫電気泳動や免疫沈降法によるM蛋白の検出が重要で，血中遊離軽鎖κ/λ比に偏りがみられる。

M蛋白関連腎症とその類縁疾患のうち，微細構造を有する沈着が見られるクリオグロブリン血症性糸球体腎炎やイムノタクトイド糸球体症，ALアミロイドーシスはそれぞれ各論15〜17で解説する。本項では，糸球体にオルガノイドな構造を有さない沈着が見られる単クローン性免疫グロブリン沈着症（monoclonal immunoglobulin deposition disease：MIDD）と単クローン性免疫グロブリン沈着型増殖性糸球体腎炎（proliferative glomerulonephritis with monoclonal immunoglobulin deposits：PGNMID），M蛋白が尿中に過剰に排泄されることで誘発される軽鎖近位尿細管症と軽鎖円柱腎症（骨髄腫腎）を取り上げる。

1. 単クローン性免疫グロブリン沈着症（MIDD）

MIDDは免疫グロブリンの断片が糸球体基底膜（GBM）や尿細管基底膜（TBM）に沈着する疾患で，沈着する免疫グロブリンの成分により，軽鎖沈着症（light chain deposition disease：LCDD），重鎖沈着症（heavy chain deposition disease：HCDD），軽鎖重鎖沈着症（light and heavy chain deposition disease：LHCDD）に分類される。

臨床事項 MIDDの病型ではLCDDが最も多く，骨髄腫の合併頻度が高い。LHCDDはMIDDの10％程度で，HCDDは最も少ない。MIDDは中年以降の成人に多く，蛋白尿やネフローゼ症候群を呈し，血尿や腎機能低下を伴うことも多い。

病理所見

● **光顕所見** 糸球体は分葉・結節様を示し，糖尿病性腎症の結節性病変に酷似した結節性糸球体硬化症を特徴とする（図1）。その他，係蹄の二重化やメサンギウム増殖などのMPGN様変化や管内増殖性変化もきたす。尿細管や血管に沈着すると，尿細管間質病変や血管硬化を伴う。

● **蛍光所見** LCDDでは単一の軽鎖のみ（図2），HCDDでは単一の重鎖のみ，LHCDDでは単一の軽鎖と単一の重鎖が，GBMおよびTBMに沿って陽性を示す。

● **電顕所見** 「砂をまいたような」あるいは「powdery」と表現される特徴的な細顆粒状の高電子密度沈着物（EDD）がGBMの内皮下側から緻密層にかけて見られる（図3左）。TBMでは上皮側に沈着し（図3右），細動脈内皮下にも沈着する。3病型を光顕や電顕で鑑別することは困難である。

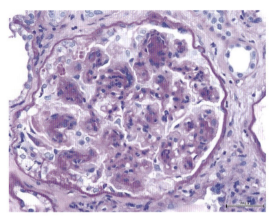

図1 LCDDの糸球体（PAS）
糖尿病性腎症に類似した結節性病変を呈する。糖尿病性腎症に比べメサンギウム細胞増生が強い。

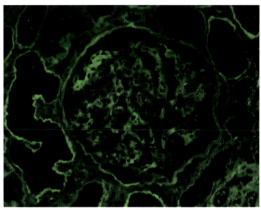

図2 LCDD（κ染色）
κまたはλの一方の軽鎖がGBMやTBMに線状に陽性。本例ではメサンギウムにも陽性。

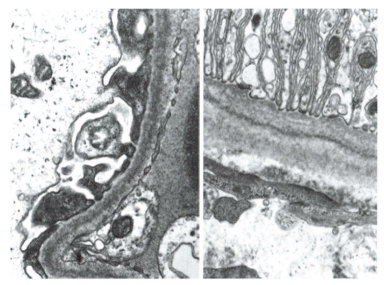

図3 LCDD（左：GBM，右：TBM）
GBMやTBMに細顆粒状の沈着物が線状に沈着する。

2. 軽鎖近位尿細管症（light chain proximal tubulopathy）

臨床事項 腎機能低下や近位尿細管機能異常（ファンコニー症候群）をきたす。

病理所見

- **光顕所見** 尿に排出された軽鎖は尿細管腔内や近位尿細管上皮細胞内で結晶を作り蓄積する（図4）。近位尿細管上皮細胞は腫大や泡沫状・顆粒状変性が強い。結晶は大小の多角形・菱形・針状の形状をとり，Masson染色で淡赤色，PAS染色は通常陰性である。
- **蛍光所見** 結晶や近位尿細管細胞質がどちらか一方の軽鎖に陽性を示す。本疾患では軽鎖は通常の蛍光抗体法で陰性となることが多いため，パラフィン切片を用いて蛋白分解酵素処理後に染色する方法が推奨されている。
- **電顕所見** 尿細管上皮細胞内に多角形・菱形の結晶や，細胞質封入体内に局在した細線維構造（図5）が観察される。同様な結晶や構造が足細胞に認められることもある。

3. 軽鎖円柱腎症(light chain cast nephropathy)/骨髄腫腎(myeloma kidney)

臨床事項 骨髄腫に合併する。急な腎機能低下を示すことが多い。

病理所見

- **光顕所見** 軽鎖が遠位尿細管にて濃縮されて円柱を形成し，閉塞性腎症を引き起こす。円柱はPAS染色で弱陽性，Masson染色で赤染し，多角形・菱形の形状をとる。異物反応を伴うことも多い。
- **蛍光所見** 円柱がどちらか一方の軽鎖に陽性になる。
- **電顕所見** 円柱の中にオスミウムに濃染する結晶が確認される（図6）。

4. 単クローン性免疫グロブリン沈着型増殖性糸球体腎炎（PGNMID）

PGNMIDは単クローン性の免疫グロブリンが沈着する増殖性糸球体腎炎である。当初は単クローン性のIgGが沈着する疾患を指していたが，近年では，他の免疫グロブリンが単クローン性に沈着する症例も含められる。MIDDで沈着する免疫グロブリンのように断片化したものではなく，完全な形の免疫グロブリンが沈着することが特徴である。

臨床事項 発症年齢は20〜80代と幅広い。血尿を伴うネフローゼ症候群を呈することが多く，ステロイド抵抗性である。血中あるいは尿中にM蛋白が検出されないことが多く，必ずしもM蛋白血症に関連した疾患ではない。

病理所見

- **光顕所見** MPGN型が最も多いが，メサンギウム増殖型や管内増殖型のほか，膜性腎症型などすべての型の糸球体腎炎の変化を取りうる（図7）。
- **蛍光所見** 単一サブクラスの免疫グロブリン（IgG1〜4, IgA1〜2, IgMのいずれか1つ）と単一の軽鎖（κまたはλ）が糸球体に陽性になる。IgG3κ型の症例が多い。
- **電顕所見** 通常の免疫複合体に類似したEDDがメサンギウム領域や係蹄壁の内皮下・膜内・上皮下に認められる（図8）。通常，EDDに微細構造を認めない。

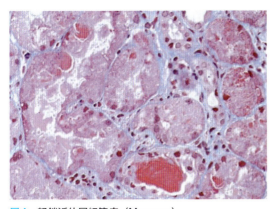

図4 軽鎖近位尿細管症（Masson）
尿細管上皮細胞内や管腔内に Masson で淡赤色の顆粒状や針状結晶状の物質が蓄積する。

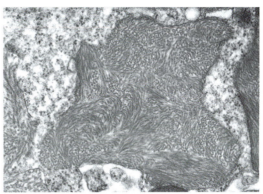

図5 軽鎖近位尿細管症
近位尿細管上皮細胞内の膜に包まれた細線維構造。

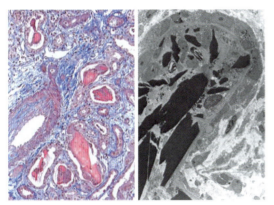

図6 骨髄腫腎〔左：Masson, 右：電顕像〕
尿細管腔内に赤橙色の円柱が充満する。電顕でオスミウム好性の結晶構造を示す。

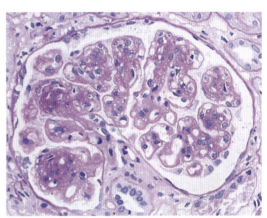

図7 PGNMID の糸球体（PAS）
MPGN 型が最も多いが，あらゆる型の増殖性糸球体腎炎を呈する。

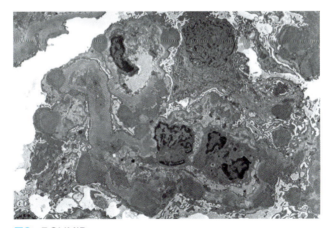

図8 PGNMID
メサンギウムや係蹄壁に多数の高電子密度沈着物を認める。通常は沈着物に特定の微細構造を認めない。

15 クリオグロブリン血症性糸球体腎炎/血管炎

概念と定義 クリオグロブリン（cryoglobulin：CG）とは，血清を4℃以下の寒冷条件下にすると凝集（沈殿）し，37℃に加温すると再溶解する物質の総称で，その成分は異常な免疫グロブリンである。CGは血管内（特に寒冷に曝される四肢の小血管）で凝集し，閉塞症状を起こすことに加え，細小血管壁や糸球体などの毛細血管壁に沈着すると補体活性化を伴う炎症を引き起こす。CGによる糸球体・血管病変はクリオグロブリン血症性糸球体腎炎/血管炎（cryoglobulinemic glomerulonephritis/vasculitis：CG-GN/V）と呼ばれる[1,2]。

CG血症は免疫グロブリン分子の組成により3群に分類される（表1）[3]。Ⅰ型は単クローン性免疫グロブリン（M蛋白）を成分とし，背景に骨髄腫，マクログロブリン血症，Bリンパ球増殖性疾患（リンパ腫，リンパ性白血病），monoclonal gammopathy of undetermined significance（MGUS）が存在する。Ⅱ型は単クローン性と多クローン性免疫グロブリンの混合型で，リウマチ因子（RF）活性（抗グロブリン活性）をもつ単クローン性IgMと多クローン性IgGの組み合わせが多い。C型肝炎やシェーグレン症候群，Bリンパ球増殖性疾患に合併する。Ⅲ型は多クローン性免疫グロブリンによるもので，RF活性をもつIgM（この場合は多クローン性）が関与することが多い。全身性エリテマトーデス（SLE）などの膠原病，C型・B型肝炎，慢性炎症性疾患，リンパ球増殖性疾患に合併する。

臨床事項 中年女性に頻度が高い。腎炎の合併はⅠ型やⅡ型に多く，血尿・蛋白尿，ときにネフローゼ症候群や腎機能低下をきたす。検査所見として，CG陽性，血中Igの増加，RF陽性，血清補体価の低下がみられる。腎外血管炎の症状として，寒冷時の網状皮斑，レイノー症状，蕁麻疹，関節痛などがある[4]。

病理所見

● **光顕所見** 免疫複合体沈着型糸球体腎炎と細動脈血管炎を起こす。CG沈着による典型的な糸球体病変はⅡ型に多く，80％の症例は膜性増殖性糸球体腎炎（MPGN）の形態をとる（図1）。その特徴は，①内皮細胞の腫大や係蹄内の単球・好中球浸潤による管内増殖性変化（図2），②メサンギウム間入や糸球体基底膜の二重化および内皮下沈着（図3），③係蹄内腔の血栓様塊状物（硝子様，好酸性，PAS染色陽性，Masson染色で赤色）である（図4）。血管炎は細動脈や小葉間動脈に好発し，内膜や中膜にフィブリノイド壊死と単球や好中球浸潤を認め，ときに内腔が閉塞し（図5），まれに肉芽腫を形成する。ループス腎炎やマクログロブリン血症などが背景にあると，それぞれの背景疾患により病変が修飾される。

● **蛍光所見** 血中CGの成分と一致した免疫グロブリン（すなわちIgM，IgG）とC3がメサンギウムや係蹄壁に沈着する（図6）。C1qやC4も約30％で陽性となる。

● **電顕所見** 糸球体係蹄の内皮下を中心に高電子密度沈着物（EDD）がみられる。高倍率では，長さ100〜180 nm，幅25〜30 nmの弯曲した管状構造物（curved cylinder）が集合体を形成する（図7）。ときに輪状（ringular, anular），細顆粒状（granular），細線維状

表1 クリオグロブリン血症の分類（Brouet[3]による）

型分類 （頻度）	免疫グロブリンの構成	背景となる疾患
Ⅰ （10～15%）	単クローン性 （IgG あるいは IgM が多い）	骨髄腫，マクログロブリン血症，B リンパ球増殖性疾患（リンパ腫，リンパ性白血病），MGUS など
Ⅱ （50～60%）	単クローン性＋多クローン性の混合型 〔リウマチ因子（RF）活性陽性の単クローン性 IgM と多クローン性 IgG の組み合わせが多い〕	大半が C 型肝炎。シェーグレン症候群，B リンパ球増殖性疾患など
Ⅲ （30～40%）	多クローン性 （RF 活性をもつ多クローン性 IgM が関与することが多い）	膠原病〔全身性エリテマトーデス（SLE）など〕，慢性感染症，リンパ球増殖性疾患など

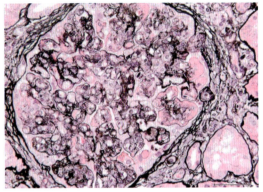

図1 クリオグロブリン血症性糸球体腎炎（PAM）
係蹄壁に硝子様沈着物を多量に認め，MPGN 様を呈している。

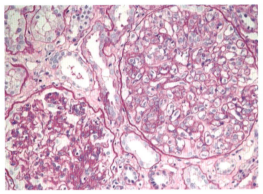

図2 クリオグロブリン血症性糸球体腎炎（PAS）
内皮細胞の腫大と炎症細胞浸潤が目立つ。

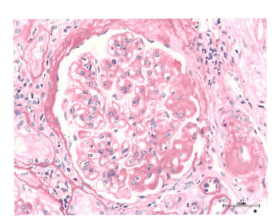

図3 クリオグロブリン血症性糸球体腎炎（PAS）
係蹄壁やメサンギウム，細動脈壁に PAS 染色陽性の沈着物を認める。

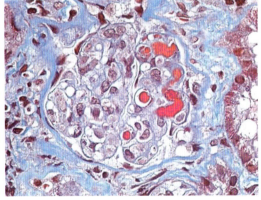

図4 クリオグロブリン血症性糸球体腎炎（Masson）
係蹄内に蛋白血栓が詰まり内皮細胞の腫大・増生を伴う。

(fibrillary),指紋様(fingerprint)の沈着物が観察される。巨大な塊状の沈着物が内腔を血栓様に閉塞することがある。

鑑別診断

①溶連菌感染後急性糸球体腎炎(post-streptococcal acute glomerulonephritis:PSAGN):管内の炎症細胞が多い場合は,PSAGNとの鑑別が問題となるが,浸潤細胞の種類(PSAGNは好中球,CG-GNでは単球が主体),蛍光所見(PSAGNはC3,CG-GNではC3に加えIgM,C1q,C4も沈着),電顕所見(PSAGNはhumpの存在,CG-GNではEDDの微細構造)で鑑別する。

②ループス腎炎:ループス腎炎ではEDDに指紋様構造を認めることがあり,本疾患との鑑別が問題となる。臨床所見をもとに,蛍光抗体法の沈着パターンや電顕のEDDの沈着パターンで鑑別する。

③イムノタクトイド糸球体症/フィブリラリー糸球体腎炎:電顕で見られる沈着物の特徴的な微細構造で鑑別する。

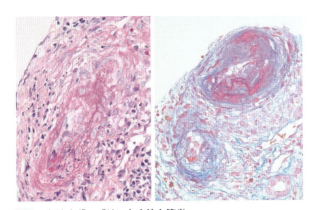
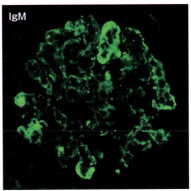

図5 クリオグロブリン血症性血管炎
　　（左：PAS，右：Masson）
細動脈壁に硝子物の沈着と内皮細胞の腫大，炎症細胞浸潤を認める。

図6 クリオグロブリン血症性糸球体腎炎（IgM）
Ⅱ型CG血症でIgMが陽性。κ鎖も同様に陽性。

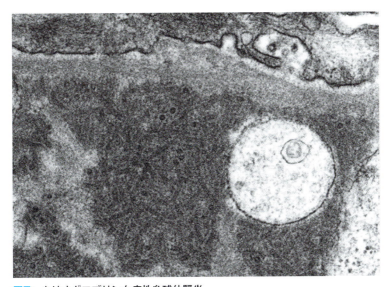

図7 クリオグロブリン血症性糸球体腎炎
糸球体係蹄内皮下の沈着物に弯曲した短い管状構造物（curved cylinder）が観察される。

16 Organoid 構造を伴う沈着物による糸球体症

　電顕で Organoid 構造を伴う沈着物による糸球体症は，クリオグロブリン血症性糸球体腎炎やアミロイドーシスを除くと，沈着物の特徴により以下の 4 つの疾患に分類される。

1. イムノタクトイド糸球体症（immunotactoid glomerulopathy：ITG）

概念と定義　当初 Korbet らは細線維構造（non-branching fibrillary structure）を示す沈着物による糸球体腎炎を fibrillary glomerulonephritis（FGN）と総称し提唱した[1]。その後，Alpers らが細線維の特徴により ITG と FGN を区別し[2]，ITG の疾患単位が確立された[3]。

臨床事項　ITG は成人腎生検症例の 0.1〜0.3％ と，まれな疾患である。蛋白尿や血尿を呈し，背景に単クローン性免疫グロブリン異常の病態が存在する。クリオグロブリン血症性糸球体腎炎やループス腎炎でも同様の沈着物を認めることがあり，臨床的な鑑別が必要である。

病理所見

- **光顕所見**　膜性増殖性あるいはメサンギウム増殖性糸球体腎炎の型をとり（図1），スパイク（spike）形成を伴うこともある。メサンギウムや係蹄壁に PAS 染色や Masson 染色で淡染する硝子様沈着物を認める。光顕的に FGN との区別は困難である。
- **蛍光所見**　大部分が単クローン性免疫グロブリン沈着（IgG1κ，IgG1λ など）からなる。多くは補体沈着を伴う。
- **電顕所見**　イムノタクトイド沈着物は線維幅 30〜60 nm で中心軸を有する微小管状構造を呈し，規則正しい平行配列や不規則な弯曲配列をとる（図2）。

2. 細線維性糸球体腎炎（fibrillary glomerulonephritis：FGN）

概念と定義　ITG の項を参照されたい。

臨床事項　FGN は成人腎生検症例の約 1％。蛋白尿や血尿を呈し，腎機能低下が進行する。一般的に ITG よりも予後不良である。

病理所見

- **光顕所見**　ITG と同様の光顕像で区別は困難（図3）。
- **蛍光所見**　大部分が oligoclonal（IgG1 と IgG4）あるいは多クローン性（polyclonal）な免疫グロブリンが沈着し，補体沈着を伴うことが多い。近年，FGN の沈着物の構成蛋白として DnaJ homolog subfamily B member 9（DNAJB9）が報告され，病因的にも ITG と区別されている[4]。
- **電顕所見**　線維幅は 15〜30 nm で，アミロイドより太く，ITG より細い。錯綜し不特定方向の配列（random arrangement）を呈することが多い（図4）。

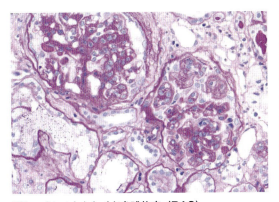

図1　イムノタクトイド糸球体症（PAS）
膜性増殖性もしくはメサンギウム増殖性糸球体腎炎で，PAS染色陽性の沈着物を伴っている。

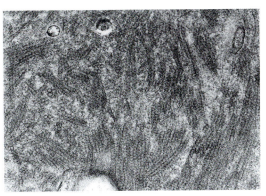

図2　イムノタクトイド糸球体症
線維幅30～60 nmで中心軸を有する微小管状構造を呈する。平行配列や不規則な弯曲配列をとる。

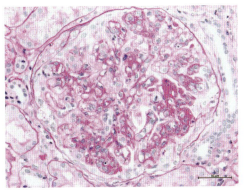

図3　細線維性糸球体腎炎（PAS）
イムノタクトイド糸球体症と同様にPAS染色陽性の沈着物を伴った増殖性糸球体腎炎を呈する。

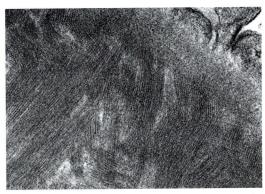

図4　細線維性糸球体腎炎
線維幅は15～30 nmで錯綜配列を呈することが多い。細線維幅はアミロイドとイムノタクトイドの中間。

3. フィブロネクチン腎症（fibronectin glomerulopathy）

概念と定義 糸球体に血漿型フィブロネクチンが沈着するまれな遺伝性疾患である。常染色体優性遺伝をとるが孤発例もある。フィブロネクチンは肝臓で産生される血漿型と線維芽細胞などから産生される組織型があるが，本症で沈着するのは血漿型である[5,6]。血漿型フィブロネクチンを免疫組織化学で証明し，遺伝子診断を行う。

臨床的事項 常染色体優性遺伝形式をとり，患者の約40％で*FN1*遺伝子の変異が検出される。蛋白尿や血尿を呈し，緩徐に腎機能障害が進行する。

病理所見

- **光顕所見** メサンギウムと係蹄壁に著明な硝子様物質が沈着し，分葉化を示す（図5）。沈着物はPAS染色陽性で，アミロイド染色陰性である。
- **蛍光所見** 免疫グロブリンは原則的に陰性で，血漿型フィブロネクチンがメサンギウム領域ならびに糸球体係蹄に強陽性に染色される。
- **電顕所見** 大量の高電子密度沈着物（EDD）を認め，高倍率で細顆粒状ないしは細線維状の構造を示し，線維幅は10～12 nmである（細線維性糸球体腎炎よりやや細く，アミロイドより太い）（図6）。

4. コラーゲン線維性糸球体症（collagenofibrotic glomerulopathy）

概念と定義 Ⅲ型膠原線維が糸球体に蓄積する疾患である。1991年荒川らにより本邦で報告された。明らかな遺伝歴はなく，合併する全身性疾患も認めない。日本に多く欧米に少ない[7,8]。

臨床的事項 蛋白尿を呈し，血尿はまれである。緩徐に腎不全に進行する。血中のType Ⅲ procollagen peptide（N末端）が高値を示す。

病理所見

- **光顕所見** PAS染色弱陽性から陰性，PAM染色陽性の嗜銀性物質がメサンギウムから係蹄壁に多量に蓄積する（図7）。Masson染色で青色に染色される。
- **蛍光所見** 免疫グロブリンや補体は弱陽性か陰性。通常，糸球体には存在しないⅢ型コラーゲンが陽性となる。
- **電顕所見** 60 nmの縞状構造を持つ膠原線維が束状・螺旋状に集積する。タンニン酸，リンタングステン酸，電顕PAM染色などで陽性を示す。内皮下腔に沈着し緻密層にはみられない（図8）。同様の膠原線維性沈着物は常染色体優性のNail-Patella症候群でもみられるが，緻密層内に虫食い状に散在する特徴があり，腎外症状と合わせて本症と鑑別される[9]。

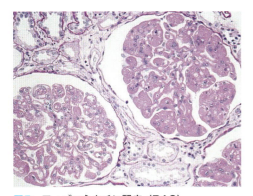

図5　フィブロネクチン腎症（PAS）
PAS陽性の硝子様物質が沈着し，分葉化を示す。

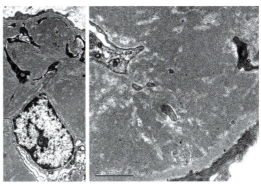

図6　フィブロネクチン腎症
沈着物は高倍率で細顆粒状・細線維状を呈し，線維幅は10～12 nm。

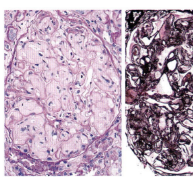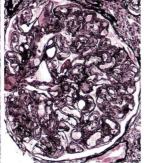

図7　コラーゲン線維性糸球体症（左：PAS，右：PAM）
PAS染色陰性，PAM染色陽性物質が多量に蓄積している。

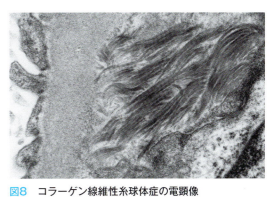

図8　コラーゲン線維性糸球体症の電顕像（タンニン酸染色）
60 nmの縞状構造を持つ膠原線維が束状・螺旋状に集積する。

17 アミロイドーシス

概念と定義 特異な線維状蛋白であるアミロイドが前駆蛋白から形成され，組織に沈着して臓器障害をきたす病態をアミロイドーシス（amyloidosis）という。アミロイドーシスは前駆蛋白の違いによって分類され，AL アミロイドーシス，AH アミロイドーシス，AA アミロイドーシス，変異トランスサイレチン由来の遺伝性 ATTR アミロイドーシス，野生型 ATTR アミロイドーシス，長期透析により β_2 ミクログロブリンが沈着する Aβ_2M アミロイドーシスに主に分かれる（表1）。AL アミロイドーシスの頻度が最も高い。

臨床事項 腎症状としては血尿を伴わない蛋白尿からネフローゼ症候群まで様々である。沈着が高度になると腎機能障害をきたす。成人ネフローゼ症候群の 1～5% が腎アミロイドーシスと報告され，頻度は加齢に伴い上昇する[1]。心臓に沈着すると心不全症状を呈することが多い。遺伝性の場合は神経に沈着し，神経症状を呈する。

病理所見 腎はアミロイドの沈着しやすい臓器である[2]。高齢者のネフローゼ症候群では，HE 染色で明瞭な沈着がなくてもアミロイドーシスの可能性を考えて，コンゴレッド染色は必須である。

● **光顕所見** HE 染色で好酸性の均質な沈着物がメサンギウム領域主体に認められ（図1），同部がコンゴレッド染色で橙赤色に染まる（図2）。アミロイドが係蹄壁やメサンギウムにわずかしか沈着せず，血管壁主体に沈着する場合もある（図3左）。コンゴレッド染色陽性部を偏光で観察して緑色の複屈折性を確認する（図3右）。アミロイドはほとんどの場合細胞外に沈着するため，コンゴレッド染色で尿細管上皮細胞などが染まる非特異的反応は偏光で観察して鑑別する。偏光顕微鏡で観察する際は，光源を明るくすると複屈折性が確認しやすい。PAM 染色では係蹄に沈着したアミロイドはボウマン腔（尿腔）に向かって突出するスピクラ（spicula）を形成する（図4）。膜性腎症のスパイクが短く全節性であるのに対し，アミロイドーシスのスピクラは長く分節性である。

● **免疫染色** AL アミロイドーシスの場合は，κ 鎖か λ 鎖のどちらかが優位に染色される（図5）が，10～20% の割合で判定不能例がある[3]。

● **電顕所見** 線維幅 7～15 nm の分枝のない細線維構造が見られる（図6）。

鑑別診断 糖尿病性腎症，細動脈硝子化，単クローン性免疫グロブリン沈着症，細線維性腎炎，イムノタクトイド腎症などがあるが，いずれもコンゴレッド染色で鑑別できる。アミロイドーシスと他の糸球体疾患が合併することもあるので注意が必要である。

補足 アミロイドーシスは病型や病態に基づき治療法が異なるため，沈着したアミロイド蛋白の種類を決定することは重要である。免疫染色での判断が困難な場合でも，コンゴレッド染色陽性部位の質量分析でアミロイド蛋白を同定することができる[4]。特に AH アミロイドーシスは，まれな疾患ではあるが腎に沈着する頻度が高いので，腎生検の質量分析は有力な診断方法である[5]。判断の難しいアミロイドーシスの病型診断は，アミロイドーシス診断支援サービスを利用することで確定可能である[3]。

表1 全身性アミロイドーシスの分類

病型	前駆蛋白	基礎疾患，原因
AL アミロイドーシス	免疫グロブリン軽鎖	血清 M 蛋白，血清遊離軽鎖の異常，尿中 Bence Jones 蛋白
AH アミロイドーシス	免疫グロブリン重鎖	Plasma cell dyscrasia，リンパ増殖性疾患
AA アミロイドーシス	血清 SAA	慢性炎症
遺伝性 ATTR アミロイドーシス（旧家族性アミロイドポリニューロパチー）	トランスサイレチン（TTR）	TTR 遺伝子変異
野生型 ATTR アミロイドーシス（老人性全身性アミロイドーシス）	トランスサイレチン（TTR）	加齢など
$A\beta_2M$ アミロイドーシス	β_2 ミクログロブリン	長期透析の病歴

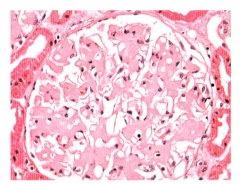

図1　アミロイドが沈着した糸球体（HE）

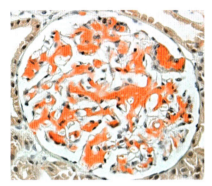

図2　コンゴレッド染色

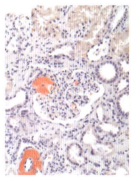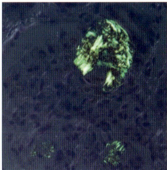

図3　左：血管主体に沈着したコンゴレッド染色陽性アミロイド，右：アミロイドの偏光像

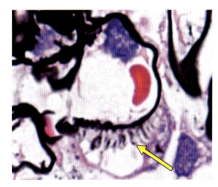

図4　スピクラ（矢印）（PAM）

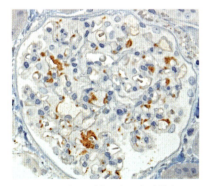

図5　AL アミロイドーシス免疫染色（λ鎖）

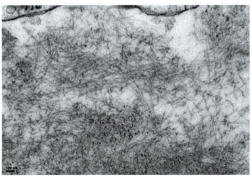

図6　アミロイドの電顕像

18 遺伝性腎疾患

1．先天性ネフローゼ症候群（congenital nephrotic syndrome）[1,2]

概念と定義 足細胞（podocyte）のスリット膜や基底膜に関連する遺伝子の異常である。遺伝性 FSGS に分類される疾患群（表1）であり，組織学的に分節性硬化や，びまん性メサンギウム硬化（diffuse mesangial sclerosis：DMS）を，臨床的にはステロイド抵抗性ネフローゼ症候群（steroid resistant nephrotic syndrome：SRNS）を呈する。代表的な疾患を下に示す。

1）フィンランド型ネフローゼ症候群（congenital nephrotic syndrome of the Finnish type）

臨床事項 生後早期（3カ月以内）から生じる SRNS。スリット膜構成蛋白であるネフリンの責任遺伝子 *NPHS1* の異常。常染色体劣性遺伝。

病理所見

- **光顕所見** 病初期には微小変化であるが，晩期には巣状分節性糸球体硬化症（FSGS），間質線維化を生じる。
- **電顕所見** 足突起の広範な消失と微絨毛形成が認められ，スリット膜は消失する（図1）。

2）ポドシン欠損（podocin deficiency）

臨床事項 生後3カ月頃から SRNS を発症することが多い。ネフリンのアダプター蛋白であるポドシンの責任遺伝子 *NPHS2* の異常。常染色体劣性遺伝。

病理所見

- **光顕所見** FSGS を呈する（図2）。
- **電顕所見** 足突起の広範な消失が認められる。

3）ピアソン症候群/*LAMB2* 異常症（Pierson syndrome/laminin B2 abnormality）

臨床事項 足突起-基底膜間の連結に関わる lamininβ2 の責任遺伝子 *LAMB2* の異常である。重症型（欠失）と軽症型（ミスセンス変異）があり，重症型では眼球異常（小角膜）を伴う。

病理所見

- **光顕所見** 重症型では DMS を呈する。軽症型では糸球体異常は微小変化から軽微な分節性変化，FSGS，DMS など種々の変化を認める。
- **電顕所見** 基底膜の不規則な層状化，足突起消失を認める。

4）デニス-ドラッシュ症候群（Denys-Drash syndrome）

臨床事項 核内転写因子 *WT1* 遺伝子の異常。DMS による SRNS，男性仮性半陰陽，ウィルムス腫瘍などを発症する。

病理所見

- **光顕所見** 足細胞の過形成性変化とメサンギウム基質の増加よりなる DMS が特徴的である（図3）。
- **電顕所見** 基底膜の不規則な層状化が広範にみられる[1,2]。

表1 遺伝性FSGSをきたす蛋白（責任遺伝子）と局在

異常部位	蛋白（責任遺伝子）
スリット膜関連蛋白	Nephrin（NPHS1）, Podocin（NPHS2）, Phospholipase C ε1（PLCE1）, CD2-associated protein（CD2AP）, Transient receptor potential cationic channel subfamily C member 6（TRPC6）
アクチン結合蛋白	α-Actinin 4（ACTN4）, inverted formin 2（INF2）, non-muscle myosin 1E（MYO1E）, non-muscle myosin heavy chain 9（MYH9）, Rho-GTPase activating protein 24（ARHGAP24）
核内転写因子	Wilms tumor 1（WT1）, LIM homeobox transcription factor 1β（LMX1B）, SWI/SNF-related matrix associated actin-dependent regulator of chromatin subfamily A-like protein 1（SMARCAL1）
糸球体基底膜	Laminin β2（LAMB2）, Integrin α3（ITGA3）
ミトコンドリア	Coenzyme Q10 biosynthesis monooxygenase 2（COQ2）, CoQ10 biosynthesis monooxygenase 6（COQ6）, aarF domain containing kinase 4（ADCK4）, mitochondrially encoded tRNA leucine 1（MTTL1）

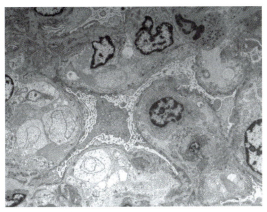

図1 フィンランド型ネフローゼ症候群
足突起の広範な消失と微絨毛形成。

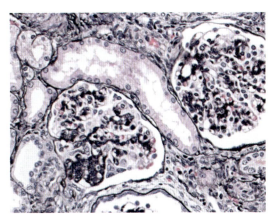

図2 ポドシン欠損（PAM）
分節性糸球体硬化。

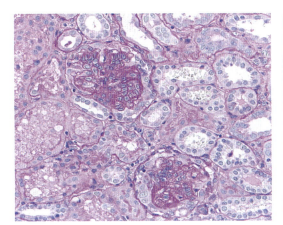

図3 デニス-ドラッシュ症候群（PAS）
びまん性メサンギウム硬化（DMS），メサンギウム基質の増加を伴う糸球体硬化。

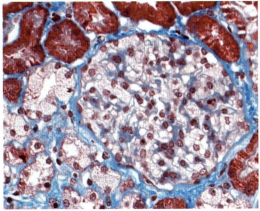

図4 ファブリー病（Masson）
足細胞，尿細管上皮細胞に泡沫状の変化。

鑑別診断 先天性ネフローゼ症候群を示す各疾患の鑑別には，微小変化群，他のFSGS，フレイザー症候群（*WT1*異常）他のDMSを生じる疾患［ギャロウェイ-モワト症候群（*WDR73*異常），ロウ症候群（*OCRL1*異常）］などが挙がる．最終診断は遺伝子検査による．

2．ファブリー病（Fabry disease）

概念と定義 ライソゾーム酵素の1つである*a*ガラクトシダーゼ（aGal）をコードする遺伝子*GLA*（Xq21.33-q22）の異常により，基質のグロボトリアオシルセラミドなどの糖脂質が分解されず進行性に蓄積され，諸器官の障害を生じる．

臨床事項 通常がX染色体連鎖型遺伝性疾患．ヘテロ接合の女性でも症状を呈するが程度は様々である．尿中にマルベリー小体を認める．aGalの低下に対する酵素補充療法が有効である．

病理所見

- **光顕所見** 足細胞，メサンギウム細胞，平滑筋，血管内皮細胞などあらゆる細胞に糖脂質が沈着するため，各細胞は腫大し，細胞質には泡沫状の空胞化がみられる（図4）．グルタールアルデヒド固定樹脂包埋切片では糖脂質が溶出しないので，トルイジンブルー染色で様々な細胞の細胞質内に顆粒状物質を認める（図5）．

- **電顕所見** 沈着物はオスミウム好性でミエリン体あるいはゼブラ小体といわれる（図6）．膜様沈着物も認められる．

鑑別診断 クロロキン腎症，I-cell病（ムコリピドーシスⅡ型），FSGS．

3．アルポート症候群（Alport syndrome：AS）[2,3]

概念と定義 基底膜緻密層を構成するⅣ型コラーゲンの異常により生じる進行性腎疾患である．Ⅳ型コラーゲンは*a*1鎖から*a*6鎖まで6種類あり，これらの組み合わせよりなる*a*1-1-2，*a*3-4-5，*a*5-5-6の3種類の三重らせんは会合してネットワーク構造を形成し，臓器特異的に分布する．*a*1-1-2は糸球体基底膜（GBM），メサンギウム基質，ボウマン嚢（BC），尿細管・集合管基底膜など広く存在する．*a*3-4-5はGBM，遠位尿細管基底膜（DT）のほか，蝸牛や眼球レンズなどの基底膜に存在する．*a*5-5-6はBC，表皮基底膜（EBM）に存在する．X染色体連鎖型AS（XLAS）では*a*5鎖異常により*a*3-4-5と*a*5-5-6が，常染色体劣性型AS（ARAS）では*a*3鎖*a*4鎖異常により*a*3-4-5がそれぞれ形成されず，これらが本来分布する部位の基底膜に異常を生じる．

臨床事項 持続性血尿，感音性難聴，眼症状などを呈し，40歳ごろまでに末期腎不全（ESRD）に至る．頻度は5,000～10,000人に1人．遺伝形式により，X染色体連鎖型［XLAS，85％，*COL4A5*（Xq22）の異常］，常染色体劣性型［ARAS，15％，*COL4A3*，*COL4A4*（2q35-37）の異常］，常染色体優性型（＜1％）の3型に分類される．なお，XLASの女性患者でも種々の程度の症状を呈する．

病理所見

- **光顕所見** いずれの病型でも初期には糸球体は微小変化ないしメサンギウム細胞増多を呈し，間質には特徴的な泡沫細胞浸潤を認める（図7，8）．進行すると係蹄壁の肥厚，FSGS，間質線維化を呈する．

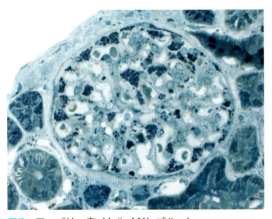

図5 ファブリー病（トルイジンブルー）
グルタールアルデヒド固定トルイジンブルー染色にて足細胞の細胞質内に蓄積物を認める。

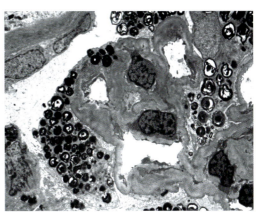

図6 ファブリー病
足細胞内のミエリン体（ゼブラ小体）。

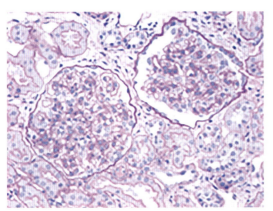

図7 アルポート症候群（初期）（PAS）
軽度のメサンギウム細胞増多。

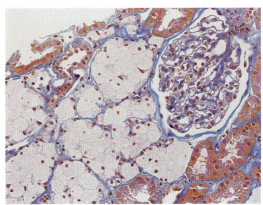

図8 アルポート症候群（Masson）
間質への泡沫細胞浸潤。

表2 Ⅳ型コラーゲン染色の発現パターン

	α2鎖	α3鎖	α5鎖
正常	GBM（＋），BC（＋），DT（＋）	GBM（＋），DT（＋）	GBM（＋），DT（＋），BC（＋），EBM（＋）
XLAS（男性）	GBM（＋），BC（＋），DT（＋）	GBM（−），DT（−）	GBM（−），DT（−），BC（−），EBM（−）
XLAS（女性）	GBM（＋），BC（＋），DT（＋）	GBM，DT いずれもモザイク〜減弱	GBM，DT，BC，EBM いずれもモザイク〜減弱
ARAS	GBM（＋），BC（＋），DT（＋）	GBM，DT いずれも消失または減弱	GBM，DT いずれも消失または減弱，BC（＋），EBM（＋）
TBMD	GBM（±），BC（＋），DT（＋）	GBM 軽度減弱，DT（＋）	GBM 軽度減弱，DT（＋），BC（＋）

XLAS：X染色体連鎖型アルポート症候群，ARAS：常染色体劣性型アルポート症候群，TBMD：菲薄基底膜病，GBM：糸球体基底膜，BC：ボウマン嚢，DT：遠位尿細管基底膜，EBM：表皮基底膜

- **蛍光所見** Ⅳ型コラーゲンα5鎖染色にて XLAS では GBM，BC，DT すべて陰性であるが，ARAS では BC に陽性所見がみられる（図9）（表2）。XLAS の女性では，X 染色体不活化現象のために非連続性分布（モザイク）を呈する。
- **電顕所見** 基底膜異常の評価は必須で，初期に GBM の菲薄化，のちに不規則な肥厚，多層化（lamellation）や網状化（splitting），微小粒子（microparticle），断裂などがみられるようになる（図10, 11）。

鑑別診断 IgA 腎症，菲薄基底膜病，エプスタイン症候群，FSGS，ミトコンドリア異常症。

4. 菲薄基底膜病（thin basement membrane disease）[2,3]

概念と定義 びまん性に GBM の菲薄化を呈する疾患である。

臨床事項 頻度（1〜5%）の高い遺伝性腎疾患で性差はない。常染色体優性遺伝で，孤発例もある。小児期から様々な程度の無症候性血尿，蛋白尿（≦200 mg/L）を呈するが，自覚症状はなく腎機能異常も呈さず非進行性である。40% に *COL4A3* または *COL4A4* の異常がある。良性家族性血尿と同義に扱われることがあるが，これは臨床的症候群名であり，病理組織学的診断には使用するべきではない。

病理所見

- **光顕所見** ほぼ正常の組織像を呈し，糸球体に著変を認めない。
- **電顕所見** GBM はびまん性に菲薄化（<200 nm）している（図12）。Ⅳ型コラーゲン染色にてα5鎖は正常または軽度減弱を示す（表2）。なお，GBM の正常の厚さは出生時150 nm，1歳時200 nm で，11歳ごろまで厚くなり，成人では男性 370±50 nm，成人女性では 320±50 nm とされる。

鑑別診断 IgA 腎症，アルポート症候群。

5. ミトコンドリア病（mitochondrial disease）[2,4]

概念と定義 ミトコンドリア呼吸機能障害に基づく疾患で，ミトコンドリア（mt）DNA やミトコンドリア機能にかかわる核 DNA の異常により生じる。mtDNA は異常が蓄積されやすく，異常 mtDNA の割合が一定以上になると細胞機能に障害が生じる（heteroplasmy）。

臨床事項 mtDNA の異常により生じるものの多くは母系遺伝を示す。約半数が腎障害（ファンコニー症候群，慢性腎不全，蛋白尿）を呈する。

病理所見

- **光顕所見** 腎糸球体は基本的に正常だが，成人例では浸み込み病変の目立つ FSGS 像がしばしば認められる（図13）。細胞質内に好酸性でフクシン陽性（Masson 染色で赤色）の粗大顆粒状物質をいれて腫大した上皮細胞（granular swollen epithelial cell：GSEC）が遠位尿細管や集合管に観察されることが診断の助けとなる（図14）。
- **電顕所見** 足細胞や尿細管上皮細胞の細胞質内に，腫大やクリステの形態異常，基質消失などを呈する異常ミトコンドリアが増加する（図15）。

鑑別診断 臨床的に説明のつきにくい腎機能異常の精査のために生検される場合があり，FSGS や血管の硝子化や壁肥厚が目立つ症例では，鑑別診断として本症を考慮する必要が

18：遺伝性腎疾患　123

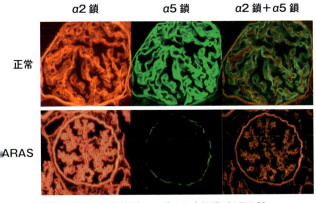

図9　常染色体劣性型アルポート症候群（ARAS）
Ⅳ型コラーゲンα5鎖染色にてボウマン嚢のみ陽性。

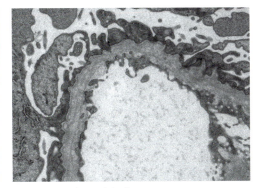

図10　アルポート症候群
糸球体基底膜の多層化を伴う不規則な肥厚。

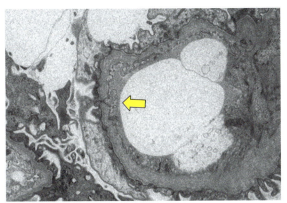

図11　アルポート症候群
糸球体基底膜の断裂（矢印）。

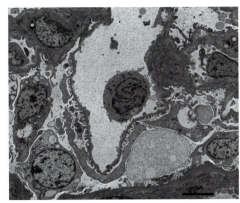

図12　菲薄基底膜病
糸球体基底膜のびまん性菲薄化。

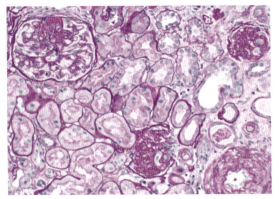

図13　ミトコンドリア病（PAS）
硝子化の目立つFSGS。

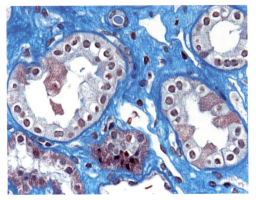

図14　ミトコンドリア病（Masson）
フクシン陽性の顆粒状物質を容れて腫大した尿細管上皮細胞（GSEC）。

ある。

6. 遺伝性嚢胞性腎疾患（hereditary cystic kidney disease）[5-7)]

概念と定義　尿細管の一次繊毛（primary cilia）とその関連構造物に関与する遺伝子の異常により生じる繊毛病（ciliopathy）である常染色体劣性多発性嚢胞腎，ネフロンろう，常染色体優性多発性嚢胞腎と，ciliopathy ではないが，遺伝子変異により尿細管間質病変を呈する常染色体優性尿細管間質性腎疾患がある。

1）常染色体劣性多発性嚢胞腎（autosomal recessive polycystic kidney disease：ARPKD）

臨床事項　胎児期〜小児期に発症する。超音波検査で腎臓は腫大し，皮髄境界が不明瞭で高輝度を示す。肝臓に ductal plate malformation といわれる形成異常を合併する。

病理所見　集合管の棍棒状拡張が均質に見られ，両側の腎臓は大きくなる。

2）ネフロンろう（nephronophthisis：NPHP）

臨床事項　小児から若年者に頻度の高い常染色体劣性遺伝性疾患で，腎障害の発症や末期腎不全（ESRD）に至る時期から3つに分類される。

①乳児ネフロンろう：1歳頃に発症し5歳頃に ESRD に至る。内臓逆位，心奇形を合併する。異常蛋白は nephrocystin-2（inversin）（責任遺伝子 *NPHP2*）である。

②若年性ネフロンろう：幼少期から学童期に発症し13〜14歳で ESRD に至る。網膜色素変性症，肝線維症，中枢神経異常などを合併する。異常蛋白は nephrocystin-1（責任遺伝子 *NPHP1*），nephrocystin-4（責任遺伝子 *NPHP4*）である。

③思春期ネフロンろう：思春期に発症し19〜22歳で ESRD に至る。肝線維症を合併する。異常蛋白は nephrocystin-3（責任遺伝子 *NPHP3*）である。

病理所見　髄質を中心に起きる尿細管の嚢胞状拡張と基底膜の不規則性変化や二重化，糸球体硬化をみる（図16）。

3）常染色体優性多発性嚢胞腎（autosomal dominant polycystic kidney disease：ADPKD）

臨床事項　主に成人で発症し，両側腎臓に多発性の嚢胞が進行性に発生，増大し，腎機能が低下する。85％が *PKD1*（16p13.3），15％が *PKD2*（4q21）の遺伝子変異を有する。*PKD1* 家系のほうが *PKD2* 家系よりも進行が速い。

病理所見　遠位尿細管からネフロン全体の嚢胞状拡張がみられ，嚢胞上皮は扁平化あるいは消失し，周囲間質に線維化を認める。生検が行われることはほとんどない。

4）常染色体優性尿細管間質性腎疾患（autosomal dominant tubulointerstitial kidney disease：ADTKD）（各論19 尿細管間質疾患を参照）

臨床事項　尿細管間質障害を主とする常染色体優性遺伝疾患の総称で，近年，原因遺伝子により疾患分類が再編された（表3）。従来，家族性若年性高尿酸血症性腎症（familial juvenile hyperuricemic nephropathy：FJHN）や髄質嚢胞腎（medullary cystic kidney disease：MCKD）とよばれていた疾患を含む。

病理所見　遠位尿細管の不規則な拡張や，基底膜の不整や消失，budding などが典型であるが，遺伝子異常に特異的な組織所見は不明で，慢性尿細管間質性腎炎の所見のみのこと

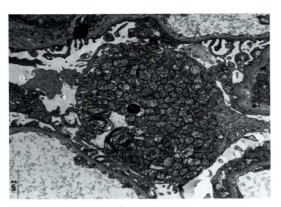

図15 ミトコンドリア病
足細胞内への異常ミトコンドリアの集積。

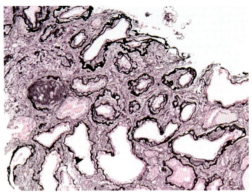

図16 ネフロンろう（PAM）
尿細管の不規則な拡張，基底膜の不規則性や二重化。

表3 ADTKDの原因遺伝子と疾患

原因蛋白	原因遺伝子	疾患名	旧来の疾患名
Uromodulin（Tamm-Horsfall 蛋白）	*UMOD*	ADTKD-*UMOD*	MCKD2（medullary cystic kidney disease type 2：髄質嚢胞腎2型） FJHN1（familial juvenile hyperuricemic nephropathy type 1：家族性若年性高尿酸血症性腎症1型） UKD（uromodulin kidney disease） UAKD（uromodulin-associated kidney disease）
ムチン	*MUC1*	ADTKD-*MUC1*	MCKD1（medullary cystic kidney disease type 1：髄質嚢胞腎1型） MKD（mucin-1 kidney disease）
レニン	*REN*	ADTKD-*REN*	FJHN2（familial juvenile hyperuricemic nephropathy type 2：家族性若年性高尿酸血症性腎症2型）
HNF1B	*HNF1B*	ADTKD-*HNF1B*	MODY5（maturity-onset diabetes of the young type 5：家族性若年糖尿病5型） RCAD（renal cyst and diabetes syndrome）
SEC61A1	*SEC61A1*	—	FJHN4（familial juvenile hyperuricemic nephropathy type 4：家族性若年性高尿酸血症性腎症4型）
不明	不明	ADTKD-NOS	—

もある。

鑑別診断 遺伝性嚢胞性腎疾患の鑑別には，嚢胞を呈する腎疾患全体が対象となるため，発症年齢と腎外症状を含めた臨床所見，家族歴，画像所見などを参考にする。ARPKD，ADPKDは比較的診断しやすいが，NPHPとADTKDは病理組織学的所見からは鑑別が難しい場合も多く，遺伝子検査によって確定診断する。

19 尿細管間質疾患

概念と定義　尿細管・間質は腎容積の約80％を占め，その障害の程度は腎機能との相関も強く，予後の予測にも有用であるため，病理診断において必ず評価すべきである。尿細管間質病変は，概念的には尿細管間質領域を直接の標的とするいわゆる「尿細管間質疾患」と，糸球体や血管の病変に続発する「二次的な尿細管間質病変」に分けられるが，形態学的に両者を鑑別することはしばしば困難であり，臨床経過と病理所見から総合的に判断する必要がある。

　二次性の尿細管間質病変の原因として最も多いのが，糸球体病変や血管病変に続発するものであり，前者としては糸球体炎の周囲間質に限局する炎症細胞浸潤や線維化，全節性硬化糸球体に関連するネフロンの尿細管萎縮/間質線維化が挙がる。後者には，悪性高血圧，血栓性微小血管症，腎動脈狭窄/塞栓症などの腎虚血をきたす病態下で，障害された血管の支配領域に生じる区域性の尿細管萎縮や間質線維化などがある。一方で尿細管間質疾患は，二次性の原因となる糸球体や血管の病変が存在しない，もしくは存在しても尿細管間質病変と無関係な分布を示し，かつ臨床的に尿細管間質を直接障害する因子が指摘できる場合に疑われる。尿細管間質を直接障害する因子は，薬剤や腎毒性物質への曝露，虚血，感染症，拒絶反応など多岐にわたる。

1. 急性尿細管傷害/壊死（acute tubular injury：ATI/acute tubular necrosis：ATN）

概念と定義　本来は，急性腎障害（acute kidney injury：AKI）の腎病変として尿細管上皮細胞に広範な壊死が起きる場合を急性尿細管壊死（ATN）というが，最近では，明らかな壊死病変が確認できないものも含めて急性尿細管傷害（ATI）と，臨床病理学的に広い意味で理解されている。

臨床事項　AKIの原因は腎性，腎前性，腎後性に分類されるが，ATIの組織像を呈するのは主に腎性，腎前性である。機序は，虚血あるいは腎毒性（尿細管傷害性）物質による尿細管上皮細胞障害であり，腎毒性物質には造影剤や各種薬剤などの外因性物質に加え，ヘモグロビン，ミオグロビンなどの内因性物質も含まれる。以下に示す病理所見は，尿細管変性像として糸球体疾患を含む様々な疾患で出現しうるため，臨床的にAKIをきたし，二次的な尿細管変性像であることが否定される際に，ATI/ATNと診断する。

病理所見　障害は主に近位尿細管に現れる。上皮細胞の刷子縁が不明瞭化あるいは消失し，管腔側にblebが形成され，一部は管腔に脱落する（図1）。尿細管上皮細胞が壊死した領域では，細胞が基底膜から剥離し，下流の尿細管腔内に剥離した細胞や壊死物をみる。壊死の目立たない領域では上皮細胞の扁平化と密度の低下（図2），尿細管腔の拡張と管腔内壊死物，周囲間質の浮腫などがみられる。遠位尿細管から集合管には各種の円柱による閉塞がみられることもある。さらに，尿細管上皮細胞には核の密度上昇や大小不同，核分裂像などの再生性変化がみられる。

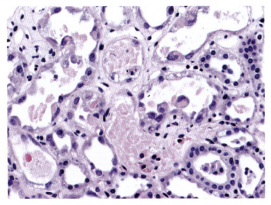

図1 急性尿細管傷害/壊死（PAS）
尿細管上皮細胞の変性と脱落および壊死物を含む近位尿細胞の拡張を認める。

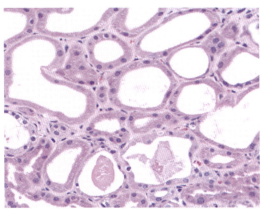

図2 急性尿細管傷害/壊死（HE）
尿細管上皮細胞の扁平化と核の減少。

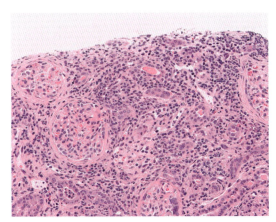

図3 急性尿細管間質性腎炎（HE）
間質へのびまん性の炎症細胞浸潤。

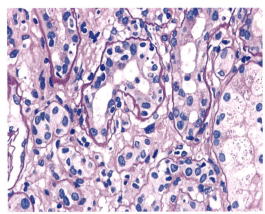

図4 急性尿細管間質性腎炎（尿細管炎）（PAS）

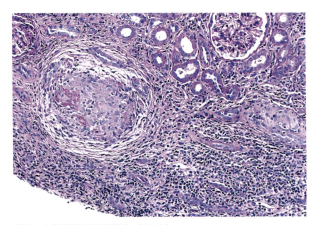

図5 肉芽腫性間質性腎炎（PAS）
間質の類上皮肉芽腫。

2. 尿細管間質性腎炎（Tubulointerstitial nephritis）

概念と定義　尿細管間質領域に炎症性病変を生じる疾患群で，原因は感染，薬剤，免疫異常など多岐にわたる[1]（表1）ため臨床情報が必須である。病理組織学的に，浮腫や細胞浸潤などの急性病変を主体とする急性尿細管間質性腎炎と，間質線維化および尿細管萎縮などの慢性病変を主体とする慢性尿細管間質性腎炎とに分類される。また，急性/慢性による分類とは別に，肉芽腫形成を特徴とする一群を肉芽腫性間質性腎炎といい，原因の特定に有益な情報となる。

臨床事項　急性尿細管間質性腎炎では，急性腎障害による乏尿・無尿や血中 BUN，Cr 値の上昇をみることが多く，蛋白尿や血尿は軽微である。発熱，皮疹，関節痛や全身倦怠感を伴う。全身疾患を原因とする場合には，それに応じた各種症状が出現する。検査所見として，尿細管機能異常を示唆する尿中 β_2 ミクログロブリンや尿中 NAG の上昇，腎性糖尿や尿細管性アシドーシスをみることもある。一方，慢性尿細管間質性腎炎は多くの場合，無症状で経過し，健診の血液検査等で腎機能低下として偶然みつかることも多い。

病理所見

1）急性尿細管間質性腎炎

間質にびまん性の炎症細胞浸潤をみる（図3）。被膜直下や静脈周囲，荒廃糸球体・萎縮尿細管の周囲に限局する密な炎症細胞浸潤は非特異的病変である可能性が高いので，分布に注意して観察する。尿細管炎の所見として，萎縮のない尿細管において，基底膜より内側の上皮細胞列に炎症細胞が浸潤し，上皮細胞の変性を伴う像をみる（図4）。浸潤細胞の種類を判定するには HE 染色が有用である。疾患によって浸潤しやすい細胞の傾向に違いはあるが，必ずしも疾患特異性は高くない。炎症が高度な症例では，間質浮腫や ATI に類似した変化として，尿細管上皮細胞の広範な変性，基底膜からの剥離，管腔内の壊死物質をみることがある。

2）慢性尿細管間質性腎炎

尿細管萎縮と間質の線維化が主な変化である。慢性病変であり，二次性尿細管間質病変との区別が難しい。腎障害の進行に伴い糸球体には虚脱やボウマン嚢の肥厚などの虚血性変化や失尿細管糸球体（atubular glomeruli）を認めることがある。

3）肉芽腫性間質性腎炎

通常の尿細管間質性腎炎の像に加えて，間質に類上皮肉芽腫を認める（図5）。サルコイドーシスや多発血管炎性肉芽腫症で高頻度にみられるほか，薬剤性間質性腎炎や TINU 症候群でも観察されることがある。また，乾酪壊死を伴うものでは腎結核の可能性も考えられ，ほかの疾患と治療方針が大きく異なるため注意が必要である。

尿細管間質性腎炎をきたす主要な疾患

上記の共通所見をもって尿細管間質性腎炎と診断したうえで，構成細胞の種類や疾患特徴的な変化を抽出し，臨床所見を踏まえて原因を鑑別する。尿細管間質性腎炎をきたす主要な疾患の特徴について，ほかとの鑑別点を中心に述べる。

1）薬剤性間質性腎炎

急性尿細管間質性腎炎の原因の約70％を占め，抗菌薬，プロトンポンプ阻害薬，

表1　尿細管間質性腎炎の原因による分類

感染症
　腎盂腎炎に伴う尿細管間質性腎炎（小児では閉塞性腎症や膀胱尿管逆流症）
　腎結核
　ウイルス感染症
　　アデノウイルス腎症
　　BK（ポリオーマ）ウイルス腎症
　　サイトメガロウイルス腎症

薬剤性間質性腎炎
　抗生剤，抗ウイルス薬，抗真菌薬
　抗腫瘍薬
　　シスプラチン腎症
　　ブスルファン腎症
　非ステロイド性消炎鎮痛薬
　抗うつ薬（リチウム製剤）

重金属による間質性腎炎
　鉛腎症
　カドミウム腎症
　水銀腎症

遺伝性間質性腎炎
　低K血症を伴う家族性尿細管間質性腎炎
　ミトコンドリア異常症に伴う慢性尿細管間質性腎炎

代謝異常に伴う間質性腎炎
　シュウ酸血症に伴う尿細管間質性腎炎
　痛風腎
　腎アミロイドーシス
　免疫グロブリン代謝異常に伴う尿細管間質性腎炎
　　骨髄腫腎
　　近位尿細管上皮細胞の結晶形成を伴うファンコニー症候群

免疫学的機序が関与する間質性腎炎
　抗尿細管基底膜抗体関連間質性腎炎
　免疫複合体沈着型間質性腎炎
　　IgG4関連尿細管間質性腎炎
　　SLEに関連する尿細管間質性腎炎
　　シェーグレン症候群
　T細胞性尿細管間質性腎炎
　　TINU症候群
　　サルコイドーシス

分類不能の間質性腎炎
　全身性Karyomegalyに伴う尿細管間質性腎炎
　アリストロキア酸腎症

放射線性間質性腎炎

特発性間質性腎炎

「Brodsky SV, et al：Acute and chronic tubulointerstitial nephritis, Heptinstall's Pathology of the Kidney, 7th ed., Philadelphia, Wolters Kluwer, p1111-1165, 2015」より引用改変

NSAIDs，利尿剤によるものが多いとされる[2]。病理所見だけでなく，薬剤開始との関連や薬剤リンパ球刺激試験の結果など，臨床所見が診断に必要である。

病理所見 リンパ球を主体とし，マクロファージ，形質細胞，好酸球などの浸潤をみる。ほかの原因による尿細管間質性腎炎と比較して，好酸球のみられる頻度が高い傾向はあるが目立たない症例もあり，薬剤性と判断する特異性には乏しい。間質に類上皮細胞および多核巨細胞からなる非乾酪性肉芽腫を形成する症例もある。

2）TINU症候群（tubulointerstitial nephritis and uveitis syndrome）

原因不明の間質性腎炎に両側性前部ブドウ膜炎を随伴する症候群で，平均15〜47歳，女性に好発する[3]。眼症状として，眼痛や充血，視力低下が起こる。

病理所見 腎病変は典型的な急性尿細管間質性腎炎で，浸潤細胞はリンパ球が主体である。比較的小さな非乾酪性肉芽腫を認める症例もある。全身疾患であり，肉芽腫は骨髄にも認めることがある。

3）IgG4関連腎臓病

IgG4関連疾患は，高IgG4血症（135 mg/dL以上）を示し，線維化を伴うIgG4陽性形質細胞の組織浸潤を特徴とする疾患概念である。腎臓は主要な障害臓器の1つで，IgG4関連腎臓病という。日本腎臓学会による診断基準[4]を表2に示す。男性に多く，平均65歳で発症する。唾液腺や涙腺の腫大，リンパ節腫脹，自己免疫性膵炎による腹痛・黄疸，後腹膜線維症に伴う水腎症による浮腫など，多彩な症状が出現しうるため，他臓器の検索は重要である。

病理所見 腎病変の主体は線維化を伴う尿細管間質性腎炎であり，リンパ球と形質細胞主体の著明な炎症細胞浸潤をみる。細胞浸潤は皮質のみならず髄質や被膜にもみられ，病変部と非病変部の境界が明瞭である。また，「花むしろ状（storiform）」あるいは「鳥の眼様（bird's eye pattern）」と形容される，浸潤細胞を取り囲む形の特徴的な線維化がみられる（図6）。糸球体病変を伴うこともあり，膜性腎症が特に多い。診断には，IgGおよびIgG4陽性形質細胞をカウントするために免疫染色が必要である（図7）。IgG4陽性細胞は血管炎症候群など，ほかの疾患でも高頻度に浸潤することがあるためIgG4陽性細胞の数や割合のみで本疾患を診断してはいけない。なお，壊死性血管炎・肉芽腫・好中球浸潤や高度の尿細管炎は，IgG4関連腎疾患に否定的な所見である[4]。

4）サルコイドーシス

非乾酪性肉芽腫を肺やリンパ節など種々の臓器に形成する原因不明の疾患である。

病理所見 腎臓でも非乾酪性肉芽腫を伴う間質性腎炎がみられ，"naked granuloma"と表現されるように周囲に炎症細胞浸潤の少ない境界明瞭な肉芽腫を形成するのが特徴である。高カルシウム血症を反映した石灰化病変がみられることもある。

5）ウイルス感染

病理所見 サイトメガロウイルス感染症による尿細管間質性腎炎では，尿細管上皮細胞に「梟の眼のような」大型で明瞭な核内封入体がみられるのが特徴である。移植腎生検では，BK（ポリオーマ）ウイルス腎症において，髄放線領域から始まり拡大する尿細管間質性腎炎を認める。すりガラス様あるいは空胞状に抜けたような尿細管上皮細胞封入体がみられ

表2 IgG4関連腎臓病の診断基準

1) 尿所見，腎機能検査に何らかの異常を認め，血液検査にて高 IgG 血症，低補体血症，高 IgE 血症のいずれかを認める。
2) 画像上特徴的な異常所見〔びまん性腎腫大，腎実質の多発性造影不良域，単発性腎腫瘤（hypovascular），腎盂壁肥厚病変〕を認める。
3) 血液学的に高 IgG4 血症（135 mg/dL 以上）を認める。
4) 腎臓の病理組織学的に以下の 2 つの所見を認める。
    a 著明なリンパ球，形質細胞の浸潤を認める。ただし，IgG4 陽性形質細胞が IgG4/IgG 陽性細胞比 40％以上，あるいは 10/hpf を超える。
    b 浸潤細胞を取り囲む特徴的な線維化を認める。
5) 腎臓以外の臓器の病理組織学的に著明なリンパ球，形質細胞の浸潤と線維化を認める。ただし，IgG4 陽性形質細胞が IgG4/IgG 陽性細胞比 40％以上，あるいは 10/hpf を超える。

Definite ：1)＋3)＋4) a, b
           2)＋3)＋4) a, b
           2)＋3)＋5)
           1)＋3)＋4) a＋5)
Probable：1)＋4) a, b
           2)＋4) a, b
           2)＋5)
           3)＋4) a, b
Possible ：1)＋3)
           2)＋3)
           1)＋4) a
           2)＋4) a

付記：
1. 臨床上鑑別を要する疾患をあげる。多発血管炎性肉芽腫症（GPA），好酸球性多発血管炎性肉芽腫症（EGPA），extramedullary plasmacytoma など。
2. 画像診断において鑑別を要する疾患をあげる。悪性リンパ腫，腎癌（尿路上皮癌など），腎梗塞，腎盂腎炎（稀に GPA，サルコイドーシス，癌の転移など）。
3. 診断のためのアルゴリズムで疑いとなる症例は診断基準では，準確診群（probable）もしくは疑診群（possible）に分類される。

「日本腎臓学会 IgG4 関連腎臓病ワーキンググループ：IgG4 関連腎臓病診療指針．日腎会誌 53：1062-1073，2011」より引用改変

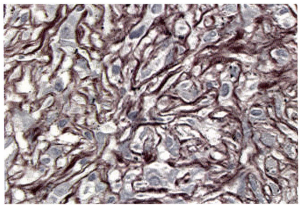

図6 IgG4 関連腎臓病（PAM）
Bird's eye pattern と形容される間質線維化。

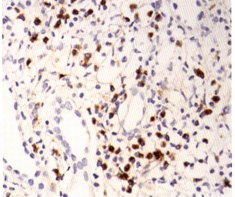

図7 IgG4 関連腎臓病
IgG4 の免疫染色。

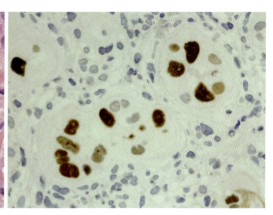

図8 BK（ポリオーマ）ウイルス腎症　左（HE）　右（SV40の免疫染色）。

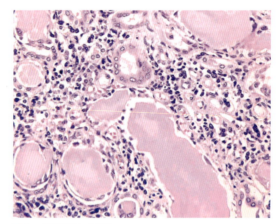

図9　骨髄腫腎（HE）
骨髄腫腎でみられる円柱。

ることが多い。BKウイルスの存在は，SV40の免疫染色によって確認できる（図8）。

6）腎盂腎炎

　腎の感染症には尿路からの上行性感染と血行感染があり，腎盂腎炎の原因としては上行性感染が重要である。

病理所見　傍尿細管毛細血管や尿細管内への好中球浸潤，尿細管上皮細胞の変性・剝離がみられ，尿細管の破壊から間質へと炎症が波及する。皮質や髄質外側に小膿瘍を形成することも多い。尿路の閉塞や逆流を伴う疾患では，間質へのTamm-Horsfall蛋白の逸脱をみることがある。

7）シェーグレン症候群（Sjögren syndrome）

　涙腺と唾液腺へのリンパ球・形質細胞浸潤を特徴とする自己免疫疾患である。

病理所見　尿細管間質性腎炎においては，ほかの原因と比較してB細胞の比率が高いことと形質細胞が比較的多いことが特徴で，浸潤は髄質にも広がる。ファンコニー症候群や，遠位尿細管性アシドーシスに伴う石灰化病変をみることもある。

3. 円柱による腎障害（cast nephropathy）

概念と定義　多発性骨髄腫では，単クローン性免疫グロブリンの沈着による糸球体障害やアミロイドーシスに加え，尿細管に特徴的な病変として円柱腎症（cast nephropathy）が生じる．骨髄腫腎（myeloma kidney）ともいう．

臨床事項　遠位尿細管およびその付近で軽鎖と Tamm-Horsfall 蛋白が結合して円柱を形成することで尿細管を閉塞し，急性腎障害として発症する．診断には，多発性骨髄腫と診断するための全身検索が必要である．骨髄腫腎の改善には，急性腎障害に対する一般的な対応に加えて，原疾患治療により遊離軽鎖を減少させる必要がある．

病理所見　骨髄腫腎でみられる円柱（myeloma cast）の特徴として，①PAS 染色陰性かつ HE 染色で明るい赤色（蛋白円柱と逆の染色性を示す），②周囲を多核巨細胞が取り囲む，③ひび割れがある，といった点があり，通常の蛋白円柱と識別が可能である（図9）．遠位尿細管にみられやすいが，ネフロンのどの部分にもみられる．Bence Jones 蛋白自体による直接的な尿細管傷害として，ATN の所見も出現しうる．

4. 常染色体優性尿細管間質性腎疾患（autosomal dominant tubulointerstitial kidney disease：ADTKD）（各論18，124頁を参照）

概念と定義　従来，成人で腎髄質に囊胞を呈する疾患を包括して髄質囊胞性疾患としてきたが，近年は，家族性で特定の遺伝子変異による尿細管間質疾患を，常染色体優性尿細管間質性腎疾患（ADTKD）と包括的に称している．小児にみられ，発症機序が繊毛病（ciliopathy）であるネフロンろうとは異なる．

臨床事項　いくつかの異なった遺伝子変異による尿細管間質性疾患であり，原因遺伝子による疾患分類がなされている（各論18 表3 参照）．多くは家族性にみられるが，孤発例もある．

病理所見　ADTKD の病理所見には疾患特異性は乏しく，遺伝子変異と病理所見の関連は明らかではない．囊胞がみられないこともあり，しばしば慢性尿細管間質性腎炎と診断される．特徴的な所見は，尿細管基底膜（TBM）に二重化，肥厚，解離，不連続性などの不整がみられることである．しかし，ほかの腎臓病でも類似した病変をみることがあるため，慢性尿細管間質性腎炎と考えられた場合には，家族歴を含めた臨床経過や TBM などの所見に注意し，ADTKD をまず疑ってみることである．最終的には遺伝子診断で確定する．

20 移植腎病変（抗体関連型拒絶反応/細胞性拒絶反応）

1. 抗体関連型拒絶反応（Antibody-mediated rejection：ABMR）

概念と定義　抗体関連型拒絶反応は，移植片の血管内皮細胞に存在する抗原に対する抗体によって惹起される拒絶反応である．抗体は，移植前からレシピエント血清中にすでに存在する場合と，移植後に新たに産生される場合がある．この拒絶反応の大部分は human leukocyte antigen（HLA）に対する抗体，特にドナーの HLA に対する特異抗体（抗ドナー HLA 抗体）によるものであるが，ABO 血液型不適合移植の術後早期には血液型物質に対する抗体による拒絶反応もあり，これも ABMR で，超急性／促進型急性拒絶反応として知られている．

1）超急性拒絶反応/促進型急性拒絶反応（hyper-acute rejection/accelerated acute rejection）

臨床事項　移植直後から 1 週間以内に移植腎機能障害や乏尿，無尿として発症する．レシピエント血清中に存在する血液型物質に対する抗体が，移植片の血管内皮細胞に存在する血液型物質と反応することにより惹起される拒絶反応である．

病理所見　細動脈から毛細血管にかけての血管内皮細胞障害と血栓形成がみられ，糸球体毛細血管や傍尿細管毛細血管（PTC）内腔の好中球，リンパ球，組織球の停滞は乏しい（図1）．ABMR の特徴である PTC 内皮細胞の C4d 陽性所見はみられないことがある．

2）急性抗体関連型拒絶反応（acute ABMR）

臨床事項　移植後 6 カ月以内に起こる移植腎機能障害として発症する拒絶反応であるが，免疫抑制剤の投与中断などによりそれ以外の時期にみられることもある．抗ドナー HLA 抗体が関与する拒絶反応である．Banff 2017 では活動性抗体関連型拒絶反応（active ABMR）という名称が採用されている．

病理所見　傍尿細管毛細血管炎［PTC 内の好中球，リンパ球，組織球の停滞と内皮細胞の腫大，剥離（図2）］，移植糸球体炎［管内増殖性糸球体腎炎に似た糸球体毛細血管内の炎症細胞の停滞と内皮細胞の腫大，増生（図3）］および免疫染色による PTC 内皮細胞への C4d 沈着（図4）をみる[1]．また，組織障害が高度な症例では，弓状動脈，小葉間動脈，細動脈のフィブリノイド壊死を伴う貫壁性動脈炎や移植腎の血流障害による急性尿細管壊死像をみることがある．

3）慢性活動性抗体関連型拒絶反応（chronic-active ABMR）

臨床事項　移植後 6 カ月以降に移植腎機能障害や蛋白尿として発症することが多いが，より早期にみられることもある．抗ドナー HLA 抗体による毛細血管内皮細胞の障害が持続的に惹起された場合にみられる拒絶反応で，acute ABMR が治療によってもコントロールできない場合や，長期生着例で移植腎機能障害が顕在化せずに組織障害が緩徐に進行する場合がある．

病理所見　糸球体毛細血管壁の二重化［移植糸球体症，transplant glomerulopathy（図5）］

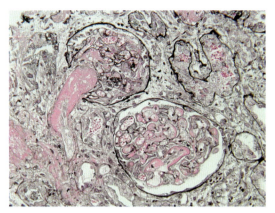

図1 ABO血液型不適合移植のTMA病変（PAM）
細動脈から糸球体内におよぶ血栓形成と糸球体内皮細胞障害。糸球体には，毛細血管壁の二重化やメサンギウム領域の不明瞭化がみられる。

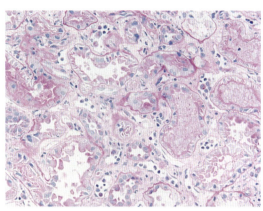

図2 急性抗体関連型拒絶反応の傍尿細管毛細血管炎（PAS）
傍尿細管毛細血管内に炎症細胞の稠密な停滞がみられる。

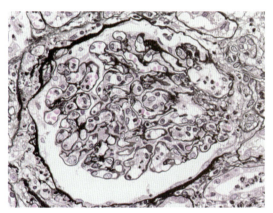

図3 急性抗体関連型拒絶反応の移植糸球体炎（PAM）
糸球体毛細血管に炎症細胞の停滞や毛細血管内皮細胞の腫大，増生による内腔の狭窄がみられる。

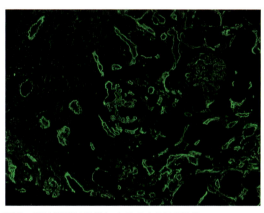

図4 間接蛍光抗体法によるC4d免疫染色
傍尿細管毛細血管壁に沿って線状陽性所見がみられる。本例では，糸球体毛細血管壁にも同様の所見がみられる。

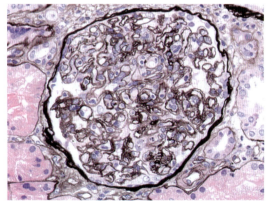

図5 慢性活動性抗体関連型拒絶反応の移植糸球体症（PAM）
移植糸球体炎の所見に加えて，糸球体毛細血管壁の二重化がみられる。

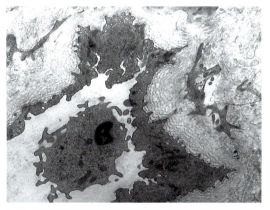

図6 慢性活動性抗体関連型拒絶反応の傍尿細管毛細血管基底膜の多層化（電顕）

と電顕所見として観察されるPTC基底膜の多層化（図6）がある。

4）免疫学的順応（accomodation）

　免疫学的順応は「移植臓器における血管内皮細胞の表面に血液型物質があり，レシピエントの血中にそれに対する抗体があるにもかかわらず，ABMRによる組織障害が起こらない状態」である。免疫学的順応の組織所見は，光顕所見に異常はみられないが，免疫染色ではPTC内皮細胞にC4dの沈着が観察される。

2．細胞性拒絶反応（cellular rejection）

概念と定義　細胞性拒絶反応は，レシピエントの細胞傷害性Tリンパ球による移植腎組織の障害と理解されており，T細胞性拒絶反応（T-cell mediated rejection：TCMR）ともよばれる。近年の免疫抑制療法の進歩により，その発生頻度は著しく減少している。組織学的に尿細管間質障害によって定義される拒絶反応で，その障害の程度が強い場合に動脈内皮細胞障害が惹起される可能性がある。

1）急性T細胞性拒絶反応（acute TCMR）

臨床事項　移植後2〜3カ月後から6カ月後にかけて移植腎機能障害として発症する。

病理所見　尿細管間質障害と動脈内膜の障害が挙げられ，前者の組織像として間質リンパ球浸潤（図7）と尿細管炎（図8）が，後者の組織像として動脈内膜炎（図9）がある。比較的弱い拒絶反応では尿細管炎のみがみられ（TypeⅠ），組織障害の進展に伴って動脈内膜炎を合併する（TypeⅡ）。まれに，フィブリノイド壊死を伴う貫壁性動脈炎（図10）をきたすことがあるとされ，TypeⅢとするが，この所見は先述のABMRとしてみられることのほうが多い。Banff分類におけるborderline changeは「acute TCMRのうち動脈病変がなく，尿細管炎が軽微なもの」と考えられている。

2）慢性T細胞性拒絶反応（chronic TCMR）

臨床事項　移植後6カ月以降に移植腎機能障害として発症する。移植腎機能障害の程度が軽微または認められないこともあり，プロトコール生検の診断の際に注意すべきである。

病理所見　細胞傷害性T細胞による尿細管間質障害と動脈内膜炎が持続することによる組織障害で，その特徴として慢性移植動脈症（図11）がある。慢性移植動脈症は弾性線維の増生を伴わない新生動脈内膜線維化病変としてみられる。なお，Banff 2017では，慢性移植動脈症を伴わない尿細管炎を特徴とするchronic TCMRも規定されている（分類7．移植腎Banff分類，166頁を参照のこと）

3）形質細胞浸潤が著明な急性T細胞性拒絶反応（plasma cell-rich acute rejection）

臨床事項　acute TCMRと同様の発症様式をとるが，移植腎組織の障害部に多数の形質細胞浸潤をみる一型のことで（図12），移植腎機能障害が高度で治療抵抗性であることが多い。一般的なacute TCMRに対する免疫抑制療法に抵抗性である場合が多く，抗CD3抗体やデオキシスパーガリン（deoxyspergualin）による治療が必要になることがある。

病理所見　この拒絶反応は，acute TCMRで間質に浸潤する細胞の10％以上を形質細胞が占めるものとされる。あるいは400倍の強拡大20視野中に300個以上の形質細胞浸潤を伴うものという定義もある[2]。

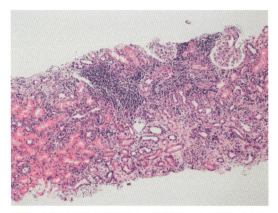

図7　急性T細胞性拒絶反応の間質リンパ球浸潤（HE）
尿細管萎縮を伴う間質リンパ球浸潤がみられる。

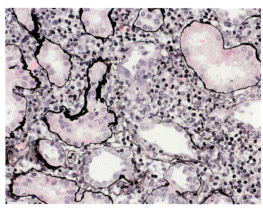

図8　急性T細胞性拒絶反応の尿細管炎（PAM）
中央の尿細管で基底膜の破壊と尿細管上皮列へのリンパ球浸潤がみられ，残存尿細管上皮の変性を伴っている。

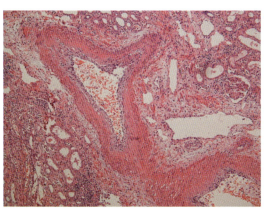

図9　動脈内膜炎（HE）
大型の小葉間動脈の内膜に全周性の内膜炎と内腔の軽度狭窄がみられる。

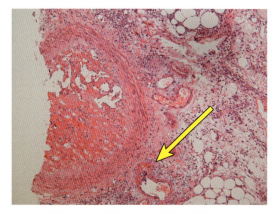

図10　動脈内フィブリン血栓と貫壁性動脈炎（HE）
葉間動脈に内腔を占拠する血栓形成が認められ，その枝である中位動脈にフィブリノイド壊死を伴う貫壁性動脈炎（矢印）がみられる。

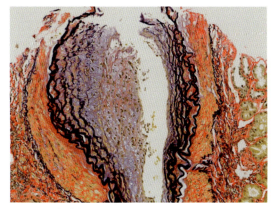

図11　慢性移植動脈症（EVG）
軽度の動脈硬化症を伴う弓状動脈に弾性線維の増生を伴わない内膜肥厚がみられる。

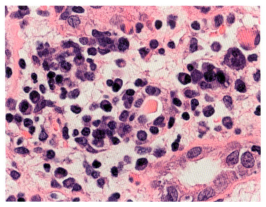

図12　形質細胞浸潤が著明な急性T細胞性拒絶反応（plasma cell-rich acute rejection）（HE）
尿細管炎の周囲間質に多数の形質細胞浸潤がみられる。

4）Isolated v-lesion

移植腎に起こる動脈内膜炎は，acute TCMR の TypeⅡや acute ABMR における組織障害の1つであるが，前者では尿細管炎が，また後者では傍尿細管毛細血管炎や糸球体炎が同時にみられる。移植腎生検で尿細管や PTC，糸球体の炎症を伴わず動脈内膜炎のみがみられた場合は isolated v-lesion と称す。その病的意義は不明であるが，これまでの検討で，拒絶反応と関連していることが多いとされ[3]，免疫抑制療法の強化が推奨されていることから，isolated v-lesion がみられた場合には診断報告書にその旨が記載されるべきである。

3．カルシニューリン阻害薬（calcineurin inhibitor：CNI）による腎障害

CNI による腎障害は，腎機能低下として現れる。組織所見は薬剤の種類を問わず類似している。

病理所見　主として急性期には尿細管上皮細胞に微細空胞状変性（図13）が，主として慢性期には細動脈壁の硝子化（図14）および糸球体の巣状分節性硬化がみられる。尿細管上皮細胞の微細空胞状変性は非特異的で，虚血性変化や CNI 以外の薬剤や毒物に伴う中毒性変化との鑑別は困難である。近位尿細管直部の尿細管上皮細胞から進展することが多い。細動脈壁の硝子化病変は，糖尿病や高血圧症に伴う細動脈硬化病変とは異なり，中膜平滑筋細胞の変性・壊死に伴う変化であるため，中膜を置換するように進展し，細動脈壁の全周性にみられたり，外膜側へ結節状に突出するようにみられることが特徴である（図14）。

4．BK（ポリオーマ）ウイルス腎症

臨床事項　BK（ポリオーマ）ウイルスはヒトの尿路上皮に広く常在するウイルスである。免疫抑制下でのウイルスの再活性化に伴って感染が尿細管上皮細胞に広がり，腎実質の尿細管間質性腎炎を惹起した状態を BK（ポリオーマ）ウイルス腎症という。acute TCMR も広義の尿細管間質性腎炎であるため，両者の鑑別は重要である。

病理所見　組織所見の特徴として，ウイルスが感染した尿細管上皮細胞の核に腫大や異型，核内封入体がみられる（図15）。また，SV40 の免疫染色で感染細胞の核にウイルスの存在を証明できる（図16）。BK（ポリオーマ）ウイルス腎症はその組織障害の程度により，組織中に SV40 陽性細胞が証明できるのみの stage A，尿細管上皮細胞障害を伴う stage B，尿細管萎縮・間質線維化病変の進展が標本の50％を超える stage C に分類される[4]。

5．移植後リンパ増殖性疾患（post-transplant lymphoproliferative disorders：PTLD）

臨床事項　臓器移植後の免疫抑制下に発生するリンパ球あるいは形質細胞の増殖性疾患の総称であり，反応性リンパ増殖性病変から悪性リンパ腫に至る良性/反応性および悪性/腫瘍性のリンパ球・形質細胞増殖性疾患を包括する疾患概念である。PTLD は，その約70％で増殖細胞に Epstein-Barr virus（EBV，EB ウイルス）の遺伝子あるいはその産物が証明されることから，PTLD におけるリンパ球の増殖能獲得には，多くの例で EBV 感染あるいは再活性化が関与していると考えられている。

病理所見　尿細管間質領域の稠密なリンパ球浸潤（図17）を示す病変であるため，acute TCMR との鑑別が問題となる。PTLD の特徴として，病変部と非病変部の境界が比較的明瞭であること，PTLD は B 細胞性の頻度が高いため，病変内に形質細胞が多く含まれていたり，増殖細胞が形質細胞への分化傾向を示していたりすることが挙げられる。PTLD はその多くが EBV 関連リンパ増殖性疾患であるため，*in situ* hybridization（ISH）法によって EBV を証明することにより診断可能なことが多い（図18）。

20：移植腎病変（抗体関連型拒絶反応/細胞性拒絶反応）　　　139

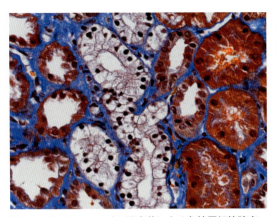

図13　カルシニューリン阻害薬による急性尿細管障害（Masson）
近位尿細管直部の上皮細胞に細胞質の泡沫化/淡明化がみられる。

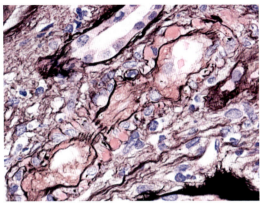

図14　カルシニューリン阻害薬による慢性血管毒性（PAM）
細動脈の外膜側に硝子様無構造物質の沈着がみられる。

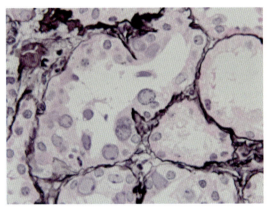

図15　BK（ポリオーマ）ウイルス腎症（PAM）
尿細管上皮細胞の核腫大と核内淡明化（封入体）がみられる。

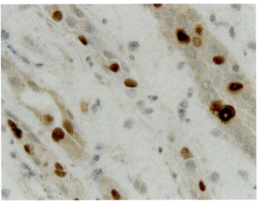

図16　BK（ポリオーマ）ウイルス腎症（SV40 免疫染色）
BKウイルス感染尿細管上皮細胞の核に免疫染色陽性像がみられる。

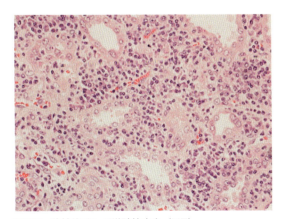

図17　移植後リンパ増殖性疾患（HE）
間質に核腫大を伴うリンパ球様細胞の増加がみられ，一部が形質細胞への分化傾向を示している。

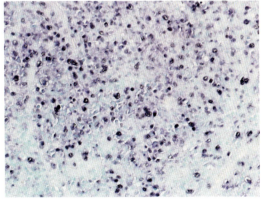

図18　移植後リンパ増殖性疾患（EBER-1 in situ hybridization 法）
増殖異型リンパ球様細胞にEBウイルスの存在が確認される。

21 その他の腎炎疾患

1. C1q腎症（C1q nephropathy）[1-3]

概念と定義 蛍光抗体法でメサンギウム領域にC1qがdominantあるいはco-dominantに陽性（≧2+）を呈する腎症・腎炎で，臨床的にSLEではないものを指す。

臨床事項 小児や若年者に比較的多い。臨床像はネフローゼ症候群や蛋白尿，無症候性血尿蛋白尿など様々である。

病理所見

- **光顕所見** 微小変化や巣状分節性糸球体硬化症（FSGS）を示す足細胞障害に属するもの（図1）と，原因不明の増殖性糸球体腎炎に属するものがあると考えられており，前者のほうが頻度は高い。ループス腎炎や原発性膜性増殖性糸球体腎炎（MPGN）を確実に除外するためにMPGNパターンを呈するものは除くという考えもある。

- **蛍光所見** 免疫グロブリンや他の補体が陽性になってもよいが，C1qがdominantあるいはco-dominantに陽性を呈する（図2, 3）。C1qはメサンギウム領域にコンマ状の陽性像としてみられることが多く，末梢係蹄壁に少量の陽性像を伴うこともある。

- **電顕所見** メサンギウム領域，特に傍メサンギウム領域に高電子密度沈着物（EDD）が種々の程度にみられる（図4）。蛋白尿の多い症例では足突起の消失を認める。ループス腎炎に特徴的なtubuloreticular inclusionは認めない。

鑑別診断 臨床症状や検査でSLEを示唆する所見がないこと，血清補体値が正常であること（ループス腎炎や原発性MPGNの除外），IgAとC1qがco-dominantに陽性の場合はIgA腎症と診断してC1q腎症としないこと，に注意が必要である。C1q腎症は独立した疾患ではないという考えもある。

2. IgM腎症（IgM nephropathy）[3,4]

概念と定義 蛍光抗体法で糸球体の非硬化部においてIgMがdominantにびまん性陽性を示す腎症。

臨床事項 ネフローゼ症候群が多い。

病理所見

- **光顕所見** 糸球体はおおむね正常か軽度の分節性のメサンギウム増殖を伴う微小変化の像を示す（図5）。

- **蛍光所見** IgMがdominantにメサンギウム領域に明瞭な陽性像を示す（図6, 7）。他の免疫グロブリンや補体が軽度陽性のこともある。

- **電顕所見** 足突起の広範な消失と，メサンギウム領域にEDDを認める（図8）。

鑑別診断 微小変化型ネフローゼ症候群（MCNS）やFSGS，浸み込み病変部などでIgMは非特異的陽性を呈することも多いため，蛍光抗体法で明瞭に陽性であることが重要である。IgM沈着に対応するEDDが電顕で観察される症例に限るべきといわれている。IgM腎症は診断基準が曖昧で，存在そのものを疑問視する考えもある。

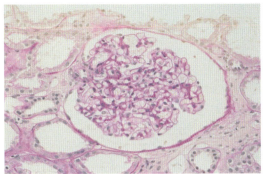

図1 C1q腎症（微小変化）（PAS）

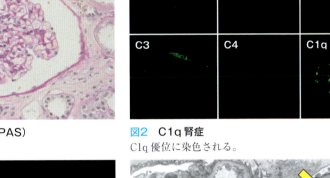

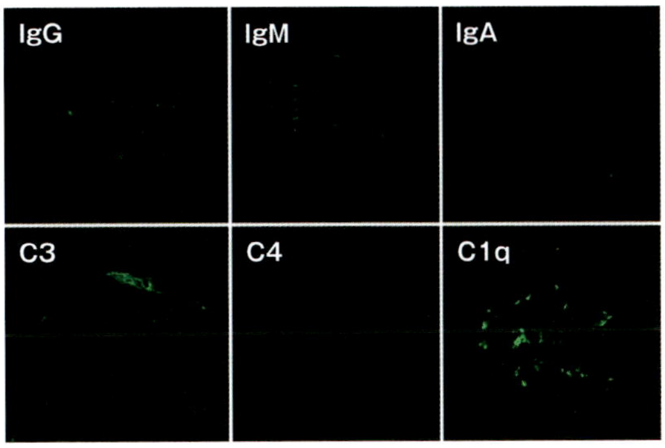

図2 C1q腎症
C1q優位に染色される。

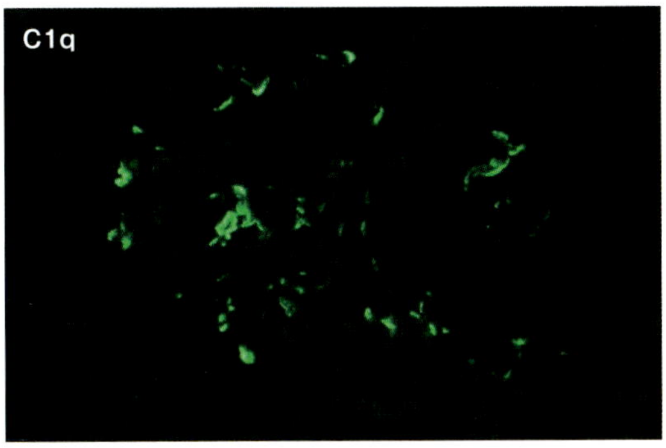

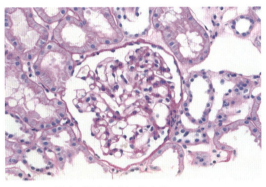

図3 C1q腎症

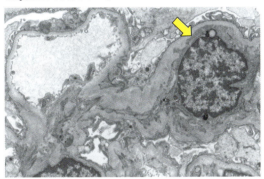

図4 C1q腎症
メサンギウム領域に沈着物（矢印）をみる。

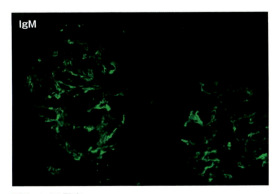

図5 IgM腎症（微小変化）（PAS）

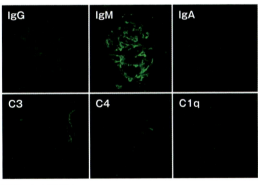

図6 IgM腎症
IgMが単独でメサンギウム領域に陽性。

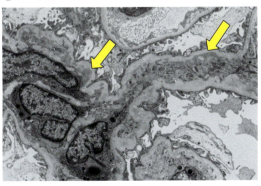

図7 IgM腎症

図8 IgM腎症
メサンギウム領域に沈着物（矢印）をみる。

組 織 分 類

1 IgA 腎症
——Oxford 分類，日本腎臓学会組織学的重症度分類

作成の経緯と必要性　IgA 腎症は臨床的に慢性腎炎症候群を呈し，多くは自覚症状なしに緩慢に進行する腎炎である。しかし，ときに急性腎炎様の症状を呈し，急速進行性に病状が悪化する。このような臨床像を反映して，IgA 腎症の組織像には急性病変と慢性病変が混在している。重松は積極的治療の対象となる急性活動性病変と予後を決定する慢性硬化性病変とを重視し，それぞれを組織傷害度（grade）と進行度（stage）として評価する試みを提案した（表1）[1,2]。その後，IgA 腎症の多彩な病変から，治療選択と予後判定に有用な因子を抽出し，臨床的に役立つ組織学的分類を確立する試みとして，2009 年に国際 IgA 腎症臨床病理組織分類（いわゆる Oxford 分類）[3,4]が提唱された。一方，本邦では 2002 年に厚生労働省と日本腎臓学会による「IgA 腎症の組織学的重症度分類」が作成され，2011 年に改訂版が「IgA 腎症診療指針（第 3 版）」にまとめられた[5]。この経過については他の総説に詳しい[6]。

1）Oxford 分類

Oxford 分類（表2）は，欧米（英・仏・伊・米・加・チリ）とアジア（中・日）の 8 カ国からエントリーされた IgA 腎症 265 例の病理標本と臨床データの解析によって得られたエビデンスに基づく国際分類である[3]。病変パラメータのうち，評価者間で再現性の低いものを除外したうえで，メサンギウム細胞増多（M），分節性糸球体硬化（S），管内細胞増

表1　IgA 腎症の急性および慢性障害（重松による）の一覧

	急性障害（Grade）	慢性障害（Stage）
糸球体 管内性変化	管内細胞増多 （内皮細胞・炎症細胞） フィブリン血栓 メサンギウム網状化 メサンギウム融解 係蹄壊死	メサンギウム細胞増殖 メサンギウム基質増加 メサンギウム拡大 分節性硬化 全節性硬化 係蹄虚脱
糸球体 管外性変化	滲出物の尿腔流出 糸球体基底膜の断裂 炎症細胞や赤血球の尿腔流出 細胞性半月体	癒着病変 線維細胞性半月体[注] 線維性半月体 尿腔線維化 偽尿細管形成（半月体基質化）
尿細管・間質	浮腫 間質への炎症細胞浸潤 尿細管炎	尿細管萎縮 間質の線維化

注：線維細胞性半月体は，日本腎臓学会の組織分類では急性病変と解釈されている。

「重松秀一：IgA 腎症の組織学的傷害度（Grade）と進行度（Stage）．日腎会誌 38：315-322，1996」
「Shigematsu H：Histological grading and staging of IgA nephropathy. Pathol Int 47：194-201，1997」
を引用改変

表2 IgA 腎症の Oxford 分類

病変	定義	スコア
メサンギウム細胞増多 mesangial hypercellularity	1つの糸球体ごとに，1メサンギウム領域あたりのメサンギウム細胞数でスコアをつける。 ＜4個：0，4〜5個：1，6〜7個：2，＞8個：3 すべての糸球体の平均スコアを算定する。	M0：≦0.5 M1：0.5 or more[注1]
分節性糸球体硬化[注2] segmental glomerulosclerosis	全部ではないが一部の係蹄が硬化もしくは癒着している。	S0：なし S1：あり
管内細胞増多 endocapillary hypercellularity	管腔の狭小化を起こす糸球体毛細血管内の細胞数増多。	E0：なし E1：あり
尿細管萎縮／間質線維化 tubular atrophy/ interstitial fibrosis	尿細管萎縮あるいは間質線維化が皮質に占める割合（％）。	T0：0〜25％ T1：26〜50％ T2：＞50％
細胞性／線維細胞性半月体 cellular/fibrocellular crescents	細胞性と線維細胞性の半月体の出現頻度。	C0：なし C1：少なくとも1個 C2：≧25％の糸球体

注1：実際は 50％以上の糸球体で 4 個以上のメサンギウム細胞増多があれば M1 となる。
注2：分節性糸球体硬化の評価で足細胞傷害像（podocytopathic features）があれば記載する。
「Roberts IS et al：The Oxford classification of IgA nephropathy：pathology definitions, correlations, and reproducibility. Kidney Int 76：546-556, 2009」
「Trimarchi H et al：Oxford Classification of IgA nephropathy 2016：an update from the IgA Nephropathy Classification Working Group. Kidney Int 91：1014-1021, 2017」
を引用改変

多（E），尿細管萎縮／間質線維化（T）が臨床所見と独立した予後関連因子であることを明らかにし，これらをスコア化して表記した。さらにその後の研究で半月体が予後と関連することが重視され，2016 年の改訂版において半月体（C）が病変パラメータとして採用された[4]。

　Oxford 分類は，科学的な段階を踏んだエビデンスに基づく組織分類の草分け的存在として評価され，一定のコホート間の比較研究では有用である。しかし，スコア化が単純で個々の症例の治療選択や予後予測には使えず，臨床現場では有用とはいえない。その点では，以下に述べる本邦の組織学的重症度分類のほうが汎用性があるといえる。

2）日本腎臓学会の組織学的重症度分類

　2011 年に発表された「IgA 腎症診療指針（第 3 版）」[5]では，透析導入と関連する糸球体病変として，急性病変では細胞性半月体，線維細胞性半月体，慢性病変では全節性硬化，分節性硬化，線維性半月体の 5 病変を取り上げ，これらのいずれかを有する糸球体数が総糸球体数に占める割合に基づいて，組織学的重症度（H-Grade）が決められる（表3）。

　すなわち，これらの割合が 25％未満が H-Grade Ⅰ，25％以上 50％未満が H-Grade Ⅱ，50％以上 75％未満が H-Grade Ⅲ，75％以上が H-Grade Ⅳ とし，さらに急性病変（acute lesion）のみをもつ症例には（A），急性病変と慢性病変（chronic lesion）をもつ症例には（A/C），慢性病変のみの症例には（C）を付記することとしている。この分類は，IgA 腎症の活動性と進行度の 2 つの因子を反映している点で，臨床的にも評価されている。今後は，詳細な組織所見を加味したさらなる層別化等が課題と考えられている。

表3 IgA 腎症の組織学的重症度分類（日本腎臓学会）

組織学的重症度	腎予後と関連する病変注)を有する糸球体数/総糸球体数	急性病変のみ	急性病変＋慢性病変	慢性病変のみ
H-Grade Ⅰ	25％未満	A	A/C	C
H-Grade Ⅱ	25％以上50％未満	A	A/C	C
H-Grade Ⅲ	50％以上75％未満	A	A/C	C
H-Grade Ⅳ	75％以上	A	A/C	C

注：急性病変（A）：細胞性半月体（係蹄壊死を含む），線維細胞性半月体
　　慢性病変（C）：全節性硬化，分節性硬化，線維性半月体

「厚生労働省：IgA 診療指針―第3版―．厚生労働科学研究費補助金難治性疾患克服研究事業：進行性腎障害に関する調査研究班報告．IgA 腎症分科会．日腎会誌 53：123-135, 2011」を引用改変

---

1. 臨床症状
　大部分の症例は無症候であるが，ときに急性腎炎様の症状を呈することもある．ネフローゼ症候群の発現は比較的稀である．
　一般に経過は緩慢であるが，20年の経過で約40％の患者が末期腎不全に移行する．
2. 尿検査成績
　尿異常の診断には3回以上の検尿を必要とし，そのうち2回以上は一般の尿定性試験に加えて尿沈渣の分析も行う．
　A．必発所見：持続的顕微鏡的血尿注1)
　B．頻発所見：間欠的または持続的蛋白尿
　C．偶発所見：肉眼的血尿注2)
3. 血液検査成績
　A．必発所見：なし
　B．頻発所見：成人の場合，血清 IgA 値 315 mg/dL 以上（標準血清を用いた多施設共同研究による．）注3)
4. 確定診断
　腎生検による糸球体の観察が唯一の方法である．
　A．光顕所見：巣状分節性からびまん性全節性（球状）までのメサンギウム増殖性変化が主体であるが，半月体，分節性硬化，全節性硬化など多彩な病変がみられる．
　B．蛍光抗体法または酵素抗体法所見：びまん性にメサンギウム領域を主体とする IgA の顆粒状沈着注4)
　C．電顕所見：メサンギウム基質内，特にパラメサンギウム領域を中心とする高電子密度物質の沈着

［付記事項］
1. 上記の 2-A，2-B，および 3-B の3つの所見が認められれば，本症の可能性が高い．ただし，泌尿器科的疾患の鑑別診断を行うことが必要である．
2. 本症と類似の腎生検組織所見を示しうる紫斑病性腎炎，肝硬変症，ループス腎炎などとは，各疾患に特有の全身症状の有無や検査所見によって鑑別を行う．
注1）尿沈渣で，赤血球 5〜6/HPF 以上
注2）急性上気道炎あるいは急性消化管感染症後に併発することが多い．
注3）全症例の半数以上に認められる．従来の基準のなかには成人の場合，半数以上の患者で血清 IgA 値は 350 mg/dL 以上を呈するとしていたが，その時点では IgA の標準化はなされていなかった．
注4）他の免疫グロブリンと比較して，IgA が優位である．

下線は第3版での改正部位
「松尾清一，他：IgA 腎症診療指針第3版．日腎会誌 53：123-135, 2011」を転載

2 紫斑病性腎炎（IgA血管炎）——ISKDC分類

作成の経緯と必要性　International Study of Kidney Disease in Children（ISKDC）分類は紫斑病性腎炎（IgA血管炎）[1]の予後を予測するために提案された組織学的重症度分類である。当初はメサンギウム増殖（図1）および半月体形成（図2）の分布を基準にした分類[2]であったが，その後，改定されてメサンギウム増殖および半月体形成あるいは分節性病変〔血栓，壊死（図3），硬化（図4）〕の分布を基準とした分類[3]（表1）になった。

表1　紫斑病性腎炎のISKDC分類

Grade	病理所見
Ⅰ	微小変化
Ⅱ	メサンギウム増殖のみ
Ⅲ	巣状（a）あるいはびまん性（b）のメサンギウム増殖を認め，半月体形成あるいは分節性病変（血栓，壊死，硬化）が50％未満の糸球体に存在
Ⅳ	Ⅲa，Ⅲbのメサンギウム増殖を認め，半月体形成あるいは分節性病変（血栓，壊死，硬化）が50〜75％の糸球体に存在
Ⅴ	Ⅲa，Ⅲbのメサンギウム増殖を認め，半月体形成あるいは分節性病変（血栓，壊死，硬化）が76％以上の糸球体に存在
Ⅵ	膜性増殖性糸球体腎炎様病変

文献3より引用改変

臨床的意義　紫斑病性腎炎の尿所見や臨床像，組織所見は多彩であり，初発症状で腎炎＋ネフローゼ症候群を示す症例や，組織像で半月体形成の頻度が高い症例は予後が悪いことが知られている。ISKDC分類はメサンギウム増殖および半月体形成あるいは分節性病変の分布を基準にした分類であり，腎予後の推定に適している。ISKDC分類と予後との関係を表2[4,5]に示す。Grade ⅠおよびGrade Ⅱではほかの Gradeに比較して，尿所見の改善が良く，活動性の腎症状あるいは腎機能障害を呈する症例は少ない。50％以上に半月体あるいは分節性病変を示す症例（Grade Ⅳ，Ⅴ）および膜性増殖性糸球体腎炎様病変を示す症例（Grade Ⅵ）は，活動性の腎症状あるいは腎機能障害を示す頻度が高い。尿所見が持続あるいは増悪する症例では，再生検で組織像が進行し，糸球体硬化が増加することがあるので，注意してフォローする必要がある。

　現行のISKDC分類の問題点は，Grade Ⅲの「半月体形成あるいは分節性病変が50％未満」であり，たとえば，これらの病変が10％の症例と49％の症例では必然的に予後は異なるので，これらを一括りにしてよいかということである。さらに，成人でも小児でも糸球体硬化，尿細管・間質病変の存在が予後に関係することが報告されており[6,7]，ISKDC分類に尿細管萎縮や間質の線維化などの病変が加味されていないことも今後改善を要する。

表2 紫斑病性腎炎のISKDC分類と予後の関係

ISKDC分類	Total	正常	軽度尿異常	活動性腎症状	腎機能障害
I	24	17 (71%)	7 (29%)	0	0
II	61	45 (74%)	9 (5%)	5 (8%)	2 (3%)
III	122	78 (64%)	23 (19%)	13 (11%)	8 (7%)
IV	52	22 (42%)	9 (17%)	11 (21%)	10 (19%)
V	26	0	8 (31%)	3 (12%)	15 (58%)
VI	6	2 (33%)	0	2 (33%)	2 (33%)
Total	291	164 (56%)	56 (19%)	34 (12%)	37 (13%)

活動性腎症状:蛋白尿が40 mg/hr/m^{2}あるいは1 g/day以上の蛋白尿およびあるいは高血圧+腎機能正常
腎機能障害:Ccr<30, <40, or 60 mL/min/1.73 m^2(定義が報告者により異なる)
「Haas M:IgA Nephropathy and IgA Vasculitis (Henoch-Schönlein Purpura) Nephritis. In Heptinstall's Pathology of The Kidney ed 7th, Wolters Kluwer:463-523, 2015」を引用改変

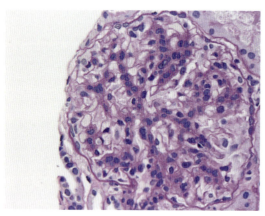

図1 メサンギウム増殖(PAS)

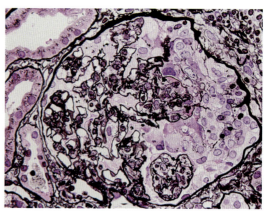

図2 細胞性半月体(PAM)

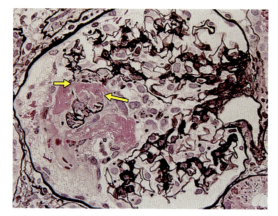

図3 係蹄壊死(PAM)
糸球体係蹄の破綻の断裂(矢印)とフィブリン析出。

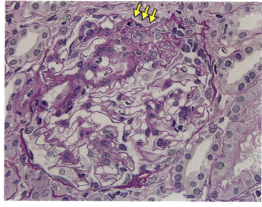

図4 分節性硬化(PAS)

3 ループス腎炎——ISN/RPS 分類

作成の経緯と必要性　ループス腎炎では組織学的に多様な質の病変がランダムに出現するため，診療や研究に役立つ病理診断として報告の均一性と再現性を担保するには，病変の定義を標準化し臨床と関連性の強い病変を明らかにする必要がある．長年使われてきたWHO分類の問題点を解消するために，International Society of Nephrology（ISN）とRenal Pathology Society（RPS）により，光顕像による組織分類としてISN/RPS分類（表1）が2003年に作成された．この分類では特に用語を定義づけることに重点が置かれ，個々の病変の定義（表2）や活動性病変と慢性病変の定義（表3）が明確に記載されている．

表1　ループス腎炎の分類（ISN/RPS）

Ⅰ型　微小メサンギウムループス腎炎
　　光顕では糸球体は正常だが，蛍光抗体法でメサンギウムに免疫沈着物が認められる．

Ⅱ型　メサンギウム増殖性ループス腎炎
　　程度を問わないが，メサンギウムに限局した細胞増多もしくはメサンギウム基質の拡大が光顕で認められ，メサンギウムに免疫沈着物がある．上皮下または内皮下沈着物が孤在性に蛍光抗体法や電顕でみられることがあっても，光顕では認められない．

Ⅲ型　巣状ループス腎炎 注a,b
　　活動性または非活動性，分節性または全節性の管内性または管外性の糸球体腎炎が，全糸球体の50%未満においてみられる．典型的には分節性の内皮下沈着物を伴い，メサンギウム変化は伴うことも伴わないこともある．
　　Ⅲ（A）　　　活動性病変：巣状増殖性ループス腎炎
　　Ⅲ（A/C）　 活動性および慢性病変：巣状増殖性および硬化性ループス腎炎
　　Ⅲ（C）　　　慢性非活動性病変で瘢痕を伴う：巣状硬化性ループス腎炎

Ⅳ型　びまん性ループス腎炎 注a,b
　　活動性または非活動性，分節性または全節性の管内性または管外性の糸球体腎炎が，全糸球体の50%以上においてみられる．典型的にはびまん性の内皮下沈着物が認められ，メサンギウム変化は伴うことも伴わないこともある．この型は，病変を有する糸球体の50%以上が分節性病変を示すびまん性分節性（Ⅳ-S）ループス腎炎と，病変を有する糸球体の50%以上が全節性病変を示すびまん性全節性（Ⅳ-G）ループス腎炎に分けられる．分節性とは，糸球体病変が糸球体係蹄の半分未満を侵すものと定義される．びまん性のワイヤーループ病変があるが，細胞増殖は軽度あるいは増殖がない症例も含む．
　　Ⅳ-S（A）　　　活動性病変：びまん性分節性増殖性ループス腎炎
　　Ⅳ-G（A）　　　活動性病変：びまん性全節性増殖性ループス腎炎
　　Ⅳ-S（A/C）　 活動性および慢性病変：びまん性分節性増殖性および硬化性ループス腎炎
　　Ⅳ-G（A/C）　 活動性および慢性病変：びまん性全節性増殖性および硬化性ループス腎炎
　　Ⅳ-S（C）　　　慢性非活動性病変で瘢痕を伴う：びまん性分節性硬化性ループス腎炎
　　Ⅳ-G（C）　　　慢性非活動性病変で瘢痕を伴う：びまん性全節性硬化性ループス腎炎

Ⅴ型　膜性ループス腎炎
　　全節性または分節性の上皮下免疫沈着物，もしくは，それらに連続する病変が光顕的に，さらに蛍光抗体法または電顕にて認められる．メサンギウム変化は伴うことも伴わないこともある．
　　Ⅴ型ループス腎炎はⅢ型またはⅣ型に合併して生じることがあり，その場合は両者を診断とする．
　　Ⅴ型ループス腎炎は進行した硬化性病変を示すことがある．

Ⅵ型　進行した硬化性ループス腎炎
　　90%以上の糸球体が全節性硬化を示し，すでに活動性はない．

注：尿細管萎縮，間質の炎症と線維化，動脈硬化症のその他の血管病変があれば記載し，程度（軽度，中等度，高度）を記載する．
　a. 活動性病変と硬化性病変を伴う糸球体それぞれの割合を記載する．
　b. フィブリノイド壊死，または細胞性半月体を伴う糸球体の割合を記載する．

表2 ISN/RPS 分類における病変の定義

びまん性（diffuse）：ある病変が大半（≧50％）の糸球体を障害する。

巣状（focal）：ある病変が一部（＜50％）の糸球体を障害する。

全節性（global）：ある病変が1つの糸球体の係蹄の半分以上を障害する[注]。

分節性（segmental）：ある病変が1つの糸球体の係蹄の半分未満を障害する（少なくとも半分は保たれる）[注]。

メサンギウム細胞増多（mesangial hypercellularity）：3 μm 厚の切片でメサンギウム領域あたり最低3個のメサンギウム細胞が存在する。

管内増殖（endocapillary proliferation）：メサンギウム細胞，内皮細胞，浸潤する単球からなり，糸球体毛細血管内腔が狭小化をきたす管内細胞増多。

管外細胞増殖または細胞性半月体（extracapillary proliferation or cellular crescent）：管外細胞増殖が2層を越え，ボウマン嚢の1/4周以上を占める。

核崩壊（karyorrhexis）：アポトーシス，核濃縮，核の断片化が存在する。

壊死（necrosis）：核の断片化または糸球体基底膜の断裂により特徴づけられ，しばしばフィブリンが存在する。

硝子様血栓（hyaline thrombi）：毛細血管内の均質にみえる好酸性物質で，蛍光抗体法で免疫複合体からなることが示されている。

障害された糸球体の割合（proportion of involved glomeruli）：ループス腎炎により障害された糸球体の割合。ループス腎炎により硬化した糸球体は含むが，ループス腎炎とは無関係の血管病変に由来する灌流障害性の結果の虚血糸球体は除外する。

注：糸球体硬化に関しては全節性，分節性の定義が他の病変の場合とは異なり，全節性硬化とは糸球体の全体（少なくともほぼ全体）に及んだ場合を指すべきである。

表3 ISN/RPS 分類における糸球体の活動性病変および慢性病変

活動性病変（active lesions）[注1]
　管内細胞増多（白血球浸潤の有無は問わないが，内腔が相当に狭窄する）
　核崩壊
　フィブリノイド壊死
　糸球体基底膜の断裂
　細胞性半月体，線維細胞性半月体
　光顕で認識できる内皮下沈着物（ワイヤーループ病変）
　管腔内の免疫沈着物（硝子様血栓またはヒアリン血栓）

慢性病変（chronic lesions）[注2]
　糸球体硬化（分節性，全節性）
　線維性癒着
　線維性半月体

注1：メサンギウム細胞増殖は除外されている。ヘマトキシリン体も記載されていない。
注2：活動性病変の結果であることが多く，膜性病変，高度のメサンギウム病変など SLE 病変の結果であると判断される場合に慢性病変とする。
表1～3 は「Weening JJ et al：The Classification of glomerulonephritis in systemic lupus erythematosus revisited. Kidney Int 65：521-530, 2004」「Weening JJ et al：The Classification of glomerulonephritis in systemic lupus erythematosus revisited. J Am Soc Nephrpl 15：241-250, 2004」を引用改変

分類の概要　図1に ISN/RPS 分類の診断アルゴリズムを示す。ISN/RPS 分類では，光顕で糸球体に変化がない場合を I 型，活動性病変も慢性病変もなくメサンギウム増殖を認める場合を II 型（図2）とする。活動性病変または慢性病変を認める場合，それらが巣状ならば III 型，びまん性ならば IV 型とし，観察される病変が活動性病変のみか，慢性病変のみ

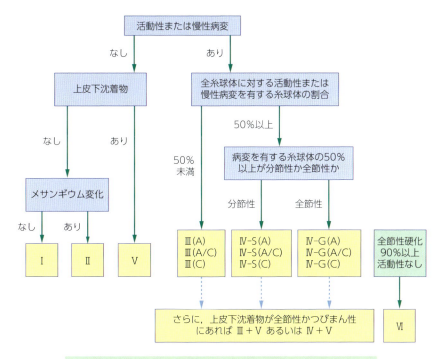

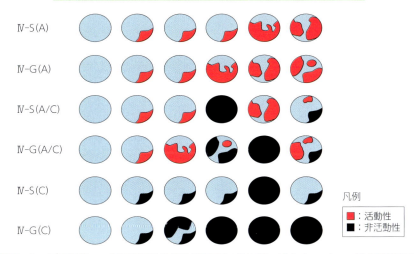

図1 ループス腎炎——ISN/RPS 分類の診断アルゴリズム（上）と，class IV の細分類のシェーマ（下）

か，両者か，によってそれぞれ A，C，A/C と付記する。IV 型ではさらに分節性病変と全節性病変のどちらが優勢かで S と G に細分類する（図1，図3-8）。膜性パターンのときは V 型（図9）とするが，III 型や IV 型と併存する場合もある（図6）。全硬化糸球体が 90% 以上にみられ，活動性がない場合を VI 型とする。

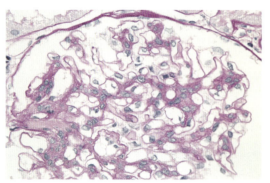

図2　Ⅱ型例（PAS）
メサンギウム増殖性病変。

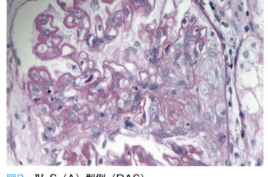

図3　Ⅳ-S（A）型例（PAS）
フィブリノイド壊死。

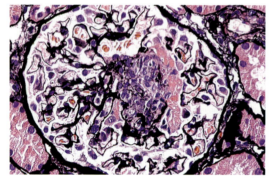

図4　Ⅳ-S（A）型例（PAM）
フィブリノイド壊死。

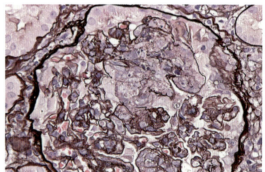

図5　Ⅳ-S（A）型例（PAM）
核崩壊と基底膜の断裂。

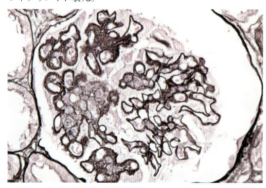

図6　Ⅳ-S（A）+Ⅴ型例（PAM）
管内細胞増多と膜性病変。

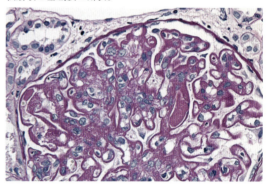

図7　Ⅳ-G（A）型例（PAS）
ワイヤーループ病変とヒアリン血栓。

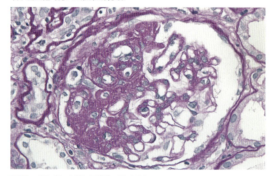

図8　Ⅳ-G（C）型例（PAS）
分節性硬化。

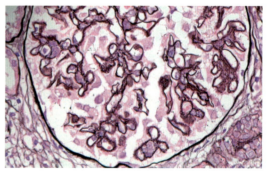

図9　Ⅴ型例（PAM）
膜性病変。

4 巣状分節性糸球体硬化症——コロンビア分類

作成の経緯と必要性 巣状分節性糸球体硬化症（focal segmental glomerulosclerosis：FSGS）は臨床病理学的な概念である．FSGS は，以前はネフローゼ症候群を臨床症状として組織学的に硬化病変を呈し，他の疾患を除外できる場合に診断してきた．しかし腎生検の普及により，FSGS という臨床病理学的な所見を満たす症例には，必ずしも硬化病変がみられない cellular FSGS や collapsing FSGS，糸球体高血圧や過剰濾過による二次性の FSGS，比較的予後の良い tip lesion など病理組織学的に多様な病変が含まれることがわかってきた．さらに組織像により，ネフローゼ症候群や腎機能障害の重篤性や治療反応性，予後などが推定できることが報告された．その後 FSGS の疾患の本質が糸球体上皮細胞障害であることが明らかになるなど，疾患の理解が進んだ．その一方で，FSGS の組織学的亜型（バリアント，variant）の定義や病理学的用語は統一されていなかった．

このような背景から FSGS の疾患の範囲を明確にし，共通した概念により病理診断をする目的でコロンビア大学でコンセンサス会議が行われた．その討論をもとに組織学的な亜型を病変の特徴とその局在の 2 点から定義し，病態を組織像から把握するための FSGS の組織分類（コロンビア分類）が 2004 年に提唱された．この分類は現在では国際分類として認識されている．

コロンビア分類の対象には一次性の FSGS だけでなく，二次性の FSGS も含まれている．分類に際しまず重要なことは光顕，蛍光抗体法，電顕，臨床像を総合して IgA 腎症や糖尿病性腎症，膜性腎症，アルポート症候群など，ほかの糸球体疾患による分節性硬化病変を除外することである．コロンビア分類では臨床病理学的特徴，治療や治療反応，予後が異なる 5 つの亜型が定められている（表1）．これらの亜型分類には分節性病変の部位と質の評価が必要であり，包含基準と除外基準により決定される．

表1 コロンビア分類の5つの組織学的亜型

亜型	病変の位置	硝子化	癒着	足細胞の肥大・過形成	糸球体腫大	メサンギウム細胞増殖	細動脈硝子化
NOS	問わない	+/−	++/−	−/+	+/−	−/+	+/−
Perihilar variant	門部周囲	++/−	+++/−	−/+	+++/−	−/+	++/−
Cellular variant	問わない	−/+	−/+	++/−	−/+	−/+	−/+
Tip variant	Tip 領域	+/−	+++/−	++/−	−/+	−/+	−/+
Collapsing variant	問わない	−/+	−/+	+++/−	−/+	−/+	−/+

注：+，−はスラッシュの左側が最も頻度が高い所見，右側が最も頻度が低い所見である．
D'Agati VD et al：Pathologic classification of focal segmental glomerulosclerosis: a working proposal. Am J Kidney Dis 43：368-382, 2004

コロンビア分類の5つの組織学的亜型

1）Not otherwise specified（NOS）（図1，2）

　古典的なFSGSに相当するもので，ほかのすべての亜型が除外されることによって診断される。係蹄腔の閉塞を伴う分節性の細胞外基質の増加を認める。泡沫細胞が硬化部位に取り込まれていることもある。足細胞の肥大や過形成はないか，あっても軽度である。硝子化やボウマン嚢との癒着は通常みられることが多いが，なくてもよい。FSGSのバリアントのなかで最も頻度が高く，ほかの4つのバリアントが病気の進行や慢性化によってNOSに移行すると考えられる。

2）Perihilar variant（図3）

　Cellular，tip，collapsingの各バリアントを除外したうえで，次の2つを満たすものと定義される。
①少なくとも1個の糸球体で糸球体門部に隣接する係蹄に硝子化を認める。硬化を伴うことも，伴わないこともある。
②糸球体門部に隣接する係蹄の硬化あるいは硝子化が，分節性病変を示す糸球体の50％以上を占める。

　糸球体の肥大と癒着をよく認める。細動脈硝子化がしばしばみられ，硝子化が糸球体門部に隣接する係蹄に連続することもある。泡沫細胞が硬化部位に取り込まれること，足細胞の肥大や過形成がみられることもある。メサンギウム増殖は通常みられない。ほかの糸球体にNOSに出現する硬化病変がみられることもある。このバリアントは，ネフロンの減少や糸球体高血圧への適応反応によって起こった二次性FSGSに多くみられる。

3）Cellular variant（図4）

　Tip，collapsingの各バリアントを除外したうえで，少なくとも1個の糸球体に25％以上の糸球体領域で管内細胞増多による係蹄腔の閉塞を認めるものをいう。病変の位置する部位は問わない。管内細胞増多を示す係蹄は拡張していることもある。通常，管内の細胞は泡沫細胞，マクロファージ，内皮細胞を含んでいる。管内にフィブリンの析出を認めることがあるが，係蹄の破綻はない。病変部位では足細胞の肥大や過形成を示すことが多い。癒着は伴うことも伴わないこともある。糸球体肥大やメサンギウム増殖はあまりみられない。ほかの糸球体にNOSに出現する硬化病変がみられることもある。

4）Tip variant（図5）

　Collapsing variantを除外したうえで，少なくとも1個の分節性病変はtip領域（近位尿細管起始部に接する糸球体係蹄の外側25％）に認められ，尿細管極の部位で係蹄とボウマン嚢が癒着，あるいは足細胞がボウマン嚢上皮か尿細管上皮に連続しているものをいう。尿細管極を同定する必要がある。分節性病変が尿細管腔内にヘルニア状に入り込むこともある。Tip病変は管内細胞増多（係蹄の50％未満），あるいは硬化（係蹄の25％未満）を示す。病変部位では泡沫細胞や足細胞の肥大・過形成を認めることが多いが，硝子化，メサンギウム増殖，糸球体肥大は症例により様々である。ほかの糸球体ではtip領域以外に分節性硬化や管内細胞増多がみられることがあるが，門部に隣接する係蹄に分節性病変を認めた場合にはtip variantとはせず，その分布によりperihilar variantまたはNOSに分類する。ステロイド治療によく反応し，予後良好である。

4：巣状分節性糸球体硬化症——コロンビア分類　　155

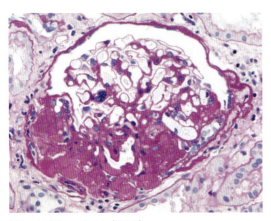

図1　NOS variant（PAS）
分節性硝子様硬化をみる。

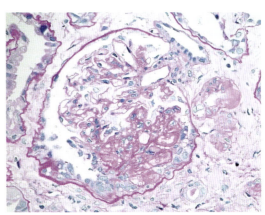

図2　NOS variant（PAS）
係蹄虚脱と上皮細胞増殖を分節性にみる。

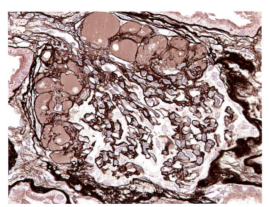

図3　Perihilar variant（PAM）
門部に隣接する係蹄に硝子様沈着をみる。

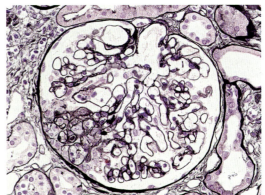

図4　Cellular variant（PAM）
末梢係蹄に分節性の管内・管外の増殖をみる。

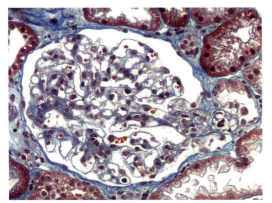

図5　Tip variant（Masson）
尿細管極に管内増殖を呈する係蹄と尿細管上皮細胞との接着がある。

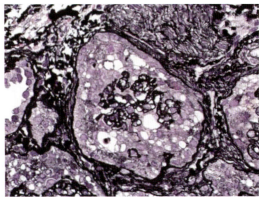

図6　Collapsing variant（PAM）
高度に虚脱した係蹄の周囲に上皮細胞の増殖をみる。

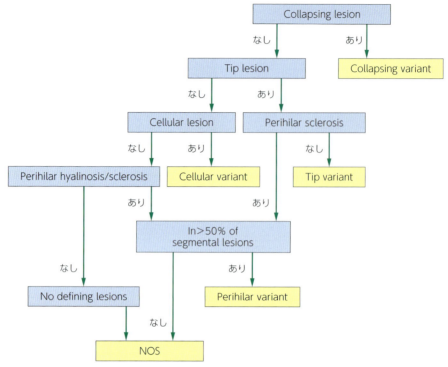

図7 コロンビア分類の診断アルゴリズム
注：非特異的硬化病変を除外する。

5) Collapsing variant（図6）

　少なくとも1個の糸球体に分節性あるいは全節性の虚脱に加えて上皮細胞の肥大と過形成を認めるものをいう。肥大した上皮細胞は尿腔内を埋め尽くす。肥大した足細胞の細胞質内にはしばしば蛋白顆粒や空胞がみられる。癒着，硝子化，メサンギウム増殖，糸球体肥大および細動脈硝子化は通常みられない。ほかの糸球体に別のバリアントの所見を認めることもある。高度のネフローゼ症候群を呈し，治療抵抗性で予後が悪い。

＊各variantは，図7のアルゴリズムに則って診断する。
＊コロンビア分類における用語の定義を表2に示す。

表2 コロンビア分類用語の定義

癒着(adhesion):糸球体係蹄とボウマン嚢の細胞外基質による連結。
虚脱(collapse):糸球体係蹄の蛇行を伴う極端な虚脱と毛細血管の閉塞。細胞外基質の増加を伴わない。
上皮細胞の充満(confluence of epithelial cells):ポドサイトとボウマン嚢上皮細胞あるいは尿細管上皮細胞が直接的な接着を持ち尿細管極あるいは尿細管腔に充満する。
管内細胞増多(endocapillary hypercellularity):糸球体毛細血管内の泡沫細胞,内皮細胞,マクロファージその他の白血球の増多による。係蹄の閉塞。硝子様沈着,核破砕,まれにフィブリンを伴い係蹄はしばしば膨化する。
巣状(focal):すべてではない,いくつかの糸球体に病変をみる。
球状(全節性)(global):1つの糸球体のすべての係蹄に病変をみる。
硝子様物質(hyaline):すりガラス様あるいは均一の蛋白様物質の小塊。
メサンギウム細胞増多(mesangial hypercellularity):3μmの切片で,硬化のない構築の保たれた係蹄部にメサンギウム基質に囲まれた4個以上のメサンギウム細胞核をみる。
糸球体門部周囲(perihilar):糸球体門部に連続する分節性病変。
壁細胞過形成(parietal cell hyperplasia)[注]:層状をなすポドサイトあるいはボウマン嚢上皮細胞の増多により尿腔が占拠される。通常の半月体と異なり紡錘形や細胞周囲の基質,細胞外フィブリン析出,ボウマン嚢上皮細胞との連続性を欠く。
ポドサイト肥大(podocyte hypertrophy):ポドサイトのサイズの増加。細胞内蛋白再吸収顆粒,空胞化,核腫大や核のちぎれ,著明な核小体を伴うこともある。
硬化(sclerosis):細胞外基質の増加を伴う糸球体係蹄の閉塞。
分節性(segmental):糸球体全体に満たない領域に病変があり,残りの係蹄は保たれている。
尿細管極部(tip domain):糸球体尿細管側の外側25%の領域。
係蹄(tuft):糸球体,ボウマン嚢や尿腔は含まない。

注:原著ではpodocyte hyperplasiaとあるが,その後ボウマン嚢上皮細胞が大部分を占めることが判明したため改変。

5 糖尿病性腎症——RPS 分類

作成の経緯と必要性 糖尿病性腎症（diabetic nephropathy：DN）の分類は，古くは Mogensen 分類がよく知られている。本邦では厚生労働省より DN 病期分類が提唱され，臨床の現場において活用されている。しかし，いずれの分類も病期は臨床所見に基づいており，組織所見は基準にはなっていない。一方，近年，米国の Renal Pathology Society（RPS）より提唱された新たな分類[1]は，4 つの糸球体病変のみに基づいた病理組織像による分類であり，簡便性が最大の特徴である。観察者間の再現性が高いことや予後と相関することが報告されている[1-3]。

病理分類 RPS 分類は 1 型ならびに 2 型糖尿病を対象として作成された分類で，Class Ⅰ：糸球体基底膜（GBM）肥厚，Class Ⅱ：メサンギウム拡大（a：軽度，b：高度），Class Ⅲ：結節性硬化（Kimmelstiel-Wilson 病変），Class Ⅳ：球状硬化糸球体（進行性糖尿病性糸球体硬化症）の 4 つの糸球体病変により構成されている（表1）。DN による病変のみを対象としており，かつ詳細な形態計測を行う必要がないことから，簡便で実践的な病理組織分類である。腎生検が施行された DN 205 例について，この分類と腎機能予後との関連を検討した報告では，末期腎不全に至った症例は，Class Ⅰでは 11％であったのに対し，Class Ⅱa は 23％，Class Ⅱb は 45％，Class Ⅲは 47％，Class Ⅳは 67％と，Class が上がるに従い増加する[2]。また，腎生検された 2 型 DN 105 例を検討した報告では，RPS 分類が DN の予後予測に有用としている[3]。

病変の定義 分類の判定基準となる 4 つの病変は詳細に定義づけられている。

1）Class Ⅰ：GBM 肥厚

GBM の肥厚は，「GBM の厚さが 9 歳以上の女性で 395 nm，9 歳以上の男性で 430 nm を超える」と定義されている。GBM 肥厚はメサンギウム拡大や結節性病変が出現しない早期の症例では特徴的な変化であるが，光顕で認識することは困難で，ほとんど変化のない糸球体と判断されることもある（図1）。そのため，早期の DN では電顕での観察が必須となる（図2）。電顕写真で GBM の厚さを計測するには撮影倍率 6,000 倍以上（できれば 2

表1 糖尿病性腎症の病理分類

class	病理組織像	基準
Ⅰ	糸球体基底膜（GBM）肥厚	GBM の厚さ（9 歳以上） ＞430nm（男性），＞395nm（女性）
Ⅱ a b	メサンギウム拡大 軽度 高度	＞25％のメサンギウム領域が拡大している。 メサンギウム領域≦係蹄腔 メサンギウム領域＞係蹄腔
Ⅲ	結節性硬化	少なくとも 1 個の糸球体に結節性硬化を認める。
Ⅳ	球状硬化糸球体	＞50％の糸球体が球状硬化を示す。

「Tervaert TW et al：Pathologic classification of diabetic nephropathy. J Am Soc Nephrol 21：556-563, 2010」を引用改変

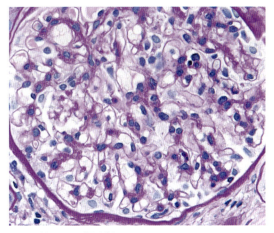

図1　ClassⅠ（PAS）

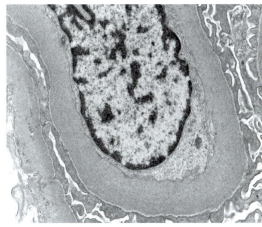

図2　ClassⅠ（電顕）
GBM肥厚。

万倍以上）の写真を用い，十分に伸展しているGBMの外透明層の外側（足細胞）と内透明層の内側（内皮細胞）の間を測る．検体は定法通りに固定，包埋されたものを用いる．いわゆる戻し電顕はアーチファクトが強いため，GBMの厚さの測定には不適当である．

2）ClassⅡ：メサンギウム拡大

　メサンギウム拡大はメサンギウム基質の増加による病変で，IgA腎症のOxford分類の定義を用い，「メサンギウム領域の幅が細胞核2個分を超える」としている．本分類では，標本に観察されるすべてのメサンギウムのうち25％を超えるメサンギウム領域が拡大している場合にClassⅡと判定する．さらに，拡大したメサンギウム領域が係蹄腔と同じか狭い場合は「軽度（Ⅱa）」（図3），広い場合は「高度（Ⅱb）」（図4）と亜分類する．

3）ClassⅢ：結節性硬化

　細胞外基質の蓄積によりメサンギウム領域が類円形〜卵円形に拡大したもので，DNに最も特徴的で診断的価値の高い病変である．結節性硬化（結節性病変）ないしKimmelstiel-Wilson病変（K-W lesion）という（図5）．結節性硬化は巣状の分布を示すことが多く，結節の大きさは様々で数も糸球体内に1個のこともあれば，数個に及ぶものもある．実際の分類では，標本中に1個でも結節性硬化を認めればClassⅢとする．通常，結節性硬化の背景には様々な程度のびまん性病変を認める．

4）ClassⅣ：球状硬化糸球体（進行性糖尿病性糸球体硬化症）

　標本中の50％を超える糸球体が球状硬化を示す（図6）．進行したDNに認められる．ただし，球状硬化でない糸球体にGBM肥厚，メサンギウム拡大，結節性硬化など，ClassⅠ〜Ⅲの病変やcapsular dropなどのDNを示唆する病変を認めることが必要となる．

分類の実際　分類の前提として，HE，PAS，Masson，PAMの各染色がなされていること，光顕検体に少なくとも10個の糸球体が含まれていること，ほかの糸球体疾患を除外するため免疫グロブリン，補体，軽鎖の免疫染色が行われていること，電顕が観察されていること，さらに臨床的に糖尿病の診断が確立していることが必要となる．分類は，図7のアルゴリズムに従って行う．検体に含まれている糸球体のうち50％を超える糸球体が球状

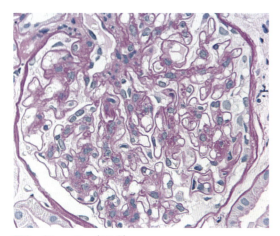

図3　ClassⅡa（PAS）
軽度のメサンギウム拡大（Ⅱa）。

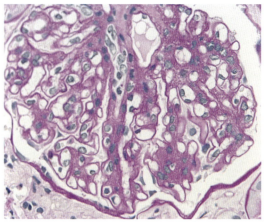

図4　ClassⅡb（PAS）
高度のメサンギウム拡大（Ⅱb）。

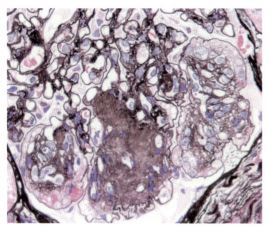

図5　ClassⅢ（PAM）
結節性硬化。

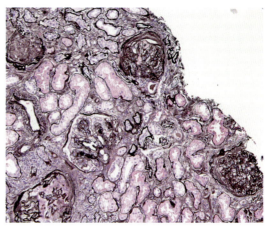

図6　ClassⅣ（PAM）
びまん性球状硬化。

硬化で，背景にClassⅠ～Ⅲの病変を認めれば，ClassⅣとする。ClassⅣの病変はないが，結節性硬化を少なくとも1個の糸球体に認めれば，ClassⅢに分類する。結節性硬化を認めないが，全ての糸球体を合わせて25％を超えるメサンギウム領域に拡大があれば，メサンギウム拡大と判定され，さらに拡大したメサンギウム領域が係蹄腔より大きければClassⅡb，大きくなければClassⅡaとする。以上のいずれでもないが，電顕にてGBMの肥厚（9歳以上の女性で395 nm，9歳以上の男性で430 nmを超える）を認めればClassⅠとなる。アルゴリズムに従い，ClassⅣからⅠに向かって階層的に判定を行っていく。

　DNでは尿細管・間質や血管にも多彩な病変が展開するが，RPS分類の基準にはこれらの病変は含まれていない。間質線維化と尿細管萎縮（interstitial fibrosis and tubular atrophy：IFTA）は様々な疾患において腎機能障害と有意な相関があり，DNでも腎予後と密接な関連があると報告されている[4,5]。細動脈の内皮細胞の透過性亢進による内皮下の硝子様沈着（硝子細動脈硬化）は，DNでは輸入細動脈のみならず輸出細動脈にもみられる。

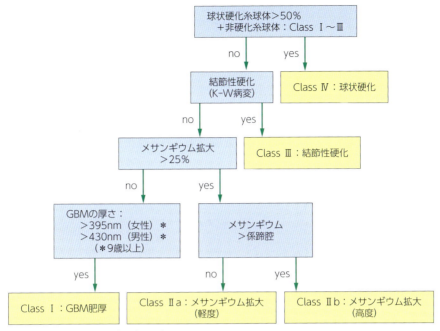

図7 糖尿病性腎症の分類（RPS）

表2 糖尿病性腎症における間質病変と血管病変

病変	判定基準	スコア
間質病変		
IFTA[注]	IFTAなし	0
	<25%	1
	25〜50%	2
	>50%	3
炎症細胞浸潤	なし	0
	IFTAの領域に一致	1
	IFTAの領域外	2
血管病変		
硝子細動脈硬化	なし	0
	1本の細動脈に硝子化	1
	複数の細動脈に硝子化	2
動脈硬化	なし	0
	内膜肥厚<中膜の厚さ	1
	内膜肥厚>中膜の厚さ	2

注：IFTA（interstitial fibrosis and tubular atrophy）：間質線維化と尿細管萎縮
「Tervaert TW et al：Pathologic classification of diabetic nephropathy. J Am Soc Nephrol 21：556-563, 2010」を引用改変

硝子細動脈硬化の進展はアルブミン尿の増加やGBM肥厚と相関しており，糸球体病変の進行に少なからず影響を及ぼしている[6]。したがって，RPS分類では表2の間質病変や血管病変について判定基準に則って半定量的に評価し，Class分類とともに付記することを推奨している。

6 ANCA関連血管炎——EUVAS国際分類

作成の経緯と必要性　ANCA関連血管炎(antineutrophil cytoplasmic antibody-associated vasculitis：AAV)の腎生検には，壊死，半月体，癒着や硬化など，新旧の糸球体病変，尿細管間質炎，壊死性動脈炎といった血管炎関連の所見に動脈硬化や加齢の影響も加わり，多彩な病変がみられる(図1)。これらの多彩な病変から予後因子を抽出した臨床に役立つ病理分類は，予後の予測や治療方針を決定するうえで，高齢者の多いAAV診療において重要である。

　本邦の進行性腎障害に関する調査研究としては，1998年以前は半月体形成率，半月体病期，間質病変の程度をスコア化した腎病理病期分類を用いて腎予後との相関がみられていた。1999年以降はこの分類では腎予後の層別化が難しくなったため[1]，AAV腎病変における詳細なスコアシートが提唱され[2]，検証されている。

　海外ではEuropean vasculitis study group (EUVAS)を中心に，1990年代から臨床病理学的検討が行われた結果，糸球体病変の定量的な評価は再現性や合意性が比較的高く[3]，正常糸球体の割合と1年後の腎機能に有意な相関があることが報告された[4]。腎機能障害が高度な症例では，年齢，生検時eGFR，正常糸球体の割合，尿細管萎縮，尿細管炎が1年後eGFRの予測因子で，正常糸球体の割合と治療内容は1年後腎予後の規定因子となることが報告された[5]。これらの検討を踏まえて，AAVの腎病変を糸球体所見のみで，巣状型，半月体型，混合型，硬化型の4型に分けるEUVAS国際分類が2010年にBerdenらによって提唱された。この分類は腎予後と有意な相関があることが示されている[6]。

EUVAS国際分類の概要

1) 分類の手順(図2)

　糸球体所見(全節性硬化，正常，細胞性半月体)に着目し，まず全節性硬化を示す糸球体数が標本に観察される糸球体数の50％以上であれば硬化型，次に正常糸球体が50％以上を占める例を巣状型，そして細胞性半月体を示す糸球体が50％以上認められるものを半月体型と順に分類し，残りを混合型とする。

2) 分類における定義[6]

　EUVAS国際分類では，全糸球体数は最も多くの糸球体がみられる切片での数とされ，辺縁にみられる不完全な糸球体は含まない。正常糸球体とは血管炎病変や全節性硬化がみられない糸球体で，虚血に伴う微細な変化，1係蹄に限局した内皮細胞腫大，1つの糸球体で4個以内の管内炎症細胞浸潤は正常糸球体の範囲内としている。癒着，分節性硬化，広範な虚血性変化，その他の病変(アミロイド沈着や基底膜二重化など)がみられる糸球体は，正常糸球体から除外する。半月体については，半月体構成成分の10％以上を細胞成分が占めれば細胞性半月体とし，細胞外基質が90％を超えるものを線維性半月体とする。すなわち，一般に線維細胞性半月体といわれるものも，この分類では細胞性半月体に含まれる。全節性硬化については，80％以上の領域が硬化した糸球体と定義している。

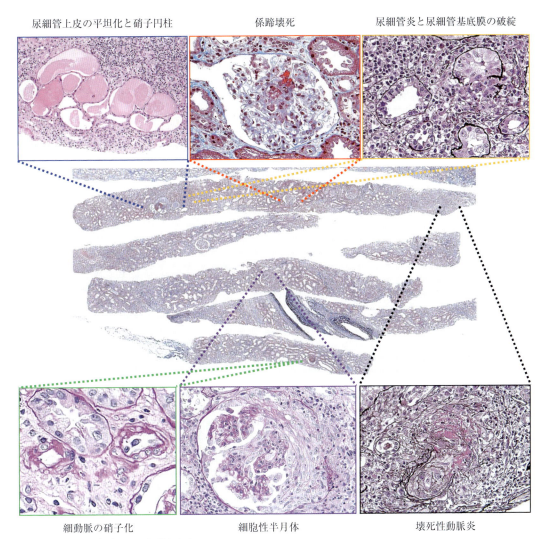

図1　AAV腎生検例にみる多彩な病変

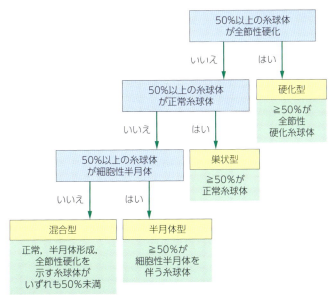

図2　EUVAS国際分類の診断アルゴリズム

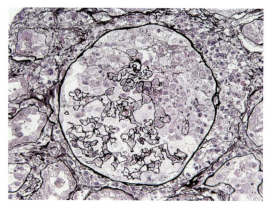

図3 細胞性半月体（PAM）

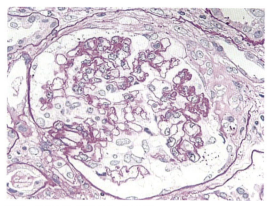

図4 線維細胞性半月体（PAS）

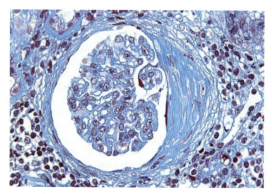

図5 線維性半月体（Masson）

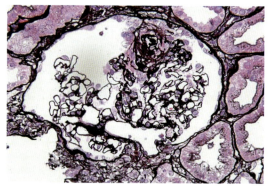

図6 癒着と分節性硬化（PAM）

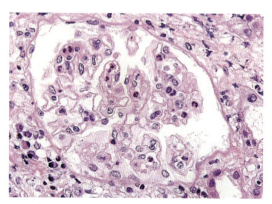

図7 管内細胞増多（HE）

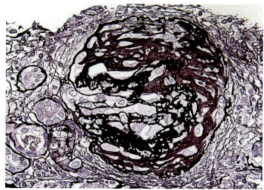

図8 全節性硬化（PAM）

定義に基づく糸球体所見 図3は細胞性半月体，図4は線維細胞性半月体であり，EUVAS分類（2010）ではともに細胞性半月体として扱われる。図5は線維性半月体である。図6は癒着と分節性硬化を伴う糸球体，図7は管内に5個以上の炎症細胞を認める糸球体のため，図6，7ともに正常糸球体からは除外される。図8は全節性硬化を示す。図9は実際の分類例である。

左図：ルーペ画像（○：全節性硬化，○：正常糸球体，○：細胞性半月体，○：その他の病変）
右図：矢印部位の拡大画像

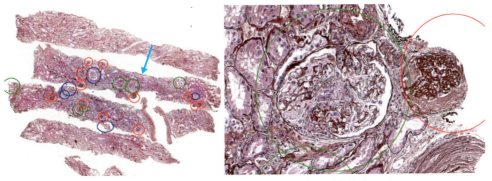

生検時 eGFR：20 mL/min，糸球体数 23 個のうち全節性硬化が 12 個で硬化型（PAM）。

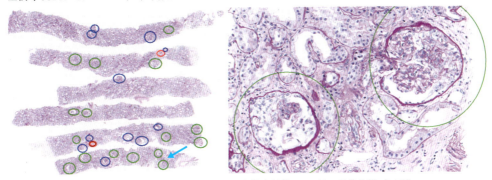

生検時 eGFR：37.2 mL/min，糸球体 29 個のうち細胞性半月体が 16 個で半月体型（PAS）。

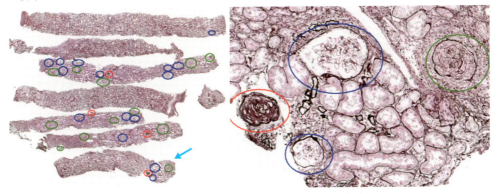

生検時 eGFR：46.5 mL/min，糸球体 31 個のうち全節性硬化が 4 個，正常糸球体が 15 個，細胞性半月体が 12 個で混合型（PAM）。

図9　EUVAS 国際分類の実際

3）EUVAS 国際分類の臨床的意義

　Berden らは各型の 1 年後および 5 年後の腎機能を解析し，巣状型は最も予後が良く，次いで半月体型，混合型が続き，最も予後が悪いのは硬化型であること，腎不全への進展の頻度も同順で高くなることを示した[6]。腎障害が高度な AAV 例（eGFR＜15 mL/min）では「正常糸球体率≦10％」と，総合的な組織学的慢性指数を予後因子とする報告もある[7]。EUVAS 国際分類については複数の追試がなされ，巣状型の予後が最も良く，硬化型の予後が最も悪いという点で腎予後との有意な相関が確認されている。

7 移植腎 Banff 分類（Banff 2017）

作成の経緯と必要性　移植腎生検のBanff分類は，2年に1回の頻度で開催されるBanff会議でその有用性について国際的合意が得られた組織所見の解釈方法や診断ツールによって，その分類表が構築，更新される。第1回Banff会議は1991年に開催され，最初のBanff分類[1]が公表されたのは1993年である。Banff分類は移植腎生検の標本から所見を抽出し分類表に沿って評価すれば，観察者によらず同じ結論に達することを目標としている。従って，移植腎の拒絶反応を診断する際には最新のBanff分類を理解し，診断に適用することが必要である。

組織分類　本分類の特徴は，移植腎に発生する拒絶反応を，その機序と組織所見の組み合わせによって分類していることである。最新の分類であるBanff 2017[2]（表1）は，1. 正常または非特異的変化（normal or nonspecific changes），2. 抗ドナー抗体の産生に関連する病変（antibody-mediated changes），3. 境界病変：T細胞性拒絶反応の疑い（borderline changes），4. T細胞性拒絶反応（T-cell mediated rejection），5. 間質線維化と尿細管萎縮（interstitial fibrosis and tubular atrophy），6. 拒絶ではない原因による病変（other changes not considered to be caused by acute or chronic rejection）の6つのカテゴリーで成り立っている。拒絶反応の診断に特に重要な2, 3, 4について詳細を記す。

拒絶反応を示唆する組織所見　Banff分類（Banff 2017）を適用して移植腎の拒絶反応を診断するためには拒絶反応を示唆する9個の組織所見（拒絶反応を診断するための因子）について，その所見の有無と程度を評価し，Banff病変スコア（表2）[3]を決定する必要がある。9個の所見には，T細胞性拒絶反応を示唆する所見として，①線維化を伴わない部分での間質炎症細胞浸潤（interstitial inflammation：i），②尿細管炎（tubulitis：t），③線維化を伴う部分を含む皮質全体に占める間質炎症細胞浸潤（total inflammation：ti），④間質線維化と尿細管萎縮を示す領域での炎症細胞浸潤（i-IFTA）の4つと，抗体関連型拒絶反応を示唆する所見として，⑤糸球体炎（glomerulitis：g），⑥傍尿細管毛細血管炎（peritubular capillaritis：ptc），⑦免疫染色によって認識されるC4d沈着の程度（C4d），⑧慢性移植糸球体症（chronic transplant glomerulopathy：cg）の4つ，および⑨T細胞性拒絶反応と抗体関連型拒絶反応の両方で見られる可能性のある血管型拒絶反応（vascular rejection）の因子として動脈内膜炎（intimal arteritis：v）が含まれる。なお，診断に直結するものではないが，Banff分類での診断に際しては他に6個のスコア（表3）も付記することが一般的である。

Banff 分類（Banff 2017）

カテゴリー2：抗ドナー抗体の産生に関連する病変（antibody-mediated changes）

　ドナーの抗原に特異的な抗体（抗ドナー抗体）がレシピエントの血清中に産生されることによって形成される病変の全体を指しており，抗体関連型拒絶反応（antibody-mediated rejection：ABMR）と，拒絶反応としての組織障害のない免疫学的順応（accommodation）

表1 移植腎の拒絶反応の Banff 分類 2017 年改訂版（一部改変）

カテゴリー 1　正常または非特異的変化（normal or nonspecific changes）

カテゴリー 2　抗ドナー抗体に関連する変化（antibody-mediated changes）
　活動性抗体関連型拒絶反応（active antibody-mediated rejection：aABMR）（次の 1～3 をすべて満たすこと）
　　1　次にあげる急性組織障害のうち少なくとも 1 つを認める
　　　・微小血管の炎症所見（g+ptc＞0）ただし，再発または新規の糸球体腎炎がないこと。急性 T 細胞性拒絶反応やその疑い（境界病変）または感染がある場合は ptc≧1 のみでは不十分で，必ず g≧1 であること
　　　・動脈内膜炎または貫壁性動脈炎（v＞0）
　　　・急性血栓性微小血管症（acute TMA）ただし，他の原因によるものを除く
　　　・急性尿細管傷害（ATI）ただし，他の原因によるものを除く
　　2　次にあげる移植片（ドナー）の血管内皮細胞に対する抗体の存在を示す所見のうち少なくとも 1 つを認める
　　　・傍尿細管毛細血管に沿った C4d 陽性像（蛍光抗体法で C4d2 あるいは C4d3，または酵素抗体法で C4d＞0）
　　　・中等度以上の微小血管炎の所見（g+ptc≧2）ただし，再発または新規の糸球体腎炎がないこと。急性 T 細胞性拒絶反応やその疑い（境界病変）または感染がある場合は ptc≧2 のみでは不十分で，必ず g≧1 であること
　　　・抗体関連拒絶反応を強く示唆する遺伝子の高発現（十分に検証されている遺伝子に限る）
　　3　血清学的に抗ドナー特異抗体［donor specific antibodies：DSA（抗 HLA 抗体など）］の存在が証明される
　　　・C4d 陽性と上記 2 の遺伝子の高発現は血清 DSA 陽性と同等の診断的価値を有するが，抗 HLA 抗体が陰性の場合は上記の 1,2 に合致していたとしても，抗 HLA 抗体以外の種々の DSA についても十分検索するべきである
　慢性活動性抗体関連型拒絶反応（chronic active ABMR：cABMR）（次の 1～3 をすべて満たすこと）
　　1　次にあげる慢性組織障害のうち少なくとも 1 つを認める
　　　・移植糸球体症（cg＞0）ただし，慢性 TMA や再発または新規の糸球体腎炎がないこと
　　　・傍尿細管毛細血管（PTC）基底膜の高度多層化（電顕による検索が必要で，少なくとも，基底膜が 7 層以上の PTC が 1 個と 5 層以上の PTC が 2 個あること）
　　　・新たに発生した動脈内膜線維化　ただし，他の原因によるものを除く
　　2　活動性抗体関連型拒絶反応のカテゴリー 2 と同じ
　　3　活動性抗体関連型拒絶反応のカテゴリー 3 と同じ
　拒絶反応の所見を伴わない C4d 陽性像（次の 1～4 をすべて満たすこと）
　　1　傍尿細管毛細血管に沿った C4d 陽性像（蛍光抗体法で C4d2 あるいは C4d3，または酵素抗体法で C4d＞0）
　　2　活動性抗体関連型拒絶反応と慢性活動性抗体関連型拒絶反応それぞれのカテゴリー 1 の所見がない
　　3　抗体関連拒絶反応を強く示唆する遺伝子の高発現がない
　　4　急性 T 細胞性拒絶反応およびその疑い（境界病変），慢性活動性 T 細胞性拒絶反応の所見がない

カテゴリー 3　境界病変：急性 T 細胞性拒絶反応の疑い（borderline changes）（次の 1 と 3 または 2 と 3 を満たすこと）
　　1　尿細管炎（t＞0）と軽度の間質炎症細胞浸潤（i0 あるいは i1）
　　2　軽度の尿細管炎（t1）と中等度以上の間質炎症細胞浸潤（i2 あるいは i3）
　　3　動脈内膜炎または貫壁性動脈炎が見られない（v＝0）

カテゴリー 4　T 細胞性拒絶反応（T cell-mediated rejection：TCMR）
　急性 T 細胞性拒絶反応（acute TCMR：aTCMR）
　　Grade ⅠA　線維化を伴わない皮質間質の 25％を超える間質炎（i2 あるいは i3）および中等度の尿細管炎（t2）
　　Grade ⅠB　線維化を伴わない皮質間質の 25％を超える間質炎（i2 あるいは i3）および高度の尿細管炎（t3）
　　Grade ⅡA　軽度～中等度の動脈内膜炎（v1）　なお，i と t のスコアは問わない
　　Grade ⅡB　高度の動脈内膜炎（v2）　なお，i と t のスコアは問わない
　　Grade Ⅲ　　貫壁性動脈炎および/あるいは単核球浸潤を伴う動脈壁の中膜平滑筋壊死やフィブリノイド変性（v3）　なお，i と t のスコアは問わない
　慢性活動性 T 細胞性拒絶反応（chronic active TCMR：cTCMR）
　　Grade ⅠA　皮質全体の 25％を超える間質炎（ti2 あるいは ti3）と間質線維化・尿細管萎縮領域の 25％を超える間質炎（i-IFTA2 あるいは i-IFTA3）および中等度の尿細管炎（t2）ただし，拒絶以外に i-IFTA の原因が明らかな場合を除く
　　Grade ⅠB　皮質全体の 25％を超える間質炎（ti2 あるいは ti3）と間質線維化・尿細管萎縮領域の 25％を超える間質炎（i-IFTA2 あるいは i-IFTA3）および高度の尿細管炎（t3）ただし，拒絶以外に i-IFTA の原因が明らかな場合を除く

表1の続き

　　　Grade Ⅱ　　慢性移植動脈症（chronic allograft arteriopathy，単核球浸潤を伴う動脈内膜の線維化と新生内膜）
カテゴリー5　間質線維化と尿細管萎縮（interstitial fibrosis and tubular atrophy：IFTA）
　　　Grade Ⅰ　　軽度の間質線維化あるいは尿細管萎縮（ci1 あるいは ct1）
　　　Grade Ⅱ　　中等度の間質線維化あるいは尿細管萎縮（ci2 あるいは ct2）
　　　Grade Ⅲ　　高度の間質線維化あるいは尿細管萎縮（ci3 あるいは ct3）
カテゴリー6　拒絶ではない原因による病変（other changes not considered to be caused by acute or chronic rejection）
　　　BK（ポリオーマ）ウイルス腎症，移植後リンパ増殖性疾患，カルシニューリン阻害薬による障害，ATI，原疾患再発，新規の糸球体腎炎（移植糸球体症を除く），腎盂腎炎，薬剤性間質性腎炎

i, t, v, g, ptc, ti, i-IFTA, C4d, cg, ci, ct の各スコアについては表2および表3を参照

表2　Banff 病変スコア①

間質炎症細胞浸潤スコア（i score）
　i0　　線維化を伴わない皮質間質の 10％未満の範囲にみられる炎症細胞浸潤
　i1　　線維化を伴わない皮質間質の 10〜25％の範囲に見られる炎症細胞浸潤
　i2　　線維化を伴わない皮質間質の 26〜50％の範囲に見られる炎症細胞浸潤
　i3　　線維化を伴わない皮質間質の 50％を超える範囲に見られる炎症細胞浸潤
　好酸球，好中球，形質細胞のいずれかが 5〜10％を超えるときはスコアにアスタリスク（＊）をつける

尿細管炎スコア（t score）
　t0　　尿細管炎なし。または，1個の尿細管のみに炎症を認める
　t1　　2個以上の尿細管に炎症を認め，1個の尿細管断面（または尿細管上皮細胞10個あたり）に1〜4個の単核球浸潤を認める
　t2　　2個以上の尿細管に炎症を認め，最も炎症の強い部位では1個の尿細管断面（または尿細管上皮細胞10個あたり）に5〜10個の単核球浸潤を認める
　t3　　2個以上の尿細管に炎症を認め，最も炎症の強い部位では1個の尿細管断面（または尿細管上皮細胞10個あたり）に10個を超える単核球浸潤を認める。または，i≧2 かつ t2 を背景に，2カ所以上の尿細管で基底膜の断裂を認める

動脈炎スコア（v score）
　v0　　動脈炎なし
　v1　　軽度〜中等度（内腔面の 25％未満の範囲にみられる）の動脈内膜炎を少なくとも1個の動脈に認める
　v2　　高度（内腔面の 25％以上の範囲にみられる）の動脈内膜炎を少なくとも1個の動脈に認める
　v3　　貫壁性動脈炎かつ/または，リンパ球浸潤を伴う動脈壁の中膜平滑筋壊死やフィブリノイド変性
　間質出血および/または梗塞のある時はスコアにアスタリスク（＊）をつける

糸球体炎スコア（g score）
　g0　　糸球体炎なし
　g1　　25％未満の糸球体にみられる全節性または分節性の糸球体炎
　g2　　25〜75％の糸球体にみられる全節性または分節性の糸球体炎
　g3　　75％を超える糸球体にみられる全節性または分節性の糸球体炎

傍尿細管毛細血管炎スコア（ptc score）
　ptc0　皮質傍尿細管毛細血管（PTC）の 10％未満に白血球を認める。もしくは，皮質 PTC の 10％以上において，1血管腔につき 1〜2個の白血球がみられる
　ptc1　皮質 PTC の 10％以上において，1血管腔につき1個以上，最多で 3〜4個の白血球がみられる
　ptc2　皮質 PTC の 10％以上において，1血管腔につき1個以上，最多で 5〜10個の白血球がみられる
　ptc3　皮質 PTC の 10％以上において，1血管腔につき1個以上，最多で 10個を超える白血球がみられる
　PTC 内の白血球が単核球のみで好中球がみられないときはスコアにアスタリスク（＊）をつける

総炎症スコア（ti score）
　ti0　　皮質全体の 10％未満にみられる間質炎症細胞浸潤
　ti1　　皮質全体の 10〜25％にみられる間質炎症細胞浸潤
　ti2　　皮質全体の 26〜50％にみられる間質炎症細胞浸潤
　ti3　　皮質全体の 50％を超える範囲にみられる間質炎症細胞浸潤

表2の続き

間質線維化・尿細管萎縮領域の炎症スコア（i-IFTA score）
- i-IFTA0　間質線維化・尿細管萎縮領域の10%未満にみられる炎症細胞浸潤
- i-IFTA1　間質線維化・尿細管萎縮領域の10〜25%にみられる炎症細胞浸潤
- i-IFTA2　間質線維化・尿細管萎縮領域の26〜50%にみられる炎症細胞浸潤
- i-IFTA3　間質線維化・尿細管萎縮領域の50%を超える範囲にみられる炎症細胞浸潤

傍尿細管毛細血管のC4dスコア（C4d score）
- C4d0　免疫染色にてC4d陰性
- C4d1　10%未満（minimal）に見られるC4d陽性
- C4d2　10〜50%（focal）に見られるC4d陽性
- C4d3　50%を超える（diffuse）C4d陽性

髄質直血管（vasa recta）が標本に含まれている場合は評価の対象に加える

移植糸球体症スコア（cg score）
- cg0　糸球体基底膜（GBM）の二重化が光顕でも電顕でもみられない
- cg1a　GBMの二重化が電顕のみで確認できる
- cg1b　硬化を伴わない糸球体のうち最も病変が高度なもので1〜25%のGBMに二重化がみられる
- cg2　硬化を伴わない糸球体のうち最も病変が高度なもので26〜50%のGBMに二重化がみられる
- cg3　硬化を伴わない糸球体のうち最も病変が高度なもので50%を超えるGBMに二重化がみられる

表3　Banff病変スコア②

間質線維化スコア（ci score）
- ci 0　皮質の5%以下にみられる間質線維化
- ci 1　皮質の6〜25%にみられる間質線維化
- ci 2　皮質の26〜50%にみられる間質線維化
- ci 3　皮質の50%を超える範囲にみられる間質線維化

尿細管萎縮スコア（ct score）
- ct 0　尿細管萎縮なし
- ct 1　皮質尿細管の25%以下に萎縮を認める
- ct 2　皮質尿細管の26〜50%に萎縮を認める
- ct 3　皮質尿細管の50%を超える範囲に萎縮を認める

動脈線維性内膜肥厚スコア（cv score）
- cv 0　動脈に線維性内膜肥厚を認めない
- cv 1　線維性内膜肥厚による動脈内腔の25%以下の狭小化
- cv 2　線維性内膜肥厚による動脈内腔の26〜50%の狭小化
- cv 3　線維性内膜肥厚による動脈内腔の50%を超える狭小化

メサンギウム基質拡大スコア（mm score）
- mm 0　すべての糸球体でメサンギウム基質の拡大が軽度までにとどまる
- mm 1　硬化していない糸球体の25%以下で少なくとも中等度のメサンギウム基質の拡大を認める
- mm 2　硬化していない糸球体の26〜50%で少なくとも中等度のメサンギウム基質の拡大を認める
- mm 3　硬化していない糸球体のうち50%を超える糸球体に少なくとも中等度のメサンギウム基質の拡大を認める

中等度のメサンギウム基質の拡大とは、1糸球体あたり、少なくとも2個の係蹄において、メサンギウム基質がメサンギウム細胞の核2個分を超える幅を示すものをいう。

動脈硝子化スコア（ah score）
- ah 0　細動脈硝子化なし
- ah 1　少なくとも1個の細動脈に軽度〜中等度の硝子化を認める
- ah 2　少なくとも1個の細動脈に高度の硝子化を認める
- ah 3　2個以上の細動脈に高度の硝子化を認める

細動脈に炎症が見られる場合はスコアにアスタリスク（＊）をつける

表3 の続き

動脈硝子化代替スコア（aah score）
aah 0　細動脈に，変性した血管平滑筋を置換する硝子化を認めない
aah 1　1個の細動脈のみに，変性した血管平滑筋を置換する硝子化を認める。ただし全周性変化の場合は除く
aah 2　2個以上の細動脈に，変性した血管平滑筋を置換する硝子化を認める。ただし全周性変化の場合は除く
aah 3　細動脈の全周性に，変性した血管平滑筋を置換する硝子化を認める

に分類される。これらの病変を診断するためには，免疫染色で傍尿細管毛細血管（peritubular capillary：PTC）の内皮細胞における C4d 陽性像を見るなどドナーに対する抗体の存在を証明する必要がある。

免疫染色による C4d 沈着の検出：免疫染色による C4d の検出には，新鮮凍結切片に対するモノクローナル抗体を用いた間接蛍光抗体法と，パラフィン包埋切片に対するポリクローナル抗体を用いた酵素抗体法があり，どちらも診断に有用である。

活動性抗体関連型拒絶反応：抗体関連型拒絶反応（ABMR）は，移植片の内皮細胞の細胞膜に存在する human leukocyte antigen（HLA）に対して，レシピエントの免疫系が産生する抗ドナー抗体が反応し，補体系の活性化を介して血管内皮細胞が障害されることによる拒絶反応である。活動性抗体関連型拒絶反応（active ABMR：aABMR）は，ABMR のうち急性腎組織障害を示すものと定義され，Banff スコアにおける g，ptc，v のそれぞれの因子に一致する糸球体炎，傍尿細管毛細血管炎，動脈内膜炎と，急性血栓性微小血管症（acute TMA），急性尿細管傷害（ATI）様の尿細管上皮障害を指す。

慢性活動性抗体関連型拒絶反応：慢性活動性抗体関連型拒絶反応（chronic active ABMR：cABMR）は，ABMR のうち慢性組織障害を示すものと定義される。即ち，Banff スコアの cg 因子である移植糸球体症と，電顕所見としての PTC 基底膜の多層化病変である。

カテゴリー3：境界病変：急性 T 細胞性拒絶反応の疑い（Borderline changes）

本カテゴリーは急性 T 細胞性拒絶反応が疑われるが組織障害が弱いため確定診断が困難な病変のことである。動脈内膜炎がないことを前提として，Banff 病変スコアで評価した「間質炎症細胞浸潤の程度（i）と，尿細管炎の程度（t）がともに低い，または不一致の病変」を指す。定義は，動脈内膜炎がなく（v＝0），「i0 あるいは i1 で，かつ t≧1」か「i2 あるいは i3 で，かつ t1」である。

カテゴリー4：T 細胞性拒絶反応（T-cell mediated rejection：TCMR）

細胞傷害性 T 細胞による組織障害を本態とする拒絶反応と定義される。一般的に組織障害は尿細管上皮細胞から始まり，重症化するに従い動脈内膜炎を合併するが，Banff 分類では，尿細管炎（t）と間質炎（i）が同程度に強く見られる場合と，t と i のスコアにかかわらず動脈内膜炎（v）が存在する場合に TCMR と判断する。急性と慢性活動性に分類される。

急性 T 細胞性拒絶反応：急性 T 細胞性拒絶反応（acute TCMR：aTCMR）は，その組織障害の程度から尿細管間質型（Grade Ⅰ），動脈内膜炎を呈する型（Grade Ⅱ），貫壁性あるいはフィブリノイド壊死を伴う動脈炎（v3）を示す型（Grade Ⅲ）に大別され，Grade Ⅰは「i2 あるいは i3 で，かつ t2 の Grade ⅠA」と「i2 あるいは

i3 で，かつ t3 の Grade IB」に，Grade II は「v1 の Grade IIA」と「v2 の Grade IIB」にそれぞれ細分類される。

慢性活動性 T 細胞性拒絶反応：慢性活動性 T 細胞性拒絶反応（chronic active TCMR：cTCMR）は，その組織障害の程度から，尿細管間質型（Grade I）と慢性血管型拒絶反応を伴う血管型（Grade II）に大別され，Grade I は「i-IFTA2 あるいは i-IFTA 3 で，かつ t2 の Grade IA」と「i-IFTA2 あるいは i-IFTA3 で，かつ t3 の Grade IB」に細分類される。

臨床的意義 Banff 分類は組織分類でありながら，組織障害の機序（抗ドナー抗体の産生によるものか，細胞傷害性 T 細胞の活性化によるものか）を考慮していることから，カテゴリーごとに臨床的対応が標準化されている。たとえば，カテゴリー2の場合は抗体除去療法，カテゴリー4の場合は細胞性免疫抑制の強化などを行う。したがって診断書には，病変の Banff 分類におけるカテゴリーを明記する必要がある。また最新の Banff 2017 でも「弱い糸球体炎や傍尿細管毛細血管炎が存在し，C4d 陰性，血清抗ドナー抗体陰性であった場合，抗体関連型拒絶反応であるのか否か」，「尿細管炎とともに高度の傍尿細管毛細血管炎が存在し，糸球体炎がなく，C4d 陰性，血清抗ドナー抗体陰性であった場合，T 細胞性拒絶反応なのか，T 細胞性拒絶反応と抗体関連型拒絶反応の混合型拒絶反応なのか」といった未解決の問題が指摘されている。これらの問題を解決する新しい手段として，遺伝子の発現異常の検索が進められているが，現時点では確立されていない。今後新しい手段が確立し，より精度の高い移植腎生検診断が可能となれば，Banff 分類は大きく改定されることになる。移植腎生検の診断に際しては，改定動向に注意しながら，最新の情報を入手することに努める必要がある。

巻末資料

1 日本腎生検レジストリー（J-RBR）

J-RBR登録フォームの構築と変遷　2007年～2017年

　日本腎生検レジストリー（Japan Renal Biopsy Registry：J-RBR）は，日本腎臓学会の腎病理診断標準化委員会および腎生検データベース構築ワーキング委員会によって企画，構築され，2007年に委員会メンバーの所属する24施設により登録を開始した。表1にUMIN-INDICE（大学病院医療情報ネットワーク・インターネット医学研究データセンター）で作成された最初の入力画面を示す。当時は最低限必要な検査項目のみを登録するという基本方針のもと，26項目から成る登録フォームであった。この登録フォームの特徴は，腎生検病理診断を臨床診断，病因分類，病型分類の3つによる総合診断としていることで，1症例1疾患を原則とした。診断名は表2にあるように，臨床診断はWHO糸球体疾患分類の5項目（急性腎炎症候群，急速進行性腎炎症候群，反復性または持続性血尿，慢性腎炎症候群，ネフローゼ症候群）[1]に8項目を加えた全13項目から1項目を選択し，病理組織診断は，病因に基づく分類16項目と組織型（病型）に基づく分類15項目からそれぞれ1項目を選択することとした。

　その後2009年から，日本腎臓病総合レジストリー（Japan Kidney Disease Registry：J-KDR）が開始され，J-RBRの腎生検症例に加え，腎生検を行っていない症例でも登録が可能になった。2010年には臨床診断に3項目（先天性腎尿路異常（CAKUT），多発性嚢胞腎（PKD），HUS・TTP）が追加され，臨床診断は16項目になった。

J-RBRの成果・問題点と改訂の経緯

　登録開始から10年を超え，2017年末までに参加登録施設は144施設に，累積登録症例は40,369件に達した（図1）。このうち，腎生検症例であるJ-RBRの登録が92.2%（37,215件）を占めており（図2），2009年以降は毎年，本邦で生検される症例の約20%（年間4,000件程度）が登録されている。2017年にJ-RBRに登録された3,935件のうち，移植腎の症例を除いた3,877件の臨床診断，病理組織診断1（病型分類），病理組織診断2（病因分類）の内訳をそれぞれ図3，4，5に示す。この登録データをもとに二次研究や公募研究が行われ，多数の英語論文（表3）が発表された。登録システムの確立により一定の成果があった一方で，登録上の問題点も指摘されてきた。代表的な問題点として，①病因分類と病型分類がそれぞれ独立して入力されることから，たとえば，病因分類が「糖尿病性腎症」で病型分類が「巣状分節性糸球体硬化症」といった奇異な組み合わせが選択されることがある，②登録データを集計する際には目的とする疾患群を抽出するために，臨床診断・病因分類・病型分類の3項目についていろいろな診断名の組み合わせを試みなければならないため手間がかかる，③登録項目にない稀少疾患は「その他」の項目に「備考入力」されるのが原則であるが，入力するかどうかや疾患名が入力者によって異なる，④IgG4関連腎臓病やC3腎症などの新たな疾患概念に対応していない，などが挙げられる。これらの問題点

を踏まえ，2017年にJ-RBRの次の10年構築に向けての議論が行われた結果，2018年初めに登録フォームが大幅に改定された。

J-RBR登録フォーム改訂版（2018年～）（表4）

新しい登録フォームは，基本情報，臨床診断，腎生検回数情報（表4-1-1），最終診断（主病名）（表4-1-2），病理詳細分類（表4-1-3），登録時（ベースライン）臨床情報（表4-1-4）から構成される。最終診断の項目では，「Open」ボタンをクリックすることで詳細な疾患分類のパネル（表4-2-1～4-2-2）が展開し，該当する診断名を選択する。新登録フォームの主な変更点と入力の注意点を以下に示す。この登録フォームは，病理組織分類の改訂や新たな疾患概念，新規バイオマーカーの出現などにより今後も改訂が検討されていくべきものである。

1）主な変更点

1. 診断を「臨床診断・病因分類・病型分類」の3つから「臨床診断・最終診断（主病名）」の2つに集約した。
2. 臨床診断を16項目から8項目に簡略化した。WHO分類の糸球体疾患5分類をほぼ残しており，旧分類と対比可能にしている。臨床診断に「尿異常」の項目を追加し，反復性または持続性血尿の症例や軽度蛋白尿単独の症例を判断できるようにした。
3. 最終診断として主病名は1症例につき1個のみ選択可能であるが，複数の疾患が合併している症例では最終診断に副病名を登録できるようにした。
4. 「病理詳細分類」を新設した。Oxford分類（IgA腎症），コロンビア分類（FSGS），EUVAS国際分類（ANCA関連血管炎），ISKDC分類（IgA血管炎），ISN/RPS分類（ループス腎炎）などの国際病理組織分類や，本邦のIgA腎症診断指針の組織学的重症度分類については登録項目があらかじめ設定されており，選択が可能になった。
5. 登録時（ベースライン）臨床情報に，ステロイドを含む免疫抑制治療の有無を選択することにした。

2）入力の注意点

1. 臨床診断の登録に際しては，まず「自己腎」または「移植腎（生体腎・献腎）」を選択する。
2. 臨床診断はWHO糸球体疾患分類を基本とする分類の1項目のみを選択することを原則とするが，生検に至るまでの臨床診断としてあてはまるものが複数ある場合は複数選択する。
3. 新設された「尿異常」は記載されている5項目のうち1項目を選択する。
4. 「最終診断（主病名）」からは1個のみ選択する。ほとんどの場合は1症例につき1病名で対応可能と思われるが，2つの腎疾患が合併している症例の場合は，主診断と考えられる病名を「最終診断（主病名）」から，他方を「最終診断（副病名）」から1個ずつ選択する。3つ以上の腎疾患が合併している症例では3番目以降の診断

名は「最終診断備考欄」に記載する。なお，「最終診断（主病名）」と「最終診断（副病名）」のパネルの内容は同一である。

5. 「最終診断（主病名）」のIgA腎症，微小変化型ネフローゼ症候群，巣状分節性糸球体硬化症，膜性腎症，膜性増殖性糸球体腎炎は，それぞれ一次性（特発性），二次性，のどちらかで登録する。
6. B型・C型肝炎関連の膜性腎症，膜性増殖性糸球体腎炎は，「感染関連腎炎」の中のB型肝炎関連腎炎，C型肝炎関連腎炎の項目で登録する。
7. MPGN Ⅱ型（DDD）は，C3腎症の項目で登録する。
8. 関節リウマチに合併した膜性腎症やアミロイドーシスは「膠原病関連腎症」ではなく，「膜性腎症（二次性）」や「アミロイドーシス（AA型）」で登録する。
9. 腎硬化症（動脈硬化性/本態性高血圧）に巣状分節性硬化病変を認める場合は，FSGS（二次性）に登録する。
10. 血栓性微小血管症（TMA）・内皮細胞障害のうち，強皮症に合併するものは「膠原病関連腎症」の「強皮症（血栓性微小血管症）」に登録する。
11. パラプロテイン関連腎症のうち，クリオグロブリン陽性のものは「クリオグロブリン関連腎炎/血管炎」の中に登録する。
12. 移植後リンパ増殖性疾患（PTLD）でEBウイルス感染を伴う場合は移植関連感染症の項目でなく，PTLDの項目で登録する。
13. ANCA関連腎炎の臨床検査（MPO/PR3-ANCA陽性），肺病変の有無は，病理詳細分類の「16. ANCA関連腎炎」の項目に登録する。
14. 「登録時（ベースライン）臨床情報」のベースラインとは腎生検時を指す。ただし，腎生検前（1カ月以内）に免疫抑制治療（ステロイドを含む）を開始・強化した場合は，その直前をベースラインとする。

表1 J-RBR 最初の登録フォーム（2007～2008 年）

J-RBR/患者登録フォーム
UMIN ID：　　　　　/施設名：　　　　　　/Authority：
● ▨ この色の項目は，空欄では登録が完了しません。[必須入力]

1	病理診断施設	
2	腎生検実施日	／　／
3	腎生検実施施設	
4	腎生検実施施設番号	※注：日本透析医学会施設番号を入力してください。番号のない場合は「99」（6 桁の半角数字または 99）

□患者基本情報

5	症例登録番号	
6	臨床診断	
7	病理組織診断 1（病因分類）	
8	病理組織診断 2（病型分類）	
9	病理診断備考	
10	年齢	歳
11	性別	男　女
13	身長	cm（数字 4 桁，小数点第 1 位まで入力可）
14	体重	kg（数字 4 桁，小数点第 1 位まで入力可）
15	尿蛋白定性	（−）　（＋/−）　1＋　2＋　3＋　4＋
16	尿蛋白定量	※注：データがない場合は「999」と入力してください。g/日（数字 3 桁，小数点第 2 位まで入力可）
17	尿蛋白/クレアチニン比	※注：データがない場合は「999」と入力してください。（数字 3 桁，小数点第 2 位まで入力可）
18	尿潜血定性	（−）　（＋/−）　1＋　2＋　3＋
19	赤血球/HVF	（−）　＜5　5-10　＜10-30　many
20	血清クレアチニン	mg/dl（数字 3 桁，小数点第 2 位まで入力可）
21	血清総蛋白	g/dl（数字 3 桁，小数点第 2 位まで入力可）
22	血清アルブミン	g/dl（数字 3 桁，小数点第 2 位まで入力可）
23	血清コレステロール	mg/dl（数字 3 桁まで）
24	その他コメント（自由記述）	
25	調査個人票の記載	有　無　※有の場合，必須入力　アップロードを行う　アップロードは行わない
26	本フォームの登録	登録する　一時保存　登録しない

表2 臨床診断，病理組織診断（2007～2008 年）

臨床診断	病理組織診断 1（病因分類）	病理組織診断 2（病型分類）
急性腎炎症候群	原発性糸球体疾患（IgA 腎症を除く）	微小糸球体変化
急速進行性腎炎症候群	IgA 腎症	巣状分節性糸球体硬化症
反復性または持続性血尿	紫斑病性腎症	膜性腎症
慢性腎炎症候群	ループス腎炎	メサンギウム増殖性糸球体腎炎
ネフローゼ症候群	MPO-ANCA 陽性腎炎	管内増殖性糸球体腎炎
代謝疾患に伴う腎障害	PR3-ANCA 陽性腎炎	膜性増殖性糸球体腎炎（I 型，III 型）
膠原病・血管炎に伴う腎障害	抗 GBM 抗体型腎炎	Dense Deposit Disease
高血圧に伴う腎障害	高血圧性腎硬化症	半月体形成性壊死性糸球体腎炎
遺伝性腎疾患	血栓性微小血管症	硬化性糸球体腎炎
急性腎不全	糖尿病性腎症	腎硬化症
薬剤性腎障害	アミロイド腎症	急性間質性腎疾患
腎移植	アルポート症候群	慢性間質性腎疾患
その他（備考入力）	菲薄基底膜病	急性尿細管壊死
	感染症関連腎症	移植腎
	移植腎	その他（備考入力）
	その他（備考入力）	

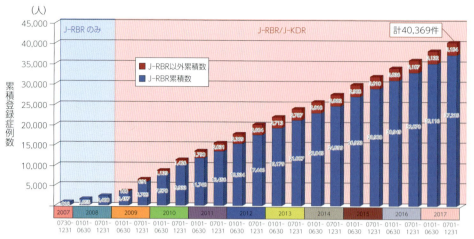

図1 J-RBR/J-KDR 累積患者数推移（2007～2017年）

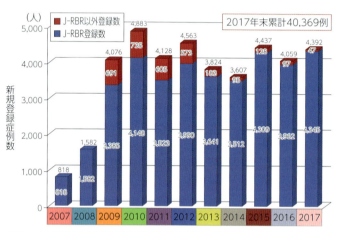

図2 J-RBR/J-KDR 新規登録患者数推移（2007～2017年）

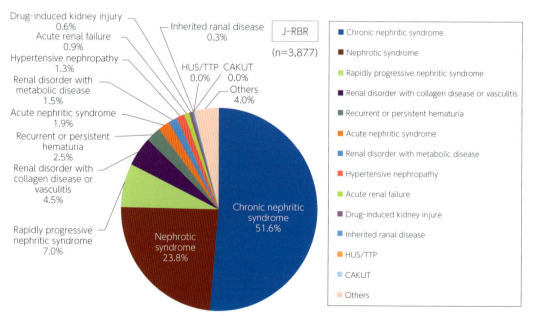

図3 臨床診断（2017年）

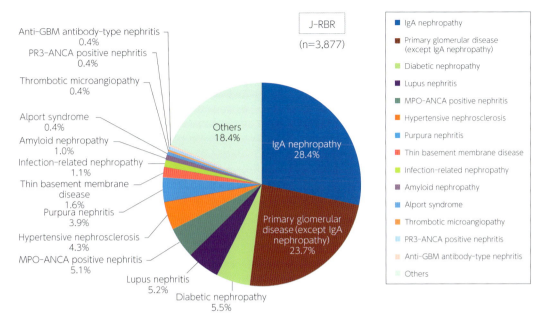

図4 病理組織診断1（病因分類）（2017年）

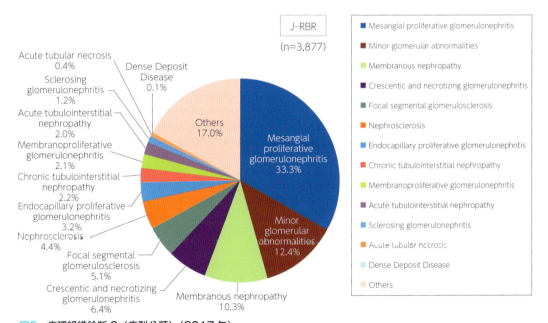

図5 病理組織診断2（病型分類）（2017年）

表3　J-RBR 関連論文（英文のみ）

1) Sugiyama H, et al : Japan Renal Biopsy Registry : the first nationwide, web-based, and prospective registry system of renal biopsies in Japan. Clin Exp Nephrol 15 (4) : 493-503, 2011
2) Yokoyama H, et al : Membranous nephropathy in Japan : analysis of the Japan Renal Biopsy Registry (J-RBR). Clin Exp Nephrol 16 (4) : 557-63, 2012
3) Yokoyama H, et al : Renal disease in the elderly and the very elderly Japanese : analysis of the Japan Renal Biopsy Registry (J-RBR). Clin Exp Nephrol 16 (6) : 903-920, 2012
4) Sugiyama H, et al : Japan Renal Biopsy Registry and Japan Kidney Disease Registry : Committee Report for 2009 and 2010. Clin Exp Nephrol 17 (2) : 155-173, 2013
5) Furuichi K, et al : Japan Diabetic Nephropathy Cohort Study : study design, methods, and implementation. Clin Exp Nephrol 17 (6) : 819-826, 2013
6) Yonekura Y, et al : The influences of larger physical constitutions including obesity on the amount of urine protein excretion in primary glomerulonephritis : research of the Japan Renal Biopsy Registry. Clin Exp Nephrol 19 (3) : 359-370, 2015
7) Yokoyama H, et al : Outcomes of primary nephrotic syndrome in elderly Japanese : retrospective analysis of the Japan Renal Biopsy Registry (J-RBR). Clin Exp Nephrol 19 (3) : 496-505, 2015
8) Komatsu H, et al : Clinical manifestations of Henoch-Schönlein purpura nephritis and IgA nephropathy : comparative analysis of data from the Japan Renal Biopsy Registry (J-RBR). Clin Exp Nephrol 20 (4) : 552-560, 2016
9) Yokoyama H, et al : Drug-induced kidney disease : a study of the Japan Renal Biopsy Registry from 2007 to 2015. Clin Exp Nephrol 20 (5) : 720-730, 2016
10) Nakashima H, et al : Estimation of the number of histological diagnosis for IgG4-related kidney disease referred to the data obtained from the Japan Renal Biopsy Registry (J-RBR) questionnaire and cases reported in the Japanese Society of Nephrology Meetings. Clin Exp Nephrol 21 (1) : 97-103, 2017
11) Nishi S, et al : A clinical evaluation of renal amyloidosis in the Japan renal biopsy registry : a cross-sectional study. Clin Exp Nephrol 21 (4) : 624-632, 2017
12) Uemura O, et al : Performance in adolescents of the two Japanese serum creatinine based estimated glomerular filtration rate equations, for adults and paediatric patients : A study of the Japan Renal Biopsy Registry and Japan Kidney Disease Registry from 2007 to 2013. Nephrology (Carlton) 22 (6) : 494-497, 2017
13) Ichikawa K, et al : The clinical and pathological characteristics of nephropathies in connective tissue diseases in the Japan Renal Biopsy Registry (J-RBR). Clin Exp Nephrol 21 (6) : 1024-1029, 2017
14) Hiromura K, et al : Clinical and histological features of lupus nephritis in Japan : A cross-sectional analysis of the Japan Renal Biopsy Registry (J-RBR). Nephrology (Carlton) 22 (11) : 885-891, 2017
15) Nakagawa N, et al : Clinical features and pathogenesis of membranoproliferative glomerulonephritis : a nationwide analysis of the Japan renal biopsy registry from 2007 to 2015. Clin Exp Nephrol 22 (4) : 797-807, 2018
16) Yamamoto R, et al : Regional variations in immunosuppressive therapy in patients with primary nephrotic syndrome : the Japan nephrotic syndrome cohort study. Clin Exp Nephrol 22 (6) : 1266-1280, 2018
17) Komatsu H, et al : Distinct characteristics and outcomes in elderly-onset IgA vasculitis (Henoch-Schönlein purpura) with nephritis : Nationwide cohort study of data from the Japan Renal Biopsy Registry (J-RBR). PLoS One 13 (5) : e0196955, 2018

	基本情報	
		J-RBR/J-KDRでの登録を行う場合、この色の項目は［必須入力］です。
1	登録施設	
2	研究の選択	□J-RBR　　□J-KDR（腎生検未実施のネフローゼ症候群、RPGN、PKD等） □CRF/CKD　□DM　□AKI　□Biomarker
※［2.研究の選択：J-RBR］の場合のみ、以下入力		
3	腎生検実施日	
4	腎生検実施施設	
5	腎生検実施施設番号	※注：日本透析医学会施設番号を入力してください。番号のない場合は「99」
6	症例登録番号	（過去にJ-KDR/J-RBRに登録されたことのある場合は、「10. 生検回数備考欄」にその登録IDを記載してください）
	臨床診断	
7	腎組織種類	□自己腎 移植腎（生体腎）　□プロトコール　□エピソード 移植腎（献　腎）　□プロトコール　□エピソード
8	臨床診断 今回の腎生検に至るまでの臨床診断として当てはまるものをすべて選んでください	尿異常　[定義]　　□血尿のみ □蛋白尿のみ □血尿・蛋白尿　□なし □不明 急性腎炎症候群　[定義]　□あり □なし □不明 慢性腎炎症候群　[定義]　□あり □なし □不明 急速進行性糸球体腎炎　[定義]　□あり □なし □不明 ネフローゼ症候群　[定義]　□あり □なし □不明 急性腎障害（AKI）　[定義]　□あり □なし □不明 慢性腎機能障害　[定義]　□あり □なし □不明 その他　（自由記載）
	腎生検回数 情報	
9	生検回数	□初回 □2回目 □3回目以上（　　回目） □不明 □未実施
10	生検回数 備考欄	（前回生検時期、以前の登録ID）

表4-1-1　J-RBR 2018 基本情報・臨床診断・腎生検回数情報

	最終診断		
11	最終診断（主病名）	パネルを展開	Open
12	最終診断（副病名）	パネルを展開	Open
13	最終診断 備考欄	（自由に記載してください）	

表4-1-2　J-RBR 2018 最終診断

	病理詳細分類	
14	IgA腎症	**Oxford分類** M　　E　　S　　T　　C **Japanese Histological Grade** Grade　　　A/C
15	FSGS	**Columbia分類** Variant
16	ANCA関連腎炎	**MPO-ANCA** □陽性　□陰性　□不明 **PR3-ANCA** □陽性　□陰性　□不明 **その他のANCA** □陽性（詳細を「19.病理詳細分類 備考欄に入力」）　□陰性　□不明 **EUVAS分類**　[定義] □Sclerotic　□Focal　□Crescentic　□Mixed　□不明 **腎限局型** □はい　□いいえ　□不明 **肺病変**　[定義] □有　□無　□不明 **抗GBM抗体** □陽性　□陰性　□不明
17	IgA血管炎 （紫斑病性腎炎）	**ISKDC分類**
18	ループス腎炎	**ISN/RPS分類** 型　　　活動性（III、IV、III+V、IV+Vの場合のみ）
19	糖尿病性腎症	□結節あり　□結節なし　□結節不明
20	病理詳細分類 備考欄	（自由に記載してください）

表4-1-3　J-RBR 2018 病理詳細分類

登録時(ベースライン)臨床情報
ベースライン:腎生検時。ただし腎生検前(1か月以内)に免疫抑制治療を開始・強化した場合は、その直前をベースラインとする。

21	年齢	歳
22	性別	□男　□女
23	身長	cm
24	体重	kg
25	登録時(ベースライン)における免疫抑制治療(ステロイドを含む)	初発 □未治療　□治療中　□治療終了後　□その他(「46.自由記載欄」に入力) 再発(再燃) □未治療または治療強化前　□治療中　□治療終了後　□その他(「46.自由記載欄」に入力)
26	尿蛋白定性	□(-)　□(±)　□(1+)　□(2+)　□(3+)　□(4+)
27	尿蛋白定量	※注:データがない場合は「999」と入力してください g/日
28	尿蛋白/クレアチニン比	※注:データがない場合は「999」と入力してください g/gCr
29	尿潜血定性	□(-)　□(±)　□(1+)　□(2+)　□(3+)
30	赤血球/HPF	□0-4　□5-9　□10-29　□30-49　□50-99　□100以上
31	血清クレアチニン	mg/dL
32	血清総蛋白	g/dL
33	血清アルブミン	g/dL
34	血清総コレステロール	※注:データがない場合は「999」と入力してください mg/dL
35	血清CRP	※注:データがない場合は「999」と入力してください mg/dL
36	糖尿病診断	有　　□I型　　□II型　　□その他の糖尿病(詳細を「46.自由記載欄」に入力) □無　　□不明
37	HbA1c(NGSP)	※注:データがない場合は「999」と入力してください %
38	収縮期血圧	※注:データがない場合は「999」と入力してください mmHg
39	拡張期血圧	※注:データがない場合は「999」と入力してください mmHg
40	降圧薬	□有　□無　□不明
41	B型肝炎	□有　□無　□不明　[定義]
42	C型肝炎	□有　□無　□不明
43	HIV	□有　□無　□不明
44	臨床情報 備考欄	(自由に記載してください)
45	調査個人票の記載	□有　□無　[定義] □アップロードを行う　□アップロードは行わない
46	本フォームの登録	□登録する　□一時保存　□登録しない
47	自由記載	

表4-1-4　J-RBR 2018 登録時(ベースライン)臨床情報

[定義]

8	臨床診断	尿異常	外来で認められた所見、腎生検前に治療開始したものは治療前の所見を選択
		急性腎炎症候群	急激な発症で、肉眼的血尿、蛋白尿、高血圧、腎機能低下、体液貯留を認めるもの(WHO定義)
		慢性腎炎症候群	蛋白尿、血尿、高血圧を伴って緩徐に腎機能障害が進行するもの(WHO定義)
		急速進行性糸球体腎炎	腎炎を示す尿所見(糸球体性血尿、蛋白尿、赤血球円柱、顆粒円柱)を伴い数週から数カ月の経過で急速に腎不全が進行する症候群 (エビデンスに基づく急速進行性腎炎症候群診療ガイドライン2014)
		ネフローゼ症候群	1. 蛋白尿:3.5g/日(随時尿で3.5g/gCr)以上が持続する。2. 血清アルブミン値:3.0g/dL以下、血清総蛋白量:6.0g/dL以下。(治療開始前に基準を満たしたものを含む) (エビデンスに基づくネフローゼ症候群診療ガイドライン2014)
		急性腎障害(AKI)	1. ΔsCre ≧ 0.3mg/dL(48時間以内), 2. sCreの基礎値から1.5倍上昇(7日以内), 3. 尿量0.5mL/kg/h未満が6時間以上持続(KDIGO定義)
		慢性腎機能障害	eGFR:60未満の状態が3か月以上持続するもの
16	ANCA関連腎炎	EUVAS分類	1. Sclerotic:50%以上が全節性硬化糸球体、2. Focal:50%以上が正常糸球体、3. Crescentic:50%以上が細胞性/細胞線維性糸球体、4. Mixed:他のいずれにも該当しない (複数のカテゴリに該当する場合は番号の若いものを優先する)
		肺病変	血管炎によると考えられる胸部レントゲン異常や肺胞出血、間質性肺炎。感染症、COPD、喘息は除外。
40	B型肝炎		既感染・潜在感染を含めて「あり」としてください。
44	調査個人票の記載		各個別研究で使用する場合がありますが、一般のJ-RBRでは「なし」としてください。

[説明]

	登録時(ベースライン)臨床情報	ステロイドを含む免疫抑制治療の開始・強化が1か月以上前におこなわれた場合は、治療前ではなく腎生検時のデータをベースラインとして入力してください。
25	登録時(ベースライン)における免疫抑制治療	1か月以内に治療開始・強化された場合であっても、開始・強化前のデータが不明の場合は、腎生検時のデータをベースラインとして入力してください。 以下に入力する検査が実施された時点(ベースライン)での治療状況を選択してください。

表4-1-1～4-1-4の定義と説明

表4-2-1 J-RBR 2018 最終診断（主病名）パネル前半

疾患カテゴリ	一次性／二次性分類
IgA腎症 [1] 病理分類を「14.IgA腎症」に記入してください。	一次性 ☐ IgA腎症（病理分類を別途入力） 二次性 ☐ 肝障害に伴うIgA腎症（肝疾患の原因を「13.最終診断備考欄」に記入） ☐ その他（原因疾患を「13.最終診断備考欄」に記入）
微小変化型ネフローゼ症候群 (MCNS) [2]	一次性（特発性） ☐ 微小変化型ネフローゼ症候群（MCNS） 二次性 ☐ 悪性腫瘍（診断名を「13.最終診断備考欄」に記入） ☐ 薬剤性（原因薬剤を「13.最終診断備考欄」に記入） ☐ その他（原疾患を「13.最終診断備考欄」に記入）
巣状分節性糸球体硬化症 (FSGS) [3] 病理分類を「15.FSGS」に記入してください。	一次性（原発性） ☐ 巣状分節性糸球体硬化症（FSGS）（病型分類を別途「15.FSGS」に記入） 二次性 ☐ 遺伝性（診断名を「13.最終診断備考欄」に記入） ☐ 肥満 ☐ 低出生体重（出生時体重がわかれば「13.最終診断備考欄」に記入） ☐ 高血圧・動脈硬化（二次性の原因で悪性高血圧などがあれば「13.最終診断備考欄」に記入） ☐ 薬剤性（原因薬剤を「13.最終診断備考欄」に記入） ☐ その他（原疾患を「13.最終診断備考欄」に記入）
膜性腎症 [4]	一次性（特発性） ☐ 膜性腎症 二次性 ☐ 悪性腫瘍（診断名を「13.最終診断備考欄」に記入） ☐ 薬剤性（原因薬剤を「13.最終診断備考欄」に記入） ☐ 感染症（診断名を「13.最終診断備考欄」に記入） ※ B型・C型肝炎関連は感染関連腎炎[9]に記入 ☐ その他（原疾患を「13.最終診断備考欄」に記入）
膜性増殖性糸球体腎炎 (MPGN) [5]	一次性 ☐ MPGN I 型 ☐ MPGN III 型（亜型の精査があれば「13.最終診断備考欄」に記入） ※ MPGN II 型（DDD）は**C3腎症**に記入 二次性 ☐ 原疾患を「13.最終診断備考欄」に記入 ※ B型・C型肝炎関連は**感染関連腎炎**に記入
	ANCA関連血管炎 ☐ 顕微鏡的多発血管炎（MPA）（抗体・病型の情報を別途入力） ☐ 多発血管炎性肉芽腫症（GPA）（抗体・病型の情報を別途入力） ☐ 好酸球性多発血管炎性肉芽腫症（EGPA）（抗体・病型の情報を別途入力） ☐ 薬剤性のANCA関連血管炎（備考入力） ☐ その他のANCA関連血管炎（抗体・病型は膠原病関連腎炎[16.ANCA関連腎炎]に記入してください） ※ 強皮症におけるANCA関連血管炎（GBM）病は「16.ANCA関連腎炎」に応ずるか ☐ 抗糸球体基底膜（GBM）病 ※抗体の情報を「16.ANCA関連腎炎」に応ずるか ☐ IgA血管炎（紫斑病性腎炎） ☐ 結節性多発動脈炎 ☐ その他（詳細を「13.最終診断備考欄」に記入） ☐ クリオグロブリン血症性血管炎またはクリオグロブリン血症性血管炎[16]に記入
C3腎症 [6]	☐ Dense Deposit 病（DDD） ☐ C3腎炎
その他の糸球体腎炎 [7] ANCA関連血管炎については、抗体・病型の情報を「16.ANCA関連腎炎」に記入してください。	☐ ループス腎炎（病理分類を別途「17.ループス腎炎」に記入してください） シェーグレン症候群 ☐ 尿細管間質性腎炎 ☐ その他（組織型を「13.最終診断備考欄」に記入） ☐ 慢性関節リウマチ（組織型を「13.最終診断備考欄」に記入） ※ 膜性腎症やアミロイドーシスはそれぞれの項目へ入 強皮症 ☐ 血栓性微小血管症 ☐ ANCA関連血管炎（抗体・病型の情報を「16.ANCA関連腎炎」に記入） ☐ その他（組織型を「13.最終診断備考欄」に記入） ※ 強皮症にみられる二次性FSGSは[15.FSGS]の項目へ入
感染関連腎炎 [9]	☐ 溶連菌感染後急性糸球体腎炎 ☐ ブドウ球菌関連腎炎（原因となった感染症・病原体名を「13.最終診断備考欄」に記入） B型肝炎関連腎炎 ☐ 膜性腎症 ☐ その他（組織型を「13.最終診断備考欄」に記入） C型肝炎関連腎炎 ☐ MPGN ☐ その他（組織型を「13.最終診断備考欄」に記入） ☐ 妊娠関連腎炎
その他の糸球体腎炎 [10]	☐ IgM腎症 ☐ C1q腎症 ☐ その他、あるいは分類不能
高血圧 / 動脈硬化性疾患 [11]	腎硬化症 ☐ 動脈硬化性・本態性高血圧 ☐ 悪性高血圧 ☐ コレステロール塞栓症 ☐ その他の高血圧・動脈硬化性疾患（詳細を「13.最終診断備考欄」に記入） ☐ バルボウイルス関連腎症 ☐ HIV関連腎症 ☐ その他あるいは原因不明
血栓性微小血管症 (TMA)・内皮細胞障害 [12]	☐ 志賀毒素産生大腸菌による溶血性尿毒症症候群（STEC-HUS） ☐ 非典型溶血性尿毒症症候群（aHUS） ☐ 薬剤性（原因薬剤を「13.最終診断備考欄」に記入） ☐ その他 あるいは原因不明（原疾患を「13.最終診断備考欄」に記入） ☐ 強皮症によるものは膠原病関連腎症[8]の強皮症 の欄に記入
糖尿病性腎症 [13]	☐ 糖尿病性腎症（結節の有無を別途入力）
脂質関連腎症 [14]	☐ リポ蛋白糸球体症 ☐ LCAT欠損症 ☐ その他（診断名を「13.最終診断備考欄」に記入）

説明

ANCA関連血管炎

背景の疾患（強皮症など）がある場合は、「13.最終診断備考欄」に入力してください。
ANCA陰性ANCA関連血管炎の場合、病型（MPA/GPA/EGPAのいずれか）を選択してください。
ANCA関連血管炎と抗GBM病を合併している場合（抗体価陽性だけの場合は除く）、
それぞれの病名を主病名と副病名に登録してください。

抗糸球体基底膜（GBM）病
抗GBM病とANCA関連血管炎を合併していると考えられる場合（抗体価陽性だけの場合は除く）、
それぞれの病名を主病名と副病名に登録してください。

カテゴリ	サブカテゴリ	診断項目
パラプロテイン関連腎症 [15]		単クローン性免疫グロブリン沈着症 (MIDD) ☐ 軽鎖沈着症 (LCDD) ☐ 重鎖沈着症 (HCDD) ☐ 軽鎖重鎖沈着症 (LHCDD) ※ アミロイド沈着がある場合はアミロイドーシスに入力 ☐ 単クローン性免疫グロブリン沈着増殖性糸球体腎炎 (PGNMID) （免疫グロブリンのサブタイプを「13. 最終診断備考欄」に入力） ☐ 円柱腎症 (Cast nephropathy)（原因を「13. 最終診断備考欄」に入力） ※ (13. 最終診断備考欄)に、クリオグロブリン沈着の場合はクリオグロブリン血症性糸球体腎炎に
	クリオグロブリン血症性血管炎 [16]	クリオグロブリン血症性血管炎 ☐ 血液・リンパ節疾患（詳細を「13. 最終診断備考欄」に入力） ☐ C型肝炎などの感染症（詳細を「13. 最終診断備考欄 [9]」に入力、SLEなどが原因であれば膠原病関連腎症 [8]」に入力、「13. 最終診断備考欄」にクリオグロブリン陽性と記載してください。 ☐ その他（原疾患を「13. 最終診断備考欄」に入力）　あるいは原因不明
	アミロイドーシス [17]	☐ AAアミロイドーシス（原疾患を「13. 最終診断備考欄」に入力） ☐ ALアミロイドーシス（原疾患を「13. 最終診断備考欄」に入力） ☐ その他のアミロイドーシス（詳細を「13. 最終診断備考欄」に入力） ※ AA/ALが不明の場合も「その他のアミロイドーシス」を選択してください
構造物のある沈着 (organoid deposit) を伴う腎症 [18]		イムノタクトイド糸球体腎炎 (fibrillary糸球体腎炎) 細線維性糸球体腎炎 (fibrillary糸球体腎炎) フィブロネクチン腎症 コラーゲン線維性腎症 (Collagenofibrotic Nephropathy) ☐ その他（詳細を「13. 最終診断備考欄」に入力）
	尿細管間質性腎炎 [19]	尿細管間質性腎炎 ☐ 薬剤性（原因薬剤を「13. 最終診断備考欄」に入力） ☐ IgG4関連腎臓病 ☐ サルコイドーシス ☐ 尿細管間質性腎炎ぶどう膜炎 (TINU) 症候群 ☐ その他の間質性腎炎（診断名を「13. 最終診断備考欄」に入力） ☐ 原因不明 ※ 感染症に伴うものは感染関連腎炎あるいは原因不明の感染関連腎炎に入力
先天性/遺伝性腎疾患 [20]		先天性ネフローゼ症候群 ※ 病理型の判明しているものは「13. 病理診断備考欄」に入力してください ☐ フィンランド型先天性ネフローゼ症候群 ☐ アルポート症候群 ☐ 非薄基底膜病 ☐ ファブリー病 ☐ ミトコンドリア病 ☐ 常染色体優性尿細管間質性腎疾患 (ADTKD)（遺伝子診断があれば詳細を「13. 最終診断備考欄」に入力） 多発性嚢胞腎 ☐ 常染色体優性多発性嚢胞腎 (ADPKD) ☐ 常染色体劣性多発性嚢胞腎 (ARPKD) ☐ 髄質嚢胞腎（ネフロン癆）（遺伝子診断があれば詳細を「13. 最終診断備考欄」に入力） ☐ その他 s（不明を含む） 先天性腎尿路奇形 (CAKUT)（遺伝子診断があれば詳細を「13. 最終診断備考欄」に入力） ☐ Syndromic CAKUT ☐ Non-syndromic CAKUT ☐ LMX1B関連腎症（爪膝蓋骨症候群）（診断名を「13. 最終診断備考欄」に記入） ☐ その他の先天性/遺伝性腎疾患（詳細を「13. 最終診断備考欄」に入力）
	急性尿細管壊死	☐ 急性尿細管壊死 ☐ その他（診断名を「13. 最終診断備考欄」に入力）
	その他 [21]	☐ 特記すべき所見なし ☐ その他（診断名を「13. 最終診断備考欄」に入力） ☐ 診断不能（詳細を「13. 最終診断備考欄」に入力）
移植腎 [22] 移植専門Dr.情報などは「42. 臨床情報 備考欄に」記入してください		拒絶反応 ☐ 超急性拒絶反応 ☐ 急性抗体関連型拒絶反応 ☐ 急性T細胞性拒絶反応 慢性拒絶反応 ☐ 慢性抗体関連型拒絶反応 ☐ 慢性T細胞性拒絶反応 ☐ その他（詳細を「13. 最終診断備考欄」に入力） 移植腎における薬剤関連腎症 ☐ カルシニューリン阻害薬関連腎症 ☐ その他（詳細を「13. 最終診断備考欄」に入力） 移植関連感染症 ☐ BKウイルス ☐ アデノウイルス ☐ EBウイルス ※ 移植後リンパ増殖性疾患 (PTLD) と診断される場合は、PTLDの欄に入力してください。 ☐ CMVウイルス ☐ その他（原因ウイルスを「13. 最終診断備考欄」に入力） ☐ 移植後リンパ増殖性疾患 (PTLD)（EBウイルスの有無を含む詳細情報を「13. 最終診断備考欄」に入力） ☐ 特記すべき所見なし（非特異的な尿細管間質性障害を含む） ☐ その他の病態（詳細を「13. 最終診断備考欄」に入力）

説明

Q 「その他/その他」などはどのような場合に当てはまりますか？
パネルに当てはまる疾患がなく、糸球体に病変の主座がある場合は「その他の糸球体腎症/その他」に入力してください。
同様に、パネルに当てはまる疾患がなく、尿細管間質に病変の主座がある場合は「尿細管間質性腎症/その他」に入力してください。
パネルに当てはまる疾患が上記以外の場合は「その他」に入力してください。

表4-2-2　J-RBR 2018 最終診断（主病名）パネル後半

2 診断アルゴリズム

1．腎生検病理診断における臨床・病理学的アプローチと診断アルゴリズム

腎生検病理診断は，単に組織診断をするだけでなく，組織所見および臨床所見双方の観点から病因を類推し，客観的な最終診断を導き出さなければならない。しかし，実際には組織所見の評価では診断者間のばらつきが生じやすく，病因推定や臨床所見も診断過程においてバイアスとなることがある。アルゴリズムを用いた診断方法は，診断者間の評価のばらつきやバイアスを修正する役割を果たす。本項では最終診断に到達するための出発点を臨床症候，病因，組織所見の3つに分け（図1），それぞれについて実際のアルゴリズムを紹介する。ここで挙げるもの以外にも多様なアルゴリズムがあるので，詳細は成書を参照されたい[1]。どのアルゴリズムを用いるかは症例により異なるが，いずれの場合も臨床所見や症状を組織学的にどう説明するかという観点が重要である。とくに，複数の疾患が合併している場合や推定される診断と所見が合致しない場合は，臨床症候，病因，組織所見のうち複数の出発点からのアプローチを試み，他のアルゴリズムを用いたりして患者の病態を説明するのに最適な診断に至るように努める必要がある。

2．臨床症候からのアプローチ

臨床症候から1）ネフローゼ症候群を呈する疾患，2）慢性腎炎症候群あるいは無症候性・肉眼的血尿を主体とする疾患，3）急性腎炎症候群を呈する疾患，4）急速進行性腎炎症候群を呈する疾患，5）尿細管間質疾患の5つに分類し，それぞれのアルゴリズムを用いて診断する。

1）ネフローゼ症候群を呈する疾患（図2）

ネフローゼ症候群ないしは高度蛋白尿を主体とする疾患の鑑別となる。血尿のない場合は，微小変化型ネフローゼ症候群（minimal change nephrotic syndrome：MCNS）か否かの鑑別が主体であり，主な鑑別疾患は巣状分節性糸球体硬化症と膜性腎症である。ステロイドに対する反応性も重要な判断要素になる。糸球体に顕著な増殖性変化や沈着物をみる

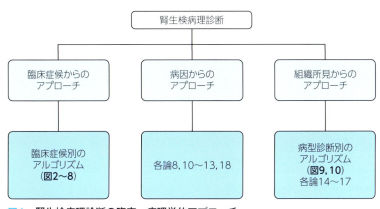

図1　腎生検病理診断の臨床・病理学的アプローチ

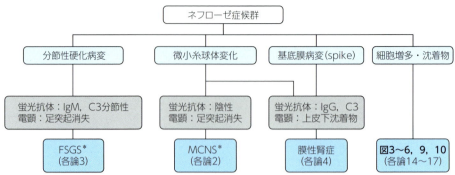

図2 ネフローゼ症候群を呈する疾患

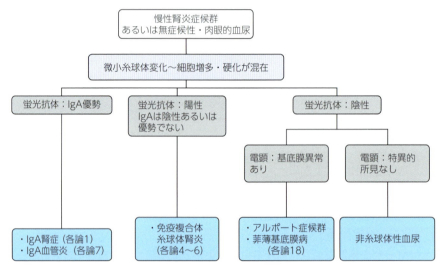

図3 慢性腎炎症候群あるいは無症候性・肉眼的血尿を主体とする疾患

ときは，他の臨床症候や病型診断からのアプローチを試みる．とくにアミロイドーシスでは微小糸球体変化のようにみえる場合もあるので，臨床的に疑われる場合はコンゴレッド染色や電顕での検討を行う．

2）慢性腎炎症候群あるいは無症候性・肉眼的血尿を主体とする疾患（図3）

疾患の時期により組織像はさまざまで，微小糸球体変化のこともあれば，糸球体の細胞増多や硬化性変化が混在することもある．病変は巣状・分節性のことが多い．蛍光抗体法によりIgA腎症やIgA血管炎などの免疫複合体糸球体腎炎を，電顕所見も加味して菲薄基底膜病やアルポート症候群などを鑑別する．これらの疾患に組織像が合致しないときには他の臨床症候や病型診断からのアプローチ，病因からのアプローチも考慮する．このカテゴリーには軽微な尿異常を呈する症例が多く，病勢が弱い状態や組織学的変化が乏しい状態も含まれるため，変化を見落とさないことが重要である．

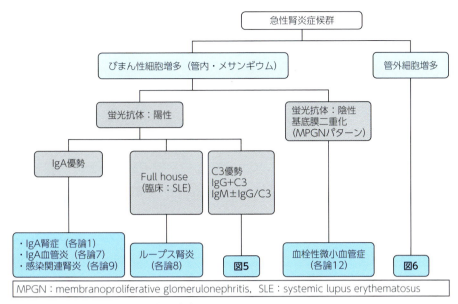

図4 急性腎炎症候群を呈する疾患（1）

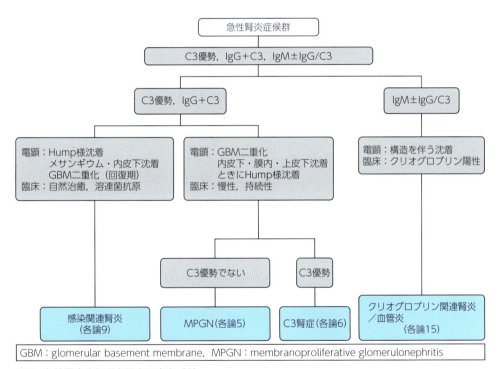

図5 急性腎炎症候群を呈する疾患（2）

3）急性腎炎症候群を呈する疾患（図4, 5）

　膜性増殖性糸球体腎炎（MPGN），C3腎症，感染関連腎炎，IgA腎症が鑑別の主体である．びまん性に糸球体の細胞増多があるのが特徴で，蛍光抗体法が鑑別の鍵となる．とくにループス腎炎や血栓性微小血管症は，病因からのアプローチが役に立つ．感染後糸球体

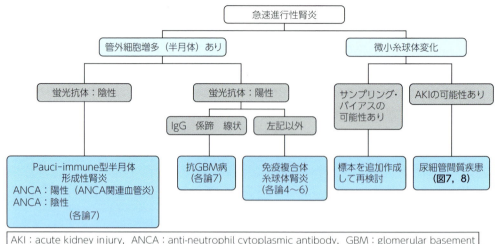

図6 急速進行性腎炎症候群を呈する疾患

腎炎とC3腎症や，IgA dominantの感染関連糸球体腎炎は，組織像が類似することが多く，臨床所見・経過が鑑別に際して重要である．

4）急速進行性腎炎症候群を呈する疾患（図6）

組織学的には半月体の形成をみるのが特徴で，鑑別は蛍光抗体法の所見が主体となる．ただし，ANCA関連血管炎は血清学的にANCAが証明されたことにより生検されることもあるので，急速進行性腎炎症候群の症状を呈さないことがある．

糸球体病変が乏しい場合や評価可能な糸球体が少ない場合，瘢痕部で荒廃糸球体が多い場合などはサンプリング・バイアスの可能性を考慮し，切片を追加して半月体の同定を試みることも必要である．所見と診断が合致しない場合でサンプリング・バイアスの可能性が低いときは，臨床診断として急速進行性腎炎症候群が正しいか，急性腎障害（acute kidney injury：AKI）として鑑別をし直す余地がないかを検討する．

5）尿細管間質疾患（図7, 8）

糸球体疾患か尿細管間質疾患かは，生検時に臨床的に大体鑑別されていることが多い．症候的にはAKIや慢性腎不全，ファンコニー症候群などに区別される．

本カテゴリーのアルゴリズムに進む前に，組織学的に腎機能障害を説明しうる糸球体病変・血管病変が無いことを確認する．急性尿細管間質性腎炎の場合，非瘢痕部の炎症細胞浸潤や尿細管炎の有無，炎症細胞の種類から鑑別を進める．急性尿細管傷害／壊死は形態学的変化が軽微なことも多いので，臨床診断がAKIの場合は積極的に所見をとるべきである．ただし，いずれの疾患も急性期ではなく慢性期に生検されると，典型的な組織像は得られないことが多い．臨床経過と照らし合わせて，尿細管上皮の再生性変化など，特異的ではないが，慢性期にみられうる組織所見の有無を評価することが重要である．

3．病因からのアプローチ

多くは二次性の疾患であり，膠原病関連腎症，高血圧／動脈硬化性腎症，糖尿病性腎症などの代謝性疾患，血栓性微小血管症や内皮細胞障害，先天性／遺伝性腎疾患などがある．

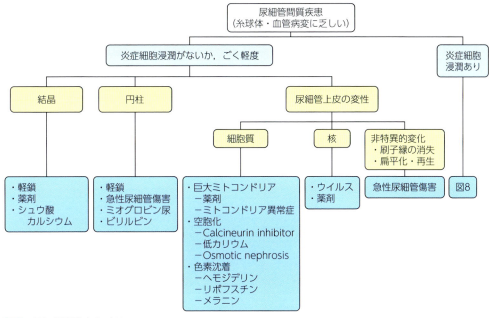

図7　尿細管間質疾患（1）

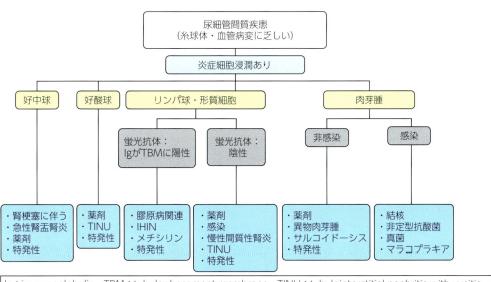

Ig：immunoglobulin, TBM：tubular basement membrane, TINU：tubulointerstitial nephritis with uveitis
IHIN：idiopathic hypocomplementemic interstitial nephritis

図8　尿細管間質疾患（2）

　臨床的に病因がある程度類推されたうえで生検されるので，それに合致する組織所見があるかを確認する．各論8, 10～13, 18を参照されたい．合致しない場合は組織所見および臨床所見から別の病因や疾患を推定し直す必要がある．

　沈着物がみられる場合は血液疾患など病因からアプローチすることも多いが，最終的には病型診断からアプローチをし，各論14～17のように沈着物の性状から判断する．

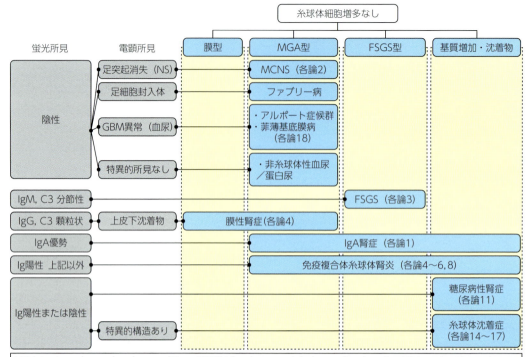

図9 組織所見（病型診断）からのアプローチ（1）（細胞増多なし）

4. 組織所見（病型診断）からのアプローチ

実際の腎生検病理診断では，組織所見から病型診断に沿って疾患を鑑別していく。病型診断は特定の疾患を指すことよりも，疾患の活動性や病期を示すことにその意義がある。病型診断からのアプローチを行って診断する際は，同じ疾患でも様々な病型を示すことや，逆に同じ病型でも鑑別疾患が多岐にわたることを念頭に置いて診断する。

光顕所見から総論3に示すフローチャート（総論3，図19）を使った7つの基本病型に，細胞増多を伴わず基質の増加・沈着物を認める型，巣状管内細胞増多を認める型を加えた9つの病型に分類する。これらは細胞増多がない群（図9）と細胞増多がある群（図10）に大別され，それぞれ蛍光所見や電顕所見も併せて診断する。

1）細胞増多なし

微小糸球体変化（MGA型），巣状分節性糸球体硬化（FSGS型），膜性腎炎（膜型），基質増加・沈着物を認める型の4型がある。病型と疾患の関係を図9に示す。鑑別の基本は，MGAに含まれる様々な疾患の初期病変を，蛍光抗体法，電顕，臨床症候によって鑑別していくことにある。FSGS型にも，さまざまな糸球体疾患の慢性・硬化性病変が含まれ，IgA腎症や腎硬化症に伴う二次性FSGSなどに注意する。基質増加や沈着物がある場合は，蛍光抗体法や電顕でその性状を評価することで鑑別を進める。

2）細胞増多あり

メサンギウム増殖性糸球体腎炎（メサンギウム型），巣状管内細胞増多を認める型，管内

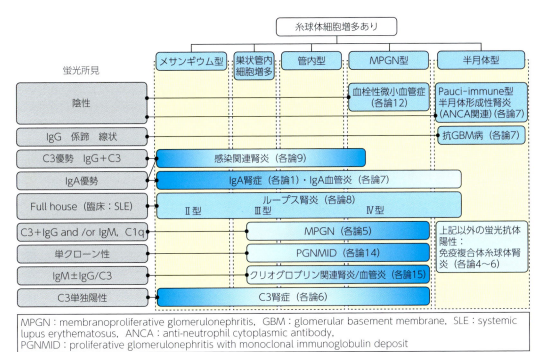

図10 組織所見（病型診断）からのアプローチ（2）（細胞増多あり）

細胞増殖性腎炎（管内型），膜性増殖性糸球体腎炎（MPGN型），半月体形成性糸球体腎炎（半月体型）の5型に分ける．病型と疾患の関係を図10に示す．これらの型を示す症例は，組織型だけでは鑑別が困難な場合が多いため，基本的には蛍光抗体法での鑑別が必須である．しかし，各疾患で呈しやすい組織型があるので，図ではそれらの背景を濃い色で示している．診断に際して，例えば管内型とMPGN型など病型の区別が難しい場合は，病型を分類することにこだわらずに鑑別を進める方が実践的である．また，定義ではメサンギウム細胞増多やびまん性管内細胞増多がみられるものは半月体型には含まれないが，IgA腎症やループス腎炎などの免疫複合体糸球体腎炎でも半月体型を示すことがあるので，蛍光抗体法の結果を参考にして判断する必要がある．

参考文献一覧

総論2

1) Zhou XJ, et al：Chapter 3. Algorithmic approach to the interpretation of renal biopsy. Silva's Diagnostic Renal Pathology, 2nd ed, p69-91, Cambridge University Press, 2017
2) 横山　仁：腎生検臨床情報記載用紙：成人．日本腎病理協会/日本腎臓学会（編）：腎生検病理アトラス改訂版，p18-22，東京医学社，2017
3) 本田一穂：腎生検報告書の書き方と腎病理診断の標準化．日本腎病理協会/日本腎臓学会（編）：腎生検病理アトラス改訂版，p27-30，東京医学社，2017
4) Sethi S, et al：Mayo Clinic/renal pathology society consensus report on pathologic classification, diagnosis, and reporting of GN. J Am Soc Nephrol 27：1278-1287, 2016

総論3

1) Roberts IS, et al：The Oxford classification of IgA nephropathy：pathology, definitions, correlations, and reproducibility. Kidney Int 76：546-556, 2009
2) Weening JJ, et al：The classification of glomerulonephritis in systemic lupus erythematosus revisited. J Am Soc Nephrol 15：241-250, 2004
3) Loupy A, et al：The Banff 2015 kidney meeting report：Current challenges in rejection classification and prospects for adopting molecular pathology. Am J Transplant 17：28-41, 2017
4) Churg J, et al：Renal disease：classification and atlas of glomerular diseases. 2nd ed, IGAKU-SHOIN, 1995
5) 日本腎病理協会/日本腎臓学会（編）：腎生検病理アトラス改訂版，東京医学社，2017
6) Sethi S, et al：Mayo Clinic/renal pathology society consensus report on pathologic classification, diagnosis, and reporting of GN. J Am Soc Nephrol 27：1278-1287, 2016

総論4

1) 原　重雄：アンケート調査結果からみる本邦の腎生検病理診断の現況．第59回日本腎臓学会総会，横浜，2016年6月
2) Pullman JM, et al：Actual practices in nephropathology：a survey and comparison with best practices. Adv Anat Pathol 14：132-140, 2007
3) 小川弥生，他：所見の捉え方：免疫抗体法．日本腎病理協会/日本腎臓学会（編）：腎生検病理アトラス改訂版，p53-62，東京医学社，2017
4) Solez K, et al：Banff 07 classification of renal allograft pathology：updates and future directions. Am J Transplant 8：753-760, 2008
5) Haas M, et al：Banff 2013 meeting report：inclusion of C4d-negative antibody-mediated rejection and antibody-associated arterial lesions. Am J Transplant 14：272-283, 2014
6) Hemminger J, et al：IgG subclass staining in routine renal biopsy material. Am J Surg Pathol 40：617-626, 2016
7) Nasr SH, et al：Proliferative glomerulonephritis with monoclonal IgG deposits. J Am Soc Nephrol 20：2055-2064, 2009
8) Svobodova B, et al：Kidney biopsy is a sensitive tool for retrospective diagnosis of PLA2R-related membranous nephropathy. Nephrol Dial Transplant 28：1839-1844, 2013
9) Bridoux F, et al：Diagnosis of monoclonal gammopathy of renal significance. Kidney Int 87：698-711, 2015
10) Nasr SH, et al：Immunofluorescence on pronase-digested paraffin sections：a valuable sal-

vage technique for renal biopsies. Kidney Int 70：2148-2151, 2006
11）Hashimura Y, et al：Milder clinical aspects of X-linked Alport syndrome in men positive for the collagen IV α5 chain. Kidney Int 85：1208-1213, 2013
12）Sethi S, et al：Mayo Clinic/renal pathology society consensus report on pathologic classification, diagnosis, and reporting of GN. J Am Soc Nephrol 27：1278-1287, 2016
13）小川弥生：蛍光抗体法を観察するうえでの基本と注意点．腎と透析 82（suppl）：97-104，2017
14）Ronco P, et al：Immunoglobulin light（heavy）-chain deposition disease：from molecular medicine to pathophysiology-driven therapy. Clin J Am Soc Nephrol 1：1342-1350, 2006
15）Rosales IA, et al：Immune complex tubulointerstitial nephritis due to autoantibodies to the proximal tubule brush border. J Am Soc Nephrol 27：380-384, 2016
16）Chang A, et al：Giant cell tubulitis with tubular basement membrane immune deposits：a report of two cases after cardiac valve replacement surgery. Clin J Am Soc Nephrol 1：920-924, 2006
17）Yamaguchi Y, et al：Characteristic tubulointerstitial nephritis in IgG4-related disease. Hum Pathol 43：536-549, 2012

総論5

1）S M Bonsib：Renal anatomy and Histology. Jennette JC, et al：Heptinstall's Pathology of the Kidney, 7th ed, p1-66, Wolters Kluwer, 2015
2）Tryggvason K, Patrakka J：Thin basement membrane nephropathy. J Am Soc Nephlology 17：813-822, 2006

各論1

1）厚生労働省：IgA 診療指針—第3版—．厚生労働科学研究費補助金難治性疾患克服研究事業：進行性腎障害に関する調査研究班報告．IgA 腎症分科会，日腎会誌 53：123-135，2011
2）松尾清一（監），厚生労働省難治性疾患克服研究事業進行性腎障害に関する調査研究班（編）：エビデンスに基づく IgA 腎症診療ガイドライン 2014，p1-3，東京医学社，2015
3）松尾清一（監），厚生労働省難治性疾患克服研究事業進行性腎障害に関する調査研究班（編）：エビデンスに基づく IgA 腎症診療ガイドライン 2014，p24-27，東京医学社，2015
4）日本腎病理協会/日本腎臓学会（編）：IgA 腎症．腎生検病理アトラス改訂版，p113-118，東京医学社，2017
5）厚生労働省：IgA 診療指針—第3版—補追 IgA 腎症組織アトラス．厚生労働科学研究費補助金難治性疾患克服研究事業：進行性腎障害に関する調査研究班報告．IgA 腎症分科会，日腎会誌 53：655-666，2011
6）Working Group of the International IgA Nephropathy Network and the Renal Pathology Society：The Oxford classification of IgA nephropathy：pathology definition, correlations, and reproducibility. Kidney Int 76：546-556, 2009

各論2

1）Vivarelli M, et al：Minimal change disease. Clin J Am Soc Nephrol 12：332-345, 2017
2）Eddy AA, et al：Nephrotic syndrome in childhood. Lancet 362：629-639, 2003
3）Lipska BS, et al, PodoNet Consortium：Genetic screening in adolescents with steroid-resistant nephrotic syndrome. Kidney Int 84：206-213, 2013
4）Saha TC, et al：Minimal change disease：a review. South Med J 99：1264-1270, 2006
5）Primary nephrotic syndrome in children：Clinical significance of histopathologic variants of minimal change and of diffuse mesangial hypercellularity. A Report of the International

Study of Kidney Disease in Children. Kidney Int 20：765-771, 1981

各論3

1) Rich AR：A hitherto undescribed vulnerability of the juxtamedullary glomeruli in lipoid nephrosis. Bull Johns Hopkins Hosp 100：173-186, 1957
2) Churg J, et al：Pathology of the nephrotic syndrome in children：a report for the International Study of Kidney Disease in Children. Lancet 760：1299-1302, 1970
3) D'Agati VD, et al：Pathologic classification of focal segmental glomerulosclerosis：a working proposal. Am J Kidney Dis 43：368-382, 2004
4) D'Agati VD, et al：Focal segmental glomerulosclerosis. N Engl J Med 365：2398-2411, 2011
5) Rosenberg AZ, et al：Focal segmental glomerulosclerosis. Clin J Am Soc Nephrol 12：502-517, 2017

各論4

1) Beck LH, et al：M-Type phospholipase A2 receptor as target antigen in idiopathic membranous nephropathy. N Engl J Med 361：11-21, 2009
2) Akiyama S, et al：Prevalence of anti-phospholipase A2 receptor antibodies in Japanese patients with membranous nephropathy. Clin Exp Nephrol 19：653-660, 2015
3) Hara S, et al：Reappraisal of PLA2R1 in membranous nephropathy：immunostaining method influence and association with IgG4-dominant phenotype. Virchows Arch 467：87-94, 2015
4) Tomas NM, et al：Thrombospondin type-1 domain-containing 7A in idiopathic membranous nephropathy. N Engl J Med 371：2277-2287, 2014
5) Hoxha E, et al：Phospholipase A2 receptor autoantibodies and clinical outcome in patients with primary membranous nephropathy. J Am Soc Nephrol 25：1357-1366, 2014
6) Joh K, et al：Proposal of podocytic infolding glomerulopathy as a new disease entity. Clin Exp Nephrol 12：417-418, 2008

各論5

1) 本田一穂：膜性増殖性糸球体腎炎の病理：過去・現在・未来. 日腎会誌 58：638-647, 2016
2) Sethi S, et al：Proliferative glomerulonephritis secondary to dysfunction of the alternative pathway of complement. Clin J Am Soc Nephrol 6：1009-1017, 2011
3) Nasr SH, et al：Proliferative glomerulonephritis with monoclonal IgG deposits. J Am Soc Nephrol 20：2055-2064, 2009
4) Fakhouri F, et al：C3 glomerulopathy：a new classification. Nat Rev Nephrol 6：494-499, 2010
5) Burkholder PM, et al：Mixed membranous and proliferative glomerulonephritis. A correlative light, immunofluorescence, and electron microscopic study. Lab Invest 23：459-479, 1970
6) Strife CF, et al：Membranoproliferative glomerulonephritis with disruption of the glomerular basement membrane. Clin Nephrol 7：65-72, 1977
7) Anders D, et al：Basement membrane changes in membranoproliferative glomerulonephritis. II. Characterization of a third type by silver impregnation of ultra thin sections. Virchows Arch A Pathol Anat Histol 376：1-19, 1977
8) Habib R, et al：Dense deposit disease：a variant of membranoproliferative glomerulonephritis. Kidney Int 7：204-215, 1975

各論6

1) Servais A, et al：Primary glomerulonephritis with isolated C3 deposits：a new entity which

shares common genetic risk factors with haemolytic uraemic syndrome. J Med Genet 44：193-199, 2007
2) Habbig S, et al：C3 deposition glomerulopathy due to a functional factor H defect. Kidney Int 75：1230-1234, 2009
3) Sethi S, et al：Proliferative glomerulonephritis secondary to dysfunction of the alternative pathway of complement. Clin J Am Soc Nephrol 6：1009-1017, 2011
4) Fakhouri F, et al：C3 glomerulopathy：a new classification. Nat Rev Nephrol 6：494-499, 2010
5) Pickering MC, et al：C3 glomerulopathy：consensus report. Kidney Int 84：1079-1089, 2013

各論 7
1) Jennette JC, et al：2012 revised international Chapel Hill Consensus Conference Nomenclature of Vasculitides. Arthritis Rheum 65：1-11, 2013
2) Hilhorst M, et al：Improved outcome in anti-neutrophil cytoplasmic antibody (ANCA)-associated glomerulonephritis：a 30-year follow-up study. Nephrol Dial Transplant 28：373-379, 2013
3) Jennette JC, et al：Pauci-immune and antineutrophil cytoplasmic autoantibody-mediated crescentic glomerulonephritis and vasculitis. In：Jennette JC, et al (eds)；Heptinstall's Pathology of the Kidney, 7th ed p685-709, Wolters Kluwer, 2015
4) Van Daalen EE, et al：Predicting outcome in patients with anti-GBM glomerulonephritis. Clin J Am Soc Nephrol 13：63-72, 2018
5) McAdoo SP, et al：Patients double-seropositive for ANCA and anti-GBM antibodies have varied renal survival, frequency of relapse, and outcomes compared to single-seropositive patients. Kidney Int 92：693-702, 2017

各論 8
1) Hochberg MC：Updating the american college of rheumatology revised criteria for the classification of systemic lupus erythematosus. Arthritis Rheum 40：1725, 1997
2) Petri M, et al：Derivation and validation of the systemic lupus international collaborating clinics classification criteria for systemic lupus erythematosus. Arthritis Rheum 64：2677-2686, 2012
3) Weening JJ, et al：The classification of glomerulonephritis in systemic lupus erythematosus revisited. J Am Soc Nephrol 15：241-250, 2004
4) Appel GB, et al：Renal vascular complications of systemic lupus erythematosus. J Am Soc Nephrol 4：1499-1515, 1994
5) Miyakis S, et al：International consensus statement on an update of the classification criteria for definite antiphospholipid syndrome (APS). J Thromb Haemost 4：295-306, 2006
6) Francois H, et al：Renal involvement in primary sjogren syndrome. Nat Rev Nephrol 12：82-93, 2016
7) Makino H, et al：Renal involvement in rheumatoid arthritis：Analysis of renal biopsy specimens from 100 patients. Mod Rheumatol 12：148-154, 2002
8) Batal I, et al：Scleroderma renal crisis：a pathology perspective. Int J Rheumatol 2010：543704, 2010

各論 9
1) Yoshizawa N, et al：Nephritis-associated plasmin receptor and acute poststreptococcal glomerulonephritis：Characterization of the antigen and associated immune response. J Am

Soc Nephrol 15:1785-1793, 2004
2) Nasr SH, et al:Bacterial infection-related glomerulonephritis in adults. Kidney Int 83:792-803, 2013
3) Nasr SH, et al:IgA-dominant acute poststaphylococcal glomerulonephritis complicating diabetic nephropathy. Hum Pathol 34:1235-1241, 2003
4) Boils CL, et al:Update on endocarditis-associated glomerulonephritis. Kidney Int 87:1241-1249, 2015
5) Bhimma R, et al:Hepatitis B virus-associated nephropathy. Am J Nephrol 24:198-211, 2004
6) Fabrizi F, et al:Hepatitis C virus infection, mixed cryoglobulinemia, and kidney disease. Am J Kidney Dis 61:623-637, 2013
7) Cohen SD, et al:Kidney diseases associated with human immunodeficiency virus infection. N Engl J Med 377:2363-2374, 2017
8) Waldman M, et al:Parvovirus B19 and the kidney. Clin J Am Soc Nephrol(suppl):S47-56, 2007

各論 10

1) Rule AD, et al:The association between age and nephrosclerosis on renal biopsy among healthy adults. Ann Intern Med 152:561-567, 2010
2) Hill GS:Hypertensive nephrosclerosis. Curr Opin Nephrol Hypertens 17:266-270, 2008
3) Bohle A, et al:The compensated and the decompensated form of benign nephrosclerosis. Pathol Res Pract 174:357-367, 1982
4) Mittal BV, et al:Atheroembolic renal disease:A silent masquerader. Kidney Int 73:126-130, 2008

各論 11

1) 和田隆志, 湯澤由紀夫（監）, 厚生労働省難治性疾患等克服研究事業糖尿病性腎症ならびに腎硬化症の診療水準向上と重症化防止に向けた調査・研究研究班（編）：糖尿病性腎症と高血圧性腎硬化症の病理診断への手引き, p2-4, 東京医学社, 2015
2) Perrin NE, et al:The course of diabetic glomerulopathy in patients with type I diabetes:A 6-year follow up with serial biopsies. Kidney Int 69:699-705, 2006
3) Wada T, et al:Nodular lesions and mesangiolysis in diabetic nephropathy. Clin Exp Nephrol 17:3-9, 2013
4) 和田隆志, 湯澤由紀夫（監）, 厚生労働省難治性疾患等克服研究事業糖尿病性腎症ならびに腎硬化症の診療水準向上と重症化防止に向けた調査・研究研究班（編）：糖尿病性腎症と高血圧性腎硬化症の病理診断への手引き, p23-28, 東京医学社, 2015
5) Mise K, et al:Paratubular basement membrane insudation lesions predict renal prognosis in patients with type 2 diabetes and biopsy-proven diabetic nephropathy. PLoS One 12:e0183190, 2017
6) Sharma SG, et al:The modern spectrum of renal biopsy findings in patients with diabetes. Clin J Am Soc Nephrol 8:1718-1724, 2013
7) Salvatore SP, et al:Smoking-related glomerulopathy:expanding the morphologic spectrum. Am J Nephrol 41:66-72, 2015

各論 12

1) Barbour T, et al:Thrombotic microangiopathy and associated renal disorders. Nephrol Dial Transplant 27:2673-2685, 2012
2) 非典型的溶血性尿毒症症候群診断基準改訂委員会, 他：非典型溶血性尿毒症症候群（aHUS）

診療ガイド 2015. 日腎会誌 58：62-75，2016

3) Bu F, et al：Comprehensive genetic analysis of complement and coagulation genes in atypical hemolytic uremic syndrome. Am J Nephrol 41：66-72, 2015
4) Furlan M, et al：Deficient activity of von Willebrand factor-cleaving protease in chronic relapsing thrombotic thrombocytopenic purpura. Blood 89：3097-3103, 1997
5) Bienaimé F, et al：Antiphospholipid syndrome and kidney disease. Kidney Int 91：34-44, 2017
6) Le Quintrec M, et al：Complement mutation-associated de novo thrombotic microangiopathy following kidney transplantation. Am J Transplant 8：1694-1701, 2008
7) Borg M, et al：Renal toxicity after total body irradiation. Int J Radiat Oncol Biol Phys 54：1165-1173, 2002
8) Eremina V, et al：VEGF inhibition and renal thrombotic microangiopathy. N Engl J Med 358：1129-1136, 2008
9) Vigneau C, et al：All anti-vascular endothelial growth factor drugs can induce 'pre-eclampsia-like syndrome'：a RARe study. Nephrol Dial Transplant 29：325-332, 2014

各論 13

1) Saito T, et al：Topics in lipoprotein glomerulopathy. Clin Exp Nephrol 18：214-217, 2014
2) Colvin RB, et al：Diagnostic Pathology Kidney Disease, 2nd ed, p400-405, Elsevier, 2016
3) Hirashio S, et al：Characteristic kidney pathology, gene abnormality and treatments in LCAT deficiency. Clin Exp Nephrol 18：189-193, 2014

各論 14

1) Bridoux F, et al：Diagnosis of monoclonal gammopathy of renal significance. Kidney Int 87：698-711, 2015
2) Ronco P, et al：Immunoglobulin light (heavy)-chain deposition disease：from molecular medicine to pathophysiology-driven therapy. Clin J Am Soc Nephrol 1：1342-1350, 2006
3) Ronco P, et al：Monoclonal immunoglobulin light and heavy chain deposition diseases：molecular models of common renal diseases. Contrib Nephrol 169：221-231, 2011
4) Oe Y, et al：Heavy chain deposition disease：an overview. Clin Exp Nephrol 17：771-778, 2013
5) Nasr SH, et al：Proliferative glomerulonephritis with monoclonal IgG deposits. J Am Soc Nephrol 20：2055-2064, 2009
6) Herrera GA：Proximal tubulopathies associated with monoclonal light chains：the spectrum of clinicopathologic manifestations and molecular pathogenesis. Arch Pathol Lab Med 138：1365-1380, 2014
7) Leung N, et al：Myeloma-related kidney disease. Adv Chronic Kidney Dis 21：36-47, 2014
8) Messiaen T, et al：Adult Fanconi syndrome secondary to light chain gammopathy. Clinicopathologic heterogeneity and unusual features in 11 patients. Medicine (Baltimore) 79：135-154, 2000

各論 15

1) D'Amico G, et al：Renal involvement in essential mixed cryoglobulinemia. Kidney Int 35：1004-1014, 1989
2) Fabrizi F, et al：Hepatitis C virus infection, mixed cryoglobulinemia, and kidney disease. Am J Kidney Dis 61：623-637, 2013
3) Brouet JC, et al：Biologic and clinical significance of cryoglobulins. A report of 86 cases. Am

J Med 57：775-788, 1974
4) Ramos-Casals M, et al：The cryoglobulinaemias. Lancet 379：348-360, 2012

各論16

1) Korbet SM, et al：The fibrillary glomerulopathies. Am J Kidney Dis 23：751-765, 1994
2) Alpers CE, et al：Fibrillary glomerulonephritis and immunotactoid glomerulopathy. J Am Soc Nephrol 19：34-37, 2008
3) Korbet SM, et al：Immuotactoid glomerulopathy（fibrillary glomerulonephritis）. Clin J Am Soc Nephrol 1：1351-1356, 2006
4) Nasr SH, et al：DNAJB9 Is a Specific Immunohistochemical marker for fibrillary glomerulonephritis. Kidney Int Rep 3：56-64, 2017
5) Ishimoto I, et al：Fibronectin glomerulopathy. Clin Kidney J 6：513-515, 2013
6) Yoshino M, et al：Clinicopathological analysis of glomerulopathy with fibronectin deposits（GFND）：a case of sporadic, elderly-onset GFND with codeposition of IgA, C1q, and fibrinogen. Intern Med 52：1715-1720, 2013
7) Alchi B, et al：Collagenofibrotic glomerulopathy：clinicopathologic overview of a rare glomerular disease. Am J Kidney Dis 49：499-506, 2007
8) Duggal R, et al：Collagenofibrotic glomerulopathy-a review. Clin Kidney J 5：7-12, 2012
9) Heidet L, et al：In vivo expression of putative LMX1B targets in nail-patella syndrome kidneys. Am J Pathol 163：145-155, 2003

各論17

1) Verde E, et al：Renal biopsy in very elderly patients：Data from the Spanish Registry of Glomerulonephritis Am J Nephrol 35：230-237, 2012
2) Jenette JC, et al：Heptinstall's Pathology of the Kidney, 7th ed, p976-1000, Wolters Kluwer, 2015
3) 関島良樹，他：アミロイドーシスの診断と治療の進歩．病理と臨床 34：466-471，2016
4) Yazaki M, et al：The first pure form of Ostertag-type amyloidosis in Japan：a sporadic case of hereditary fibrinogen Aα-chain amyloidosis associated with a novel frameshift variant. Amyloid 22：142-144, 2015
5) Gono T, et al：AH amyloidosis associated with lymphoplasmacytic lymphoma secreting a monoclonal γ heavy chain carrying an unusual truncated D segment. Am J Kidney Dis 47：908-914, 2006

各論18

1) Jennette JC, et al：Pathology of the Kidney, 7th ed, p207-254, Wolters Kluwer, 2015
2) Covin RB, et al：Kidney Diseases, 2nd ed, p348-395, Elsevier, 2016
3) Jennette JC, et al：Heptinstall's Pathology of the Kidney, 7th ed, p525-558, Wolters Kluwer, 2015
4) Jennette JC, et al：Heptinstall's Pathology of the Kidney, 7th ed, p1228-1235, Wolters Kluwer, 2015
5) Covin RB, et al：Kidney Diseases, 2nd ed, p730-733, Elsevier, 2016
6) Covin RB, et al：Kidney Diseases, 2nd ed, p698-704, Elsevier, 2016
7) Covin RB, et al：Kidney Diseases, 2nd ed, p852-905, Elsevier, 2016
8) Jennette JC, et al：Heptinstall's Pathology of the Kidney, 7th ed, p119-171, Wolters Kluwer, 2015

各論 19

1) Brodsky SV, et al：Acute and chronic tubulointerstitial nephritis. Heptinstall's Pathology of the Kidney, 7th ed. Philadelphia, Wolters Kluwer, p1111-1165, 2015
2) Muriithi AK, et al. Biopsy-proven acute interstitial nephritis, 1993-2011：a case series. Am J Kidney Dis 64：558-566, 2014
3) Legendre M, et al. Clinicopathologic characteristics, treatment, and outcomes of tubulointerstitial nephritis and uveitis syndrome in adults：A national retrospective strobe-compliant study. Medicine（Baltimore）95：e3964, 2016
4) 日本腎臓学会IgG4関連腎臓病ワーキンググループ：IgG4関連腎臓病診療指針．日腎会誌53：1062-1073, 2011

各論 20

1) Racusen, LC, et al：Antibody-mediated rejection criteria-an addition to the Banff 97 working classification of renal allograft rejection. Am J Transplant 3：708-714, 2003
2) Charney, D, et al：Plasma cell-rich acute renal allograft rejection. Transplantation 68：791-797, 1999
3) Sis B, et al：Isolated endarteritis and kidney transplant survival：a multicenter collaborative study. J Am Soc Nephrol 26：1216-1227, 2015
4) Masutani K, et al：The Banff 2009 working proposal for polyomavirus nephropathy：S critical evaluation of its utility as a determinant of clinical outcome. Am J Transplant 12：907-918, 2012

各論 21

1) Jennette JC, et al：Immunohistopahtologic evaluation of C1q in 800 renal biopsy specimens. Am J Clin Pathol 83：415-420, 1985
2) Vizjak A, et al：Pathology, clinical presentations, and outcomes of C1q nephropathy. J Am Soc Nephrol 19：2237-2244, 2008
3) Jennette JC, et al：Heptinstall's Pathology of the Kidney, 7th ed, p190-191, 245-247, Wolters Kluwer, 2015
4) Conner TM, et al：The natural history of immunoglobulin M nephropathy in adults. Nephrol Dial Transplant 32：823-829, 2017

分類 1

1) 重松秀一：IgA腎症の組織学的傷害度（Grade）と進行度（Stage）．日腎会誌38：315-322, 1996
2) Shigematsu H：Histological grading and staging of IgA nephropathy. Pathol Int 47：194-201, 1997
3) Roberts IS, et al：The Oxford classification of IgA nephropathy：pathology definitions, correlations, and reproducibility. Kidney Int 76：546-556, 2009
4) Trimarchi H, et al：Oxford Classification of IgA nephropathy 2016：an update from the IgA Nephropathy Classification Working Group. Kidney Int 91：1014-1021, 2017
5) 松尾清一，他：IgA腎症診療指針第3版．日腎会誌53：123-135, 2011
6) 城　謙輔：IgA腎症のOxford分類と我が国の新分類．病理と臨床29：1203-1208, 2011

分類 2

1) Jennette JC, et al：2012 revised international Chapel Hill Consensus Conference Nomenclature of Vasculitides. Arthritis Rheum 65：1-11, 2013

2) Counahan R, et al：Prognosis of Henoch-Schönlein nephritis in children. Br Med J 2：11-14, 1977
3) Appel GB, et al：Schönlein-Henoch Purpura. In：Brenner BM（eds）；Brenner & Rector's the Kidney, 7th ed, p1411-1415, Philadelphia, Sanders, 2004
4) Haas M：IgA Nephropathy and IgA Vasculitis（Henoch-Schönlein Purpura）Nephritis. In：Jennette JC（eds）；Heptinstall's Pathology of The Kidney, 7th ed, p463-523, Philadelphia：Wolters Kluwer, 2015
5) 日本腎病理協会/日本腎臓学会（編）：紫斑病性腎炎（IgA血管炎）．腎生検病理アトラス改訂版，p119-125，東京医学社，2017
6) Pillebout E, et al：Henoch-Schönlein purpura in adults：Outcome and prognostic factors. J Am Soc Nephrol 13：1271-1278, 2002
7) Kawasaki Y, et al：Clinical and pathological features of children with Henoch-Schönlein purpura nephritis：risk factors associated with poor prognosis. Clin Nephrol 60：153-160, 2003

分類3

1) Weening JJ, et al：The classification of glomerulonephritis in systemic lupus erythematosus revisited. Kidney Int 65：521-530, 2004

分類4

1) D'Agati VD, et al：Pathologic classification of focal segmental glomerulosclerosis：a working proposal. Am J Kidney Dis 43：368-382, 2004

分類5

1) Tervaert TW, et al：Pathologic classification of diabetic nephropathy. J Am Soc Nephrol 21：556-563, 2010
2) Mise K, et al：Renal prognosis a long time after renal biopsy on patients with diabetic nephropathy. Nephrol Dial Transplant 29：109-118, 2014
3) Oh SW, et al：Clinical implication of pathologic diagnosis and classification for diabetic nephropathy. Diabetes Res Clin Pract 97：418-424, 2012
4) An Y, et al：Renal histologic change and the outcome in patients with diabetic nephropathy. Nephrol Dial Transplant 30：257-266, 2015
5) Hoshino J, et al：A pathological scoring system to predict renal outcome in diabetic nephropathy. Am J Nephrol 41：337-344, 2015
6) Østerby R, et al：Structural changes in renal arterioles in Type I diabetic patients. Diabetologia 45：542-549, 2002

分類6

1) 松尾清一（監），厚生労働省難治性疾患等克服研究事業進行性腎障害に関する調査研究班（編）：エビデンスに基づく急速進行性腎炎症候群（RPGN）診療ガイドライン2014，東京医学社，2014
2) Joh K, et al：Renal pathology of ANCA-related vasculitis：proposal for standardization of pathological diagnosis in Japan. Clin Exp Nephrol 12：277-291, 2008
3) Bajema IM, et al：The renal histopathology in systemic vasculitis：an international survey study of inter- and intra-observer agreement. Nephrol Dial Transplant 11：1989-1995, 1996
4) Bajema IM, et al：Kidney biopsy as a predictor for renal outcome in ANCA-associated necrotizing glomerulonephritis. Kidney Int 56：1751-1758, 1999
5) de Lind van Wijngaarden RA, et al：Clinical and histologic determinant of renal outcome in

ANCA-associated vasculitis : A prospective analysis of 100 patients with severe renal involvement. J Am Soc Nephrol 17 : 2264-2274, 2006
6) Berden AE, et al : Histopathologic classification of ANCA-associated glomerulonephritis. J Am Soc Nephrol 21 : 1628-1636, 2010
7) Lee T, et al : Predictors of treatment outcomes in ANCA-associated vasculitis with severe kidney failure. Clin J Am Soc Nephrol 9 : 905-913, 2014

分類7
1) Solez K, et al : International standardization of criteria for histological diagnosis of renal allograft rejection : The Banff working classification of kidney transplant pathology. Kidney Int 44 : 411-422, 1993
2) Haas M, et al : The Banff 2017 Kidney Meeting Report : Revised diagnostic criteria for chronic active T cell-mediated rejection, antibody-mediated rejection, and prospects for integrative endpoints for next-generation clinical trials. Am J Transplant 18 : 293-307, 2018
3) Loupy A, et al : The Banff 2015 Kidney Meeting Report : Current challenges in rejection classification and prospects for adopting molecular pathology. Am J Transplant 17 : 28-41, 2017

巻末資料1
1) Churg J, et al : Renal disease. Classification and Atlas of Glomerular Diseases, 2nd ed, p4-20, IGAKU-SHOIN, 1995

巻末資料2
1) Zhou X, et al : Silva's Diagnostic Renal Pathology, 2nd ed, Cambridge University Press, 2017

略語表

略語		説明
AAV	ANCA-associated vasculitis	ANCA関連血管炎
ABMR	antibody-mediated rejection	抗体関連型拒絶反応
ADPKD	autosomal dominant polycystic kidney disease	常染色体優性多発性嚢胞腎
ADTKD	autosomal dominant tubulointerstitial kidney disease	常染色体優性尿細管間質性腎症
aHUS	atypical hemolytic uremic syndrome	非典型溶血性尿毒症症候群
AKI	acute kidney injury	急性腎障害
ANCA	antineutrophil cytoplasmic antibody	抗好中球細胞質抗体
APS	antiphospholipid antibody syndrome	抗リン脂質抗体症候群
ARPKD	autosomal recessive polycystic kidney disease	常染色体劣性多発性嚢胞腎
ATI	acute tubular injury	急性尿細管傷害
ATN	acute tubular necrosis	急性尿細管壊死
C	complement	補体
C3GN	C3 glomerulonephritis	C3腎炎
C3NeF	C3 nephritic factor	
CAKUT	congenital anomalies of the kidney and urinary tract	先天性尿路奇形
CG	cryoglobulin	クリオグロブリン
CKD	chronic kidney disease	慢性腎臓病
CNI	calcineurin inhibitor	カルシニューリン阻害薬
DDD	dense deposit disease	デンスデポジット病
DKD	diabetic kidney disease	糖尿病性腎臓病
DMH	diffuse mesangial hypercellularity	びまん性メサンギウム増多
DMS	diffuse mesangial sclerosis	びまん性メサンギウム硬化
DN	diabetic nephropathy	糖尿病性腎症
EBV	Epstein-Barr virus	EBウイルス
EDD	electron dense deposit	高電子密度沈着物
EGPA	eosinophilic granulomatosis with polyangiitis	好酸球性多発血管炎性肉芽腫症
ESRD	end-stage renal disease	末期腎不全
EVG	Elastica van Gieson	
FSGS	focal segmental glomerulosclerosis	巣状分節性糸球体硬化症
GBM	glomerular basement membrane	糸球体基底膜
GN	glomerulonephritis	糸球体腎炎
GPA	granulomatosis with polyangiitis	多発血管炎性肉芽腫症
GSEC	granular swollen epithelial cell	フクシン陽性の粗大顆粒状物質をいれて腫大した上皮細胞
HCDD	heavy chain deposition disease	重鎖沈着症
HIVAN	human immunodeficiency virus-associated nephropathy	ヒト免疫不全ウイルス（HIV）関連腎症
HIVICD	HIV-associated immune complex kidney disease	HIV関連免疫複合体型腎臓病
HLA	human leukocyte antigen	ヒト白血球抗原
HUS	hemolytic uremic syndrome	溶血性尿毒症症候群
IFTA	interstitial fibrosis and tubular atrophy	間質線維化と尿細管萎縮
Ig	immunoglobulin	免疫グロブリン

つづく

略語		説明
IRGN	infection-related glomerulonephritis	感染関連糸球体腎炎
ISH	*in situ* hybridization	
ITG	immunotactoid glomerulopathy	イムノタクトイド糸球体症
LCDD	light chain deposition disease	軽鎖沈着症
LHCDD	light and heavy chain deposition disease	軽鎖重鎖沈着症
MCD	minimal change disease	微小変化群
MCKD	medullary cystic kidney disease	髄質嚢胞腎
MCNS	minimal change nephrotic syndrome	微小変化型ネフローゼ症候群
MGRS	monoclonal gammopathy with renal significance	
MGUS	monoclonal gammopathy of undetermined significance	
MIDD	monoclonal immunoglobulin deposition disease	単クローン性免疫グロブリン沈着症
MN	membranous nephropathy	膜性腎症
MPA	microscopic polyangiitis	顕微鏡的多発血管炎
MPGN	membranoproliferative glomerulonephritis	膜性増殖性糸球体腎炎
MRSA	methicillin-resistant *Staphylococcus aureus*	メチシリン耐性黄色ブドウ球菌
NAPlr	nephritis-associated plasmin receptor	
NPHP	nephronophthisis	ネフロンろう
PAM	Periodic acid silver methenamine	
PAS	Periodic acid Schiff	
PGNMID	proliferative glomerulonephritis with monoclonal immunoglobulin deposits	単クローン性免疫グロブリン沈着型増殖性糸球体腎炎
PLA2R1	phospholipase A2 receptor 1	
PSAGN	post-streptococcal acute glomerulonephritis	溶連菌感染後急性糸球体腎炎
PTC	peritubular capillary	傍尿細管毛細血管
PTLD	post-transplant lymphoproliferative disorders	移植後リンパ増殖性疾患
PVB19	parvo virus B19	パルボウイルス B19
RA	rheumatoid arthritis	関節リウマチ
SLE	systemic lupus erythematosus	全身性エリテマトーデス
SRNS	steroid resistant nephrotic syndrome	ステロイド抵抗性ネフローゼ症候群
STEC	Shiga toxin-producing E. Coli	志賀毒素産生大腸菌
TBM	tubular basement membrane	尿細管基底膜
TCMR	T-cell mediated rejection	T細胞性拒絶反応
THSD7A	thrombospondin type 1 domain containing 7A	
TIN	tubulointerstitial nephritis	尿細管間質性腎炎
TINU	tubulointerstitial nephritis and uveitis	尿細管間質性腎炎ぶどう膜炎
TMA	thrombotic microangiopathy	血栓性微小血管症
TTP	thrombotic thrombocytopenic purpura	血栓性血小板減少性紫斑病
TTR	transthyretin	トランスサイレチン

腎生検病理診断取扱い規約　　定価(本体 4,000 円＋税)

2019 年 6 月 20 日　第 1 版第 1 刷発行

編　者	日本腎病理協会 日本腎臓学会 腎病理標準化委員会
発行者	福 村 直 樹
発行所	金原出版株式会社

〒113-0034　東京都文京区湯島 2-31-14
電話　編集　(03)3811-7162
　　　営業　(03)3811-7184
FAX　　　　(03)3813-0288
振替口座　00120-4-151494
http://www.kanehara-shuppan.co.jp/

©2019
検印省略
Printed in Japan

ISBN978-4-307-05052-4　　　　印刷・製本／三報社印刷㈱

JCOPY <出版者著作権管理機構　委託出版物>
本書の無断複製は著作権法上での例外を除き禁じられています。複製される場合は，そのつど事前に，出版者著作権管理機構（電話 03-5244-5088, FAX 03-5244-5089, e-mail：info@jcopy.or.jp）の許諾を得てください。

小社は捺印または貼付紙をもって定価を変更致しません。
乱丁，落丁のものはお買上げ書店または小社にてお取り替え致します。

金原出版【取扱い規約】最新情報　2019.5

書名	版	編者	本体価格
癌取扱い規約 －抜粋－ 消化器癌・乳癌	第12版	金原出版 編集部 編	3,800円
肺癌・頭頸部癌・甲状腺癌取扱い規約　抜粋	第4版	金原出版 編集部 編	2,800円
泌尿器科癌取扱い規約　抜粋	第1版	日本泌尿器科学会 編	2,800円
婦人科がん取扱い規約　抜粋	第3版	日本産科婦人科学会/日本病理学会/日本医学放射線学会/日本放射線腫瘍学会 編	4,200円
臨床病理 食道癌取扱い規約	第11版	日本食道学会 編	3,800円
食道アカラシア取扱い規約	第4版	日本食道学会 編	2,000円
胃癌取扱い規約	第15版	日本胃癌学会 編	3,800円
臨床病理 胆道癌取扱い規約	第6版	日本肝胆膵外科学会 編	3,700円
大腸癌取扱い規約	第9版	大腸癌研究会 編	3,800円
門脈圧亢進症取扱い規約	第3版	日本門脈圧亢進症学会 編	4,600円
臨床病理 原発性肝癌取扱い規約	第6版補訂版	日本肝癌研究会 編	3,500円
膵癌取扱い規約	第7版	日本膵臓学会 編	3,800円
臨床病理 脳腫瘍取扱い規約	第4版	日本脳神経外科学会/日本病理学会 編	10,000円
頭頸部癌取扱い規約	第6版	日本頭頸部癌学会 編	3,600円
甲状腺癌取扱い規約	第7版	日本甲状腺外科学会 編	3,400円
臨床病理 肺癌取扱い規約	第8版	日本肺癌学会 編	6,700円
中皮腫瘍取扱い規約	第1版	石綿・中皮腫研究会/日本中皮腫研究機構/日本肺癌学会 編	4,000円
臨床病理 乳癌取扱い規約	第18版	日本乳癌学会 編	4,000円
皮膚悪性腫瘍取扱い規約	第2版	日本皮膚悪性腫瘍学会 編	7,000円
整形外科病理 悪性骨腫瘍取扱い規約	第4版	日本整形外科学会/日本病理学会 編	7,000円
整形外科病理 悪性軟部腫瘍取扱い規約	第3版	日本整形外科学会 骨・軟部腫瘍委員会 編	6,800円
子宮頸癌取扱い規約【病理編】	第4版	日本産科婦人科学会/日本病理学会 編	4,000円
子宮体癌取扱い規約【病理編】	第4版	日本産科婦人科学会/日本病理学会 編	4,000円
子宮内膜症取扱い規約 第2部【治療編・診療編】	第2版	日本産科婦人科学会 編	3,700円
卵巣腫瘍・卵管癌・腹膜癌取扱い規約【臨床編】	第1版	日本産科婦人科学会/日本病理学会 編	2,500円
卵巣腫瘍・卵管癌・腹膜癌取扱い規約【病理編】	第1版	日本産科婦人科学会/日本病理学会 編	6,500円
絨毛性疾患取扱い規約	第3版	日本産科婦人科学会/日本病理学会 編	4,000円
泌尿器科・病理・放射線科 腎癌取扱い規約	第4版	日本泌尿器科学会/日本病理学会/日本医学放射線学会 編	3,600円
副腎腫瘍取扱い規約	第3版	日本泌尿器科学会/日本病理学会/他 編	4,000円
泌尿器科・病理・放射線科 腎盂・尿管・膀胱癌取扱い規約	第1版	日本泌尿器科学会/日本病理学会/日本医学放射線学会 編	4,000円
泌尿器科・病理・放射線科 前立腺癌取扱い規約	第4版	日本泌尿器科学会/日本病理学会/日本医学放射線学会 編	3,800円
精巣腫瘍取扱い規約	第4版	日本泌尿器科学会/日本病理学会 他編	4,000円
口腔癌取扱い規約	第2版	日本口腔腫瘍学会 編	3,800円
造血器腫瘍取扱い規約	第1版	日本血液学会/日本リンパ網内系学会 編	5,600円

金原出版　〒113-0034 東京都文京区湯島2-31-14　TEL03-3811-7184（営業部直通）FAX03-3813-0288
本の詳細、ご注文等はこちらから　https://www.kanehara-shuppan.co.jp/